U0269910

新生儿护理规范

顾　问　陈建军

主　编　范　玲

副主编　张玉侠　彭文涛

编　委（以姓氏笔画为序）

　　　　石绍南（湖南省儿童医院）

　　　　李素萍（中山大学附属第一医院）

　　　　吴旭红（国家儿童医学中心　首都医科大学附属北京儿童医院）

　　　　余立平（武汉大学健康学院）

　　　　张玉侠（复旦大学附属中山医院）

　　　　张先红（重庆医科大学附属儿童医院）

　　　　陈　芳（上海市儿童医院）

　　　　范　玲（中国医科大学附属盛京医院）

　　　　胡晓静（复旦大学附属儿科医院）

　　　　徐红贞（浙江大学医学院附属儿童医院）

　　　　郭　放（吉林大学第一医院）

　　　　彭文涛（四川大学华西第二医院）

秘　书　杨　凡（中国医科大学附属盛京医院）

人民卫生出版社

图书在版编目（CIP）数据

新生儿护理规范 / 范玲主编 . —北京：人民卫生出版社，2019
ISBN 978-7-117-28749-4

Ⅰ. ①新… Ⅱ. ①范… Ⅲ. ①新生儿 - 护理 - 技术操作规程
Ⅳ. ① R174-65

中国版本图书馆 CIP 数据核字（2019）第 150976 号

人卫智网	www.ipmph.com	医学教育、学术、考试、健康，
		购书智慧智能综合服务平台
人卫官网	www.pmph.com	人卫官方资讯发布平台

新生儿护理规范

主　　编：范　玲
出版发行：人民卫生出版社（中继线 010-59780011）
地　　址：北京市朝阳区潘家园南里 19 号
邮　　编：100021
E - mail：pmph @ pmph.com
购书热线：010-59787592　010-59787584　010-65264830
印　　刷：北京铭成印刷有限公司
经　　销：新华书店
开　　本：710×1000　1/16　印张：20
字　　数：381 千字
版　　次：2019 年 8 月第 1 版　2019 年 10 月第 1 版第 2 次印刷
标准书号：ISBN 978-7-117-28749-4
定　　价：58.00 元
打击盗版举报电话：010-59787491　E-mail：WQ @ pmph.com
（凡属印装质量问题请与本社市场营销中心联系退换）

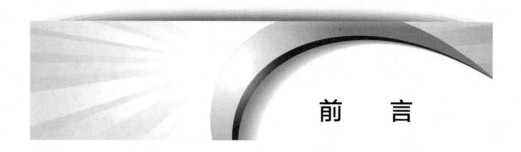

前　言

　　为满足全国各级医院新生儿护理工作的迫切需要，科学规范新生儿护理操作及新生儿疾病护理，切实提高新生儿护理质量及安全，从而为新生儿提供优质、专业的照护，推进新生儿护理事业的发展，我们组织多位具有丰富临床经验的新生儿护理专家及中青年新生儿专科护理骨干，参考国内外本专业及相关专业多部标准、指南及护理新进展，并结合多年临床护理实践经验，精心编写了《新生儿护理规范》，以适应新生儿护理专业的发展与需求。

　　作为新生儿日常护理的工具书，本书编写遵循实用性与先进性的原则，编者对以往的新生儿护理知识进行了更新、补充和完善，知识框架清晰，便于查阅与学习，实操性强，注重整体优化，较好地处理了不同内容之间的联系与衔接，尽可能地避免了遗漏和不必要的重复。力求为新生儿临床护理工作人员提供规范的护理参考依据，同时又尽可能与国内外的新进展接轨，既能指导临床实践，又介绍了比较前沿的知识。

　　本书编写内容涵盖从新生儿入院至出院回归家庭式照护的整个流程，包含新生儿入院及一般护理规范、发育支持及家庭参与式照护、新生儿常见内科及外科疾病的护理规范、新生儿用药护理规范、新生儿护理技术操作规范、新生儿出院护理规范，并通过多中心问卷调查新生儿专科临床护士亟待解决的护理问题，进行整理归纳，设置了问与答章节，对常见疑惑进行集中解答。此外，本书为使读者了解到更多的相关或前沿知识，在部分章节增加了"知识链接"板块，供读者延伸学习。

　　主编作为中华护理学会儿科专业委员会新生儿护理学组组长，有责任牵头编写此教材，供全国的新生儿护理同仁学习和应用。本书在编写过程中，得到了全体编者的大力支持，大家通力协作、发挥所长、积极配合，使编写任务按期完成，在此表示衷心的感谢！本书内容尚有不完善之处，请各位读者多提宝贵意见，可将意见发送至邮箱 fanl@sj-hospital.org，我们将不断对本书进行修订和完善。

2019 年 7 月

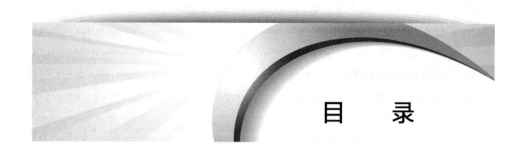

目 录

目　录

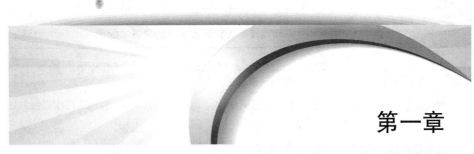

第一章
新生儿入院及一般护理规范

新生儿期是人生的起点,是一生中最重要的发展阶段之一,此期的小儿由宫内生活向宫外生活过渡,生活方式和环境经历了巨大的变化。做好危重新生儿的转运与交接,对于入院新生儿提供优质的环境,第一时间给予系统的、全面的评估及周密妥善的计划和处置,提供专业的照护是提高新生儿护理质量的重要保障。

第一节 危重新生儿转运

区域性新生儿转运网络(regional neonatal transport network, RNTN)是由区域内不同等级的危重新生儿救治中心(newborn care center, NCC)和相关医疗保健机构组成,是以 NCC 为中心,集转运、救治、研究和培训为一体的特殊医疗服务系统。新生儿转运(neonatal transport, NT)旨在安全地将高危新生儿转运到NCC 的新生儿重症监护病房(neonatal intensive care unit, NICU)进行救治,充分发挥优质卫生资源的作用。目前国内最新《新生儿转运工作指南》为 2017 版,由中国医师协会新生儿医师分会制定。

一、转运准备

(一)转运装备

1. 交通工具 目前以转运救护车为主,每个 NCC 至少配备 1 台装备完善的新生儿专用救护车。有条件者可选择直升机或固定翼飞机以实现快速、长距离航空转运。

2. 药物配置与仪器配置 备齐基本急救药物及特殊所需药物。省级及以上 NCC 最好能配置一氧化氮(nitric oxide, NO)治疗仪、便携式血气分析仪、亚低温治疗和体外膜肺氧合(extracorporeal membrane oxygenation, ECMO)设备。危重新生儿转运推荐的转运设备和药物基本配置见表 1-1。

表 1-1　危重新生儿转运推荐的转运设备和药物基本配置

转运设备		药物配置
基本设备	便携式设备	
转运暖箱	喉镜及各型号镜片	50g/L、100g/L 葡萄糖注射液
转运呼吸机	气管导管	9g/L 盐水
心电监护仪	吸痰管和胃管	盐酸肾上腺素
脉搏氧监护仪	吸氧管	50g/L 碳酸氢钠溶液
微量血糖仪	复苏囊及各型号面罩	硫酸阿托品
氧气筒（大）	输液器	多巴胺
负压吸引器	静脉注射针	利多卡因
便携氧气瓶	胸腔闭式引流材料	呋塞米
输液泵	备用电池	甘露醇
T- 组合复苏器	听诊器	苯巴比妥钠注射液
急救箱	固定胶带	肝素钠
空氧混合仪	体温计	无菌注射用水
	无菌手套	皮肤消毒剂
	吸氧头罩或面罩	
	喉罩	

（出处：中国医师协会新生儿科医师分会. 新生儿转运工作指南（2017 版）[J]. 中国实用儿科临床杂志，2017, 32（20）: 1543-1546.）

3. 通讯设备　至少设 2 条专线电话和 1 部移动电话，24h 值班接收转运信息。转运医护人员分别配置移动电话，保证通讯畅通。

（二）转运人员

1. 转运小组　由经过专门培训的新生儿科高年资医师、护士和司机组成转运小组。小组成员各司其职，24h 值班待命。

2. 医护人员　需掌握以下技术：①新生儿复苏技术；②气管插管和 T- 组合复苏器使用技术；③转运呼吸机的使用与管理技术；④建立周围静脉通道技术；⑤识别早期休克征象，掌握纠酸、扩容等技术；⑥气漏、窒息、发绀、惊厥、低血糖、发热、冻伤、呕吐、腹泻、脱水、心律失常等常见问题处理；⑦新生儿急救用药的剂量和方法；⑧转运所需监护、治疗仪器的应用和数据评估。

（三）转运指征和知情同意

1. 转运指征　以实现分级诊疗为原则，依据 NCC 技术能力制订相适宜的各层级 NCC 转运指征。转运指征包括：①出生体重＜ 1500g 或孕周＜ 32 周；

②严重的出生窒息,复苏后仍处于危重状况;③严重呼吸窘迫、频发呼吸暂停需要辅助通气;④出生后发绀且氧疗不改善、休克或有先天性心脏病;⑤先天畸形需要外科手术治疗;⑥严重感染、神经行为异常、频发惊厥、严重黄疸需要换血、急性贫血、频繁呕吐、腹泻、脱水等。

2. 知情同意　转运前充分评估转运风险,告知家长患儿病情、转运必要性、潜在风险、转运和治疗费用,获取家长知情同意与合作,并签字。家长有决定是否转运及向何处转运的权力。紧急情况下,在法定监护人或被授权人无法及时签字时可由医疗机构法人或者授权的负责人签字。

二、转运实施

(一)转运前

1. 转运联络　当班护士接到基层医院通讯联系时,首先了解并记录对方医院的名称、患儿年龄、性别、原发病、病情严重程度和家长态度,询问转诊医生姓名和电话,报告值班医生同时做好出诊准备。

2. 转出医疗机构的准备工作　对符合转运指征者,由转出医疗机构主管医师向拟转入 NCC 提出转运的请求,同时完成以下工作。

(1)保持与拟转入 NCC 联系畅通。

(2)填写新生儿转运单:包括病史、辅助检查结果和治疗的详细方案等。

(3)告知家长转运的必要性及转运途中患儿可能发生的危险,指导家长签署转运同意书。

(4)指导家长做好经费准备。

(5)再次通知拟转入 NCC,正式启动转运程序。

(6)在转运队伍到达之前对患儿进行初步复苏和急救,稳定病情。

3. 转运人员的准备工作　转运医护人员到达目的地后,应做好:①尽快共同熟悉患儿的产前、产时情况及诊疗过程,评估目前的整体状况,进行危重评分,填写评分表格。②不急于转运,而是采用 STABLE(sugar, temperature, assisted breathing, blood pressure, lab works, emotional support)救护模式使患儿病情稳定再考虑转运的适宜性和安全性。当患儿需要复苏时,气道(airway)-呼吸(breath)-循环(circulation)的 ABC 原则要优于 STABLE 原则。

(1)维持血糖稳定 S(sugar):足跟采血,应用快速血糖仪检测,确保患儿血糖维持在 2.6~7.0mmol/L。必要时静脉输注葡萄糖液,并根据血糖值调节输液速度。操作动作轻柔,治疗和护理集中。患儿四肢呈屈曲位,给予非营养性吸吮,减少噪声和光刺激等,促进其生理和行为的稳定。

(2)保持体温稳定 T(temperature):体温维持在 36.5~37.2℃,注意保暖并防止过热。如体温不升可戴棉布帽,放置在远红外辐射台上。提前预热转运暖箱,并根据患儿胎龄、日龄及体重调节箱温。转运中所需用物如氧饱和度传感器、吸氧管、胃管等可放入预热暖箱中。

（3）保持呼吸道通畅 A（assisted breathing）：清除呼吸道分泌物，视病情需要给氧，必要时协助医生行气管插管维持有效的通气，此时气管插管的指征会放宽。吸痰动作轻柔、准确。如有呕吐及胃 - 食管反流严重者，可插胃管抽净胃内容物并给予左侧卧位。

（4）维持血压稳定 B（blood pressure）：监测血压、心率及血氧饱和度，血压偏低时可使用生理盐水扩容，也可应用多巴胺及多巴酚丁胺维持血压。

（5）监测血气指标 L（lab works）：根据结果纠酸和补液，确保水、电解质及酸碱平衡。如果血常规提示感染应尽早给予抗生素。

（6）情感支持 E（emotional support）：提供支持和援助，帮助家庭应对危机。医生向患儿的法定监护人讲明患儿病情及转运途中可能发生的意外情况，稳定家长情绪，取得理解和配合，并在风险法律文书签字同意后及时转运，建议家长参与转运过程。

（二）转运中

1. 保障安全

（1）转运途中避免发生交通事故，应做到：①救护车定期维护。②司机避免疲劳驾驶和违章开车，特殊情况下需鸣笛超车或行驶应急车道。尽量保持车速平稳，避免颠簸，减少急启动、急加速、急刹车，以防止或加重颅内出血。③转运时医护人员系好安全带。④妥善固定和保护车内急救设备。

（2）转运过程中声音和震动会影响患儿心率，可给患儿戴耳罩以减少声音刺激。患儿置转运暖箱后，以安全带约束身体，松紧适宜，身下垫水垫，身体四周与暖箱侧壁之间用棉褥填充，保持患儿安静。转运暖箱与救护车的纵轴方向相同，锁定箱轮，减少途中颠簸对患儿脑部血流的影响。

2. 保暖 转运途中尽量减少开箱门的次数，暖箱侧门安装袖套，一切操作尽量从侧门内进行。转运中将暖箱温度控制在 32~35℃。在冬季，对于出生体重＜2500g，尤其是体重＜1000g 的早产儿应给予棉布包裹，头戴小棉帽后再放入暖箱中，也可用塑料薄膜包裹。其他患儿可根据体温、体重、胎龄和日龄调节暖箱温度。

3. 密切观察病情变化

（1）防止低体温、低血糖、低氧血症和低血压等症状，做好以下几点。

1）将患儿置于转运暖箱中保暖，病情允许且车厢内空调有效的前提下，可由转运护士怀抱患儿保暖，减少震动。

2）注意体位，肩下垫小毛巾（厚度 2~3cm），使咽后壁、喉和气管呈直线处于"鼻吸气"位置。用小软枕固定头部，避免左右晃动，防止呕吐和误吸。

3）连接监护仪，加强对体温、呼吸、脉搏、经皮血氧饱和度、血压、肤色、输液情况的观察。

4）如需机械通气，推荐使用 T- 组合复苏器或转运呼吸机，注意预防脱管和气胸等并发症。

5）控制惊厥，纠正酸中毒、低血糖等，维持途中患儿内环境稳定。

6）途中出现病情变化，积极抢救，必要时按交通规则妥善停驶车辆。同时与 NCC 取得联络，通知 NICU 值班人员做好各方面的抢救与会诊准备。

（2）保持呼吸道通畅：头偏向一侧或侧卧位。对食管闭锁、先天性喉软骨发育不良等患儿必要时多次清理呼吸道，并保证氧气的供给。呼吸机辅助通气者应妥善固定气管导管和呼吸机管路，防止转运过程中气管导管移位或脱出。

4. 保持管路通畅　选择外周静脉留置针建立静脉通道，连接三通管并采用微量输液泵输入，确保血糖稳定及药物及时供给。及时排除针头移位或其他输液故障。各种引流管，包括胃管、吸氧管、尿管等均应做好标记，保持管路通畅，防扭曲、堵塞、移位和脱出。

5. 转运记录　转运人员完整填写转运记录单，内容包括：患儿途中的一般情况、生命体征、监测指标、接受的治疗、突发事件及处理措施等，以便交接时双方能直观了解目前危重新生儿所有状况，优化交接流程，保障患儿安全。

（三）转运后

1. 患儿到达后由绿色通道直接入住 NICU，NICU 值班人员先稳定患儿病情再办理住院手续，转运人员与 NICU 值班人员全面交接患儿情况。

2. NICU 值班人员对患儿进行必要处置，包括：危重评分、进一步详细询问病史、完成各种知情同意书的告知并签字。待患儿病情基本稳定后协助监护人完成入院手续。

3. 转运人员完善转运记录单，详细检查已使用过的转运设备，清点、补充各类急救用品，做好消毒处理，完毕后将转运设备放回转运处备用。

三、转运工作评估与质量监控

（一）评估项目

1. 转运时间　包括以下方面。

（1）准备时间：即转运队员从接到转运通知到出发的时间。

（2）稳定时间：从抵达转出医疗机构到离开的时间，其受患儿病情严重程度和必须采取的医疗措施的影响。

（3）运送时间：即医院间转运所需时间，主要取决于距离、交通状况。转运时间中，稳定时间和运送时间受患儿病情情况以及外界环境影响较大，不易控制，但准备时间长短可反映转运中心的应急效率，一般不超过 10~15min。

2. 转运规范程度　包括转运各环节执行管理规范的情况和资料的完整性、准确性。

3. 转运有效性　通过转运前后的危重度评分以及转运途中的病死率作出评估。

4. 转运满意度　可通过对患儿家长的满意度调查及转出医疗机构接受反馈表后的反应作出评估。

（二）质量监控

1. 转运监控　每月1次，主要审查内容如下。

（1）转运时间（特别是准备时间）、转运前的处理、转运日志记录是否完整准确（包括新生儿转运单、转运途中记录单、新生儿危重评分表、转运患儿信息反馈单）及家长满意度等，并通报监控结果。

（2）核查转运设备是否处于备用状态。

（3）评估和考核转运队员，重点考察转运队员独立实施重症患儿转运的能力和意识。

2. 建立转运患儿资料库　①定期对转运资料进行总结分析，特别是对转运至NCC新生儿的数量、病死率，以及对患儿预后有严重影响的主要合并症（包括Ⅲ级以上脑室内出血，中至重度支气管、肺发育不良，坏死性小肠结肠炎和Ⅲ期以上的早产儿视网膜病等）作重点分析。②进行年度总结，不断优化RNTN的运行。

（三）反馈

1. 患儿出院后应向转出医疗机构反馈患儿的诊疗情况和治疗效果。将出院记录及信息反馈单交至转运服务台（处）登记录入，并把反馈单寄回转出医疗机构。

2. 召开转运网络工作年会，通过学术交流和信息反馈，普及围产医学和新生儿医学知识，带动整个区域内新生儿医学的进步。

（陈　芳）

第二节　新生儿入院接诊流程

目前，我国儿童医疗机构中的新生儿科主要存在于儿童专科医院、妇幼保健院和综合医院儿科病房，不同的机构其规模和设置不同，具备不同的能力。其中新生儿入院接诊是第一步。

一、入院前准备

患儿的床单位如小床、暖箱和远红外辐射台，以及评估所需用物等均应处于备用状态。接到收治危重新生儿通知应预热辐射台或暖箱，备好喉镜、气管插管、复苏器、吸引器、呼吸机及各种监护设备,并保证气源负压等整个抢救系统运转正常。

二、入院即时处理

将患儿置于备用状态的小床、预热的暖箱或远红外辐射台,连接心电监护仪,通知医生,安排床位,责任护士与送患儿入科护士共同核对腕带(腕带信息包括住院号、床号、姓名、性别等),并佩戴于患儿肢体上,更换衣物并称体重。留取家长信息,包括家长姓名、与患儿的关系、身份证号、住址、联系电话等。

三、体格检查

(一)评估原则及注意事项

首先评估和记录重要症状,如果患儿生命体征平稳,无缺氧、低血糖等异常表现,一般按从非侵入性操作到侵入性操作,检查顺序从头到足依次进行,先视诊、再听诊、最后触诊。

1. 接诊后通过视诊先做出快速预判,病情危重时先紧急处置,再具体评估。

2. 在不触碰新生儿情况下,视诊比触诊和听诊可先获得更多的资料,观察患儿外貌、姿势、面色、营养、发育、神志、反应、活动、呼吸、肤色变化、惊厥动作及体表可见的各种畸形、外伤等。

3. 评估应在安静、温馨的环境中进行,光线充足但以不刺激患儿眼睛为宜,将噪声控制到最低,时间控制在 5~10min 内。

4. 严格执行消毒隔离,七步洗手法洗手。

5. 在患儿安静时体检,动作轻柔、敏捷。检查前先温暖护士双手和听诊器胸件等。评估中确定优先事项,如发现呼吸系统症状时应快速应变和处置,待平稳后再做进一步检查。

6. 评估时遵循合理顺序,先检查易受哭闹干扰的项目如心率、呼吸;后做受哭闹影响不大或会引起不舒适的检查项目如腹部触诊、肛门及外生殖器检查等;触诊放在最后,由浅入深,检查时使用指腹而非指尖。

(二)评估内容
[呼吸系统评估]

1. 呼吸频率

(1)正常情况:安静状态下呼吸频率 40~60 次 /min。腹式呼吸时,呼吸与脉搏比例为 1 : 3,呈周期性呼吸。

(2)异常情况

1)呼吸急促:呼吸频率持续超过 60~70 次 /min,同时合并吸气性凹陷时可由原发性呼吸系统疾病引起,也可以是代谢性酸中毒、低血容量的表现。但当呼吸急促与辅助呼吸肌凹陷不成比例时,则提示非肺部疾病,如先天性心脏病、贫血等。

2）呼吸缓慢:呼吸频率持续低于 30 次 /min,是严重呼吸衰竭的表现。

3）呼吸暂停:早产儿多见。评估呼吸频率、节律、深浅度时需注意有无呻吟、吐沫、发绀、鼻翼扇动、三凹征等呼吸窘迫综合征的早期表现。

4）呼吸困难:呼吸频率、节律、深浅度发生改变,吸气与呼气比例失调,表现为气促、呻吟、鼻翼扇动、吸气性三凹征、点头样呼吸或张口呼吸。多见于呼吸系统疾病,也可见于循环系统、中枢神经系统疾病。

5）不对称胸廓运动:提示先天性膈疝、膈神经损伤、气胸及肺部病变。

2. 呼吸音

（1）正常情况:呼吸音清澈且双侧对称。

（2）异常情况:①胸部听到肠鸣音提示先天性膈疝;②湿啰音提示可能有呼吸窘迫,伴有痰液或肺部炎症;③干啰音提示大气道阻塞;④胸部摩擦音提示胸腔积液或炎症;⑤喘鸣音提示上呼吸道部分阻塞;⑥哮鸣音提示呼吸窘迫。

[**心血管系统评估**]

1. 心率和灌注

（1）正常情况:安静时心率为 120~140 次 /min。生后 48h 内肢端发绀较为常见,多因保暖不足引起,毛细血管再充盈时间 < 3s。

（2）异常情况

1）心动过缓:心率持续 < 100 次 /min,间断性或暂时性心动过缓可发生于早产儿呼吸暂停时,亦可发生于留置胃管、气管插管和吸痰等刺激迷走神经兴奋的操作时;不伴呼吸暂停的间断性心动过缓可能是新生儿脑室内出血或惊厥微小发作的表现;持续性心动过缓多见于严重呼吸系统疾病导致的呼吸衰竭,如肺透明膜病、肺炎、支气管及肺发育不良等。

2）心动过速:心率持续 > 160~180 次 /min,常见于发热、贫血、缺氧等,是心力衰竭的早期表现,也可以是低血容量、低血糖或感染的早期症状;窦性心动过速伴青紫但无呼吸窘迫症状多提示肺部以外疾病,如心脏畸形;青紫同时伴呼吸窘迫可能为原发的肺部疾病。

3）心律失常、阵发性室上性心动过速、心力衰竭、心房扑动或心房颤动、阵发性室性心动过速、心室扑动或心室颤动、房室传导阻滞、频发室性早搏常见于窒息缺氧、器质性心脏病、感染性疾病、电解质紊乱及药物因素等。

4）毛细血管再充盈时间 > 3s,提示外周灌注差。

2. 血压　测量方法包括直接测压法和间接测压法。直接测压法即有创血压监测,经动脉（桡动脉、肱动脉、股动脉或脐动脉等）置管,通过管路系统将压力转变为电信号,经处理在显示屏上连续显示血压波形。其优点为准确性高,可避免间接测压时体位、袖带宽窄及松紧度等带来的干扰因素,根据血压波形的形态可粗略估计左心室的收缩功能,但操作较复杂、并发症较多、有一定风险。间接测压法方便易行,且无创伤性,在外周循环灌注良好的情况下与有创血压监测差异性不大。

[意识评估]

1. 正常情况 新生儿有深睡、浅睡、瞌睡、安静觉醒、活动觉醒和哭等6种行为状态,在不同的状态下新生儿有其不同的行为能力。

2. 异常情况 根据对疼痛刺激的反应将意识障碍分为以下几种。①嗜睡:很容易被唤醒、但不易保持觉醒状态,弹足底3次、哭1~2声又睡。②迟钝:用非痛性刺激即可唤醒,但醒来很迟,不能保持觉醒状态,弹足底5次才稍有哭声。③浅昏迷(昏睡):只有疼痛刺激才能唤醒,弹足底10次也不哭。④昏迷:给予疼痛刺激也不能唤醒。失血、缺氧、脑损伤、内环境紊乱或某种药物超量会导致意识障碍的发生。

[皮肤黏膜评估]

1. 正常情况 正常新生儿皮肤因毛细血管氧合血液使其呈粉红色,覆有胎脂,鼻梁处可见针尖样白色小疹。足月儿的皮肤面积为 $0.2m^2$,皮肤厚度约1mm,其表皮和真皮结合不紧密、易分离,且真皮结缔组织发育不成熟,导致新生儿皮肤的防御功能差,容易造成损伤,成为细菌入侵的门户。

2. 异常情况

(1)肤色异常

1)发绀:根据出现的部位分为周围性发绀和中央性发绀。周围性发绀多见于胎先露受压部位、四肢末端、鼻尖和耳轮,多由寒冷或局部血液循环不良所致。中央性发绀表现为唇周或全身发绀,病情危重、病因复杂,多因呼吸、心血管系统等疾病或寒冷所致。

2)青灰或花纹:体表湿冷,多为末梢循环不良或休克所致。

3)苍白:严重贫血或外周血管强烈收缩引起。

4)黄疸:新生儿血胆红素 $> 85\mu mol/L$(5mg/dl)可见肉眼黄疸,评估黄疸的范围、色泽和程度,结合病史、临床表现和实验室检查区分生理性黄疸和病理性黄疸。根据黄疸分布的范围可快速评估血清胆红素浓度,见表1-2。

5)广泛黑色素沉着:考虑肾上腺功能不全。

6)其他:有无器械辅助分娩时留下的挤压伤、剖宫产时的刀划伤、胎粪污染等其他情况。

(2)弹性异常:指压凹陷性为水肿,非凹陷性为硬肿。

1)水肿:出生时已有的全身性水肿为胎儿水肿;分娩时受压部位可有局限性水肿,早产儿手、足、眼睑常有轻度水肿;生后各种原因所致的水肿多见于四肢、腰背、颜面和会阴部,仰卧时常见于枕、背、骶部,多见于全身性疾病。

表1-2　皮肤黄疸分布与血清胆红素

黄疸分布范围	血清胆红素估计值 [mg/dL（μmol/L）]
头颈部	6（103）
躯干上半部	9（154）
躯干下半部及大腿	12（205）
上肢及膝关节以下	15（257）
手足心	＞15（257）

（出处：张玉侠.实用新生儿护理学[M].北京：人民卫生出版社，2015，115.）

2）硬肿：以皮肤和皮下脂肪变硬为主，皮肤紧贴皮下组织，开始多为局限性，好发部位为下肢、臀部、颊部，由下至上发展，应注意其进展情况，硬肿波及范围越大，病情越重。随着新生儿保暖措施日趋完善，因严重低体温导致该病的发生率显著减少，多由败血症所致。

（3）皮下脂肪：早产儿皮肤薄而透明；过期产儿皮肤如羊皮纸样，可有局部角化蜕皮；小于胎龄儿皮肤多皱，缺少皮下脂肪。

（4）其他异常：注意观察有无各种形态的皮疹、湿疹、色斑、紫癜和血管瘤。皮疹可以仅是局部表现，但也有可能与一些严重疾病相关，如色素性黑色素痣需外科手术治疗，而出血点、瘀点、瘀斑为血小板减少症的常见体征。皮肤疱疹多表现为小水疱、大疱和脓疱疮。大面积的蜕皮需考虑剥脱性皮炎和大疱性表皮松解症。

[头面颈部评估]

1. 头部

（1）头部外观：正常足月儿头围平均为34cm，在第10~90百分位之间，比胸围大1~2cm，头部约占体重的25%。注意有无颅骨骨折、软化、颅骨缺损和脑膨出等。

（2）骨缝和囟门

1）正常情况：颅骨骨缝稍重叠或分开，可活动。前囟和后囟柔软、平坦，婴儿哭闹时可扪及前囟波动，后囟很难被触诊到。出生时前囟对边中点连线长度为1.5~2cm。将食指平放于头顶，从后向前滑动，感觉前囟大小和张力。注意前囟的大小、紧张度，有无隆起或凹陷。

2）异常情况：前囟过大常见于先天性甲状腺功能低下、先天性佝偻病、成骨发育不全和低磷酸酶血症等。前囟过小则多见于小头畸形和甲状腺功能亢进等。前囟隆起是颅内压增高的重要体征，多见于脑膜炎、脑积水、颅内出血和颅内肿瘤等疾病。前囟凹陷则是脱水的表现。

（3）头皮：正常情况下，头皮无肿块，头发分布均匀。注意鉴别头部血肿和头皮水肿，见表1-3。头部血肿是骨膜下局限稳固的可触及的包块，有波动感，吸收可能要数月。头皮水肿是超越骨缝的弥漫性水肿,一般 2d 左右吸收。

表 1-3　头部血肿与头皮水肿的鉴别

项目	头部血肿	头皮水肿
部位	顶骨骨膜下	先露部皮下组织
范围	不越过骨缝	不受骨缝限制
出现时间	产后 2~3d 最大	分娩时存在
消退时间	3~8 周	产后 2~3d
局部特点	波动感	凹陷性水肿

(出处:张玉侠.实用新生儿护理学 [M]. 北京:人民卫生出版社,2015,114.)

2. 面部　观察面部的轮廓形状,有无面肌微小抽搐、面神经麻痹,结合眼距、鼻梁高低、双耳的位置和形状等五官形态特点,评估有无眼距过宽、过窄或耳位过低等特殊面容,识别某些染色体异常或综合征。

(1)眼

1)正常情况:眼睛位置正常,巩膜呈白色,瞳孔等大等圆,对光反射存在,眼球运动对称。注意有无眼睑水肿、下垂,结膜有无充血,有无分泌物。

2)异常情况:①内眦间距大于 2.5cm 提示可能有染色体异常;②瞳孔不等大,无对光反射或瞳孔固定提示神经损伤;③有持续脓性分泌物可能是新生儿眼炎、衣原体结膜炎或泪管阻塞;④眼睛溃疡可能与产伤或宫内感染有关;⑤巩膜黄染提示黄疸;⑥蓝巩膜可能是成骨发育不全症。

(2)耳、鼻

1)正常情况:足月儿双耳对称、耳廓有软骨支撑,曲线清晰且有弹性。鼻部对称,位于脸部正中,鼻中隔位于鼻孔正中,两鼻孔可见。注意观察耳的发育情况、位置、形状和大小有无异常。注意鼻的外形、大小和位置,有无鼻基部过宽或过窄、人中过短、鼻唇沟平坦等多种综合征表现,有无鼻翼扇动。

2)异常情况:耳位下移常与肾畸形、13- 三体、18- 三体等多种先天畸形相关;毛状耳见于糖尿病母亲患儿;鼻梁低平与唐氏综合征有关;鼻孔阻塞可能是后鼻孔闭锁;鼻翼扇动说明呼吸窘迫;鼻塞和稀薄的水样分泌物可能提示新生儿药物戒断综合征。

(3)口

1)正常情况:口周粉红色、口腔黏膜完整、舌头可自由活动。

2)异常情况:口周发绀提示缺氧、呼吸窘迫;巨舌症与贝 - 维综合征、甲状腺功能减退或遗传性疾病相关;唇腭裂是口腔最常见的先天性畸形之一,严重影响新生儿面部形态,会导致吞咽及日后发音、听力、心理等多方面功能障碍,一般在出生后 3~6 个月方能实施手术修补。

3. 颈部　新生儿颈部相对较短,评估有无曲颈抵抗及短颈、颈蹼、斜颈等先天畸形。注意颈部有无肿块,避免压迫气管引发急症。

[胸腹部评估]

1. 胸部

(1)正常情况:两侧胸廓对称、无畸形,与头部大小比例适宜(胸围比头围小 1~2cm),在左锁骨中线第 4~5 肋间可见心尖搏动点,早产儿更为明显。

(2)异常情况:通过仔细触诊排除锁骨、肋骨骨折,观察有无吸气性凹陷、生理性乳腺增大等。胸廓前后径接近左右径时为桶状胸,常见于过度充气或胎粪吸入。

2. 腹部

(1)正常情况:腹部呈圆形、稍膨隆、柔软、对称。

(2)异常情况:腹部过度膨胀为病理性,严重时可见腹壁皮肤发亮,静脉显露明显。腹胀多见于肠梗阻、巨结肠、腹部包块、坏死性小肠结肠炎等,警惕外科急腹症发生;舟状腹即存在明显的腹部凹陷,多见于极度营养不良、食道闭锁和膈疝患儿;明显的肠型提示有消化道梗阻;腹壁缺失多见于腹裂、脐膨出;还需注意脐部有无渗血、渗液、脓性分泌物,脐轮有无红肿。

[脊柱、四肢、臀部评估]

1. 正常情况　正常的背部有均匀的肩胛运动曲线。手指、脚趾数目正确、形状正常。活动范围、对称性一致。髋关节内收和外展没有声音。检查脊柱时患儿取俯卧位,评估者一手扶托患儿,另一手沿脊柱自上而下触诊有无侧凸、包块和脊柱裂。臀部主要检查有无髋关节脱位。

2. 异常情况　①脊柱侧凸可能与遗传缺陷有关;脊柱裂是神经管畸形。②多指(趾)、并指(趾)、指(趾)分叉、指(趾)过短,通贯掌;肢体过短、变形,足内翻、外翻等是某些染色体异常或综合征的表现。手臂运动受限、出现捻发音或患侧拥抱反射消失考虑锁骨骨折;手臂延长、手内旋或拥抱反射消失可能是臂丛神经损伤。③髋关节活动时发出声音,其外观的形状、长度和臀褶不对称时有先天性髋关节发育不良的可能。

[肛门、外生殖器评估]

1. 肛门

(1)正常情况:肛门可见,一般于生后 10~12h 开始排便。测肛温时可检查肛门位置、大小、通畅度,以排除肛门闭锁或肛瘘。

(2)异常情况:正常肛门缺失多为肛门闭锁,超过 24h 未排胎便应仔细检查有无肛门闭锁或其他消化道畸形。

2. 外生殖器　注意分辨性别,如不能确定应结合相关检查鉴别真性或假性两性畸形。

（1）女婴生殖器

1）正常情况：阴唇和阴蒂分开，阴道可见，可有处女膜脱出。

2）异常情况：阴唇膨出可能提示腹股沟疝；阴道有排泄物流出考虑直肠阴道瘘；分开阴唇如发现阴蒂过大、色深、伴阴唇部融合应高度警惕先天性肾上腺增生症或先天性肾上腺生殖器综合征。

（2）男婴生殖器

1）正常情况：阴茎直、尿道外口居中、两边睾丸平均分布。

2）异常情况：睾丸未下降到阴囊内，早产儿居多；透光的阴囊肿大提示鞘膜积液；不透光的阴囊肿块提示腹股沟疝；阴囊颜色呈蓝紫色是睾丸扭转的体征；阴茎下弯是阴茎向下弯曲成弧形；尿道上裂是指开放的尿道在阴茎的背侧面，与泌尿生殖器官有关；尿道下裂是指阴茎腹侧的尿道开放，与阴茎下弯、腹股沟疝、睾丸未降有关。

［姿势与神经系统评估］

注意观察患儿活动的对称性、姿势、有无抽搐等异常活动；辨别哭闹的程度和声调，有无过度激惹。检查肌力、肌张力和特殊神经反射，包括觅食、吸吮、拥抱、握持和交叉伸腿反射等。

1. 正常情况　足月儿四肢屈曲，双手轻轻握拳，能顺利自主运动。早产儿有同样的姿势，但肌张力偏弱。有正常的吸吮反射、觅食反射、握持反射、拥抱反射、交叉伸腿反射。

2. 异常情况　原始反射增强或减弱可能提示早产或神经系统问题。肌张力降低可能是低血糖、休克、败血症、颅脑损伤或母亲用药所致；肌张力过高可能与孕母吸毒、药物戒断综合征或脑损伤有关；活动受限、运动不对称或缺失可能是由于产伤或窒息等原因。

［体温评估］

1. 正常情况　足月儿腋温 36.5~37.5℃，体表温度 36~36.5℃。早产儿腋温 36.3~36.9℃，体表温度 36.2~37.2℃。

2. 异常情况

（1）低体温：体温＜35℃定义为低体温。低体温常伴随有呼吸暂停、心动过缓、呼吸窘迫、低血糖、肌张力降低、血流灌注不足、胃残留量增加、体重增长不良、哭声小、吸吮差等。

（2）体温升高：体温＞37.5℃为发热。可伴有易激惹、昏睡、心动过速、食欲缺乏、呼吸暂停、皮肤温度高、皮肤潮红等症状。

［体重、身长评估］

1. 体重是净重，称重时保持安静，称重前先将秤校正零点，读数以 kg 为单位,记录至小数点后两位。

2. 测量身长注意使新生儿双下肢伸直,记录到 0.1cm。

[哭声评估]

1. 正常情况 足月儿有节奏的大声啼哭,早产儿是单调而较弱的哭泣。

2. 异常情况 持续不断、易激发的哭闹可能是母亲孕期用药或药物撤退引起;哭声沙哑可能是声带麻痹;猫叫样哭声可能是染色体紊乱;哭声尖而单调考虑颅内出血等。

[产伤评估]

产伤是指分娩过程中因机械因素对胎儿或新生儿造成的损伤。巨大儿、母亲肥胖、胎先露部位的异常、分娩方式(器械辅助经阴道分娩、剖宫产)、母亲体型小、骨盆异常等会增加产伤的风险。产伤可分为以下类型。

1. 软组织损伤 表现为局部青肿、瘀斑,皮下脂肪坏死和撕裂伤。其中以青肿和瘀斑最为常见,多发生于胎先露部位且自限,如头面部瘀青见于头先露;皮下脂肪坏死情况较少,发生于背部、臀部、大腿、上臂和面颊等,表现为硬化结节和斑块;撕裂伤多见于剖宫产先露部位,轻微撕裂伤仅需局部消毒处理即可,重度则需要整形外科处理。

2. 头颅损伤 可以发生在头皮、颅骨与骨膜、硬脑膜和蛛网膜,相应出现先锋头(产瘤)、骨膜下血肿(头部血肿)、帽状腱膜下血肿、硬脑膜外血肿、硬脑膜下血肿和蛛网膜下腔出血。产瘤多发生于先露部位,边界不清,不受骨缝限制,压之凹陷无波动感。帽状腱膜下血肿是头颅帽状腱膜与骨膜间疏松组织内出血,随出血量的增加肿胀范围可累及额、枕或颈背部,出血严重时可导致低血容量性休克。硬膜外血肿、硬膜下血肿和蛛网膜下腔出血为颅内出血的三个类型,以硬膜下血肿最为常见,其次是蛛网膜下腔出血。

3. 骨骼损伤 常发生在锁骨、肱骨、股骨或颅骨,以锁骨骨折最为常见。查体时患侧肢体活动减少、单侧拥抱反射消失。肱骨骨折多为青枝骨折,股骨骨折较少见,多发生于臀位娩出牵拉时下肢发生扭转。

4. 神经损伤 分娩过程中过度牵拉或直接挤压可导致新生儿周围神经损伤,常见臂丛神经、面神经和膈神经损伤。臂丛神经损伤最为多见,多为单侧。

5. 内脏损伤 产伤所致腹腔脏器损伤较少见,可伤及肝、脾、肾上腺和肾脏。

四、健康史与家庭评估

(一)资料收集

1. 一般资料 包括:①姓名;②性别;③住院号;④入院时间,应精确到分钟;⑤入院时日龄,应准确记录实际日龄,出生不满 24h 应记录时龄;⑥出生年、月、日、时；⑦出生地点；⑧种族、籍贯，某些疾病与种族和地区有关；⑨父母姓名、工作、受教育程度；⑩联系方式，如家庭住址和电话。

2. 出生史　包括胎次、产次、分娩方式、出生时间、出生时体重、胎龄、Apgar 评分（有无窒息及抢救）、惊厥、出血、治疗情况，母亲基础疾病、妊娠分娩过程疾病和用药情况，以及患儿的喂养、生长发育和预防接种情况（主要是卡介苗和乙肝疫苗）。

3. 现病史　包括：①起病时间、地点、方式；②症状性质，如诱因、部位、严重程度、频度、间隔时间、持续时间和伴随症状等；③疾病经过；④治疗经过，如治疗方法、药物名称、剂量、治疗地点、治疗效果等；⑤出生情况，包括出生前胎儿的情况变化、分娩方式、有无胎膜早破、羊水、脐带、Apgar 评分、复苏抢救等情况；⑥一般状况，包括患儿患病前的健康状况，患病后的精神状况、奶量等。

4. 家庭史　包括：①父母的年龄、有无亲属关系、健康状况，双方家族中有无遗传性疾病史、过敏性疾病史、地方性疾病史；②母亲的血型，有无心肺疾患、糖尿病、高血压、先兆子痫、感染性疾病，妊娠期、分娩期和产时的用药情况；③母亲过去妊娠、分娩史，如流产、死胎、死产、生后死亡等。

（二）家庭评估

评估患儿家庭功能、家长心理状况、对疾病的认知和预后，以及经济和心理承受力。

（陈　芳）

第三节　新生儿护理评估及一般新生儿护理规范

新生儿从脐带结扎起即由子宫内的生活方式迅速转变为与外界环境直接沟通的独立生活方式，在逐步适应环境变化过程中其生命体征和临床表现经历一系列的特征性的变化，可分为以下 3 期。①第一反应期：出生 15~30min，此期强调快速评估，重点为快速识别急症、及时处理；风险度判断、确定相应的医护等级；有无产伤、畸形和其他明显异常。②相对无反应期或睡眠期：约 1~5h，此期新生儿逐步适应外界环境。③第二反应期。根据娩出后的评估结果在相对稳定后送入或转运至相应级别的新生儿病室或重症监护室接受进一步详细检查、评估和治疗、护理。

一、新生儿护理评估

（一）新生儿分类

1. 高危儿（high risk neonate）指已经发生或有可能发生危重状况需要密切观察的新生儿，包括以下几种情况。

（1）母亲有异常妊娠史的新生儿：如母亲患有糖尿病、感染、妊娠高血压、先兆子痫、阴道流血、吸烟、酗酒，母亲为 Rh 阴性血型等；母亲过去有死胎、死产史等。

（2）异常分娩的新生儿：如手术产儿，分娩过程中使用镇静剂。

（3）出生时异常的新生儿：如 Apgar 评分＜7 分、脐带绕颈、各种先天畸形等，以及早产儿、小于胎龄儿、巨大儿、多产儿和其他任何疾病的新生儿。

2. 根据胎龄分类　按出生时胎龄可分为：

（1）足月儿（full-term newborn）：指胎龄满 37 周至未满 42 周的新生儿（260~293d）。

（2）早产儿（pre-term newborn）：指胎龄满 28 周至未满 37 周的新生儿（196~259d）。

（3）过期产儿（post-term newborn）：指胎龄超过 42 周的新生儿（294d）。

3. 根据出生体重分类

（1）正常出生体重儿（normal birth weight）：指出生体重在 2500~4000g 的新生儿。

（2）低出生体重儿（low birth weight，LBW）：指出生体重＜2500g 的新生儿。其中出生体重＜1500g 者称为极低出生体重儿（very low birth weight，VLBW），体重＜1000g 者称为超低出生体重儿（extremely low birth weight，ELBW）。

（3）巨大儿（macrosomia）：指出生体重＞4000g 的新生儿，包括正常和有疾病者。

4. 根据体重和胎龄关系分类（图 1-1）

（1）小于胎龄儿（small for gestational age，SGA）：指出生体重在同胎龄儿平均体重的第 10 百分位以下的新生儿。胎龄已足月而出生体重＜2500g 的新生儿称为足月小样儿，是小于胎龄儿最常见的一种，多由于宫内发育迟缓引起。

（2）适于胎龄儿（appropriate for gestational age，AGA）：指出生体重在同胎龄儿平均体重第 10~90 百分位之间的新生儿。

（3）大于胎龄儿（large for gestational age，LGA）：指出生体重在同胎龄儿平均体重的第 90 百分位以上的新生儿。

（二）身体评估

参见本章第二节相关内容。

（三）胎龄评估

胎龄是指胎儿在宫内的日龄或周龄，新生儿的胎龄通常是按孕母的末次月经计算。通过对胎龄的评估可以准确预估新生儿的发病率、死亡率，是风险度评估的重要依据之一。

1. 评估的时间和依据　一般在出生后 48h 内、最好不超过 24h 进行评估。出生后胎龄评估主要以体表特征和神经成熟度为依据。

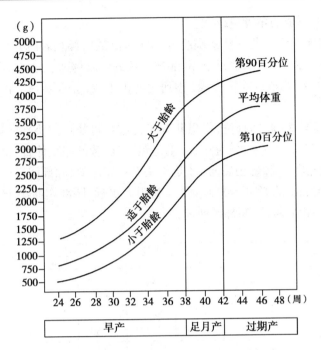

图 1-1　新生儿出生体重与胎龄关系曲线图

2. 评估方法

（1）Ballard 胎龄评分：新修订的 Ballard 胎龄评分法用于评估胎龄 22~44 周的新生儿，应用时间从出生至生后 5d，出生后 48h 内评价准确度最高，需要在患儿安静清醒状态下进行。由两位医务人员单独作出评价以保证评估结果的客观性，包括神经系统评价（图 1-2）和外观成熟度评价（表 1-4）。神经成熟度评价具体内容包括：

1）姿势：患儿仰卧位观察其四肢姿势，按四肢屈曲度分为 5 级。①0 级：四肢完全伸直。②1 级：股、膝稍弯曲。③2 级：下肢明显屈曲，上臂伸直。④3 级：下肢明显屈曲并外展，上臂稍屈曲。⑤4 级：四肢完全屈曲。

2）方窗：将患儿手掌充分向前臂腹侧屈曲，但注意勿旋转患儿的手腕，测量掌侧小鱼际肌隆起处与前臂腹侧面形成的夹角，胎龄越小夹角越大，相应为">90°""=90°""≤60°""≤30°""0°"5 个等级。

3）前臂回弹：将患儿双前臂向上臂充分屈曲，5s 钟后迅速拉直前臂并即刻松手，观察前臂回弹力度和肘部的角度。胎龄越小，回弹力越缺乏，肘部形成的角度越大。

4）腘窝角：患儿取膝胸仰卧位，膝与身体角度为 60°，一手抵住膝关节，另一手示指在踝关节后方轻抬小腿，测量腘窝展开时形成的角度。胎龄越小其屈肌张力越差,形成的角度也越大。

5)围巾征:将患儿一侧手围绕颈部向对侧的肩部和肩后方牵引,根据肘部抵达的位置分为6级,胎龄越小,肘部被牵拉的距离越远。分级:①超过腋中线;②到达腋中线;③超过前正中线;④到达前正中线;⑤未到达前正中线;⑥稍有移动。

6)足跟至耳:取仰卧位,将患儿双足提起尽可能拉向头部。观察膝部的伸展情况和足与头的距离,分为6级:①足跟至耳,膝部完全伸直;②足到达头,膝伸直;③足接近头,膝部稍屈曲;④足与头有一定距离,膝部明显屈曲;⑤足与头距离较远,膝部屈曲将近90°;⑥足与头距离更远,膝部屈曲小于90°。胎龄越小,足至头的距离越近,膝部越能伸直。

体征	分数							得分
	-1	0	1	2	3	4	5	
体位								
方窗	>90°	90°	60°	45°	30°	0°		
上肢屈曲		180°	140°~180°	110°~140°	90°~110°	<90°		
腘窝角	180°	160°	140°	120°	100°	90°	<90°	
围巾征								
足跟至耳								
						神经系统总分		

图 1-2　Ballard 胎龄评分——神经系统评价

表 1-4　Ballard 胎龄评分——外观成熟度评价

体征	分数						
	-1	0	1	2	3	4	5
皮肤	有黏性的,脆透明的	凝胶状的红色,半透明的	光滑的粉红色,可见静脉	表层有脱屑/皮疹,静脉少	有皮纹的苍白色区域,静脉很少	羊皮纸状的深皮纹无血管	皮革样的有皱褶的皮纹
胎毛	无	稀疏的	丰富的	薄层的	有脱毛区域	大部分脱毛	

续表

体征	分数						
	-1	0	1	2	3	4	5
足底面	足跟-足趾40~50mm：-1；<40mm：-2	>50mm无皱褶	浅淡的红色痕迹	仅有前部的横向皱褶	前2/3有皱褶	整个足底有皱褶	
乳房	难以察觉	仅能看见	乳晕平坦，无乳芽	斑点状乳晕，1~2mm的乳芽	乳晕升起，3~4mm的乳芽	乳晕完全，5~10mm的乳芽	
眼、耳	眼睑融合松弛：-1；精密：-2	眼睑张开，耳廓平坦，呈褶皱状	轻微有弧度的耳廓；柔软；慢慢弹回原状	耳廓弧度良好；柔软，但易于弹回原状	成形，致密，并可立即弹回原状	厚，软骨化的耳朵，硬	
生殖器（男）	阴囊平坦，光滑	阴囊空虚，微微有皱褶	睾丸位于上方的管内，略有皱褶	睾丸下降，有少许皱褶	睾丸下降到位，皱褶良好	睾丸悬垂，皱褶深	
生殖器（女）	阴蒂明显，阴唇平坦	阴蒂明显，小阴唇较小	阴蒂明显，小阴唇较大	大小阴唇均明显	大阴唇大，小阴唇小	大阴唇遮盖小阴唇和阴蒂	

（出处：张玉侠.实用新生儿护理学[M].北京：人民卫生出版社，2015，115.）

（2）简易评估法：简易评估法（表1-5）是在国外几种评估方法基础上，从体表特征中筛选出"足底纹理""乳头形成""指甲"和"皮肤组织"4个特征项作为评估项，评估所得总分加上常数27即等于胎龄周数，无须查表，误差多在1周内。该评估法简便易行，不受检查者对力度的把握和患儿疾病的影响，2~3min内即可完成评估，易于推行，但不能评估27周以下的极低胎龄儿。

表1-5　简易胎龄评分法

	0分	1分	2分	3分	4分
足底纹理	无	前半部红痕不明显	红痕>前半部，褶痕<前1/3	褶痕>前2/3	明显深褶痕>前2/3

续表

	0分	1分	2分	3分	4分
乳头形成	难认、无乳晕	明显可见,乳晕淡、平,直径< 7.5mm	点状乳晕,边缘不突起,直径< 7.5mm	点状乳晕,边缘突起,直径> 7.5mm	
指甲	……	未达指尖	已达指尖	超过指尖	……
皮肤组织	很薄,胶冻状	薄而光滑	光滑、中等厚、皮疹或表皮翘起	稍厚,皮肤皲裂翘起,手足最显著	厚,羊皮纸样,皲裂深浅不一

注:若各体征的分布介于两者之间,可用其均值,胎龄周数 = 总分 +27

(出处:张玉侠.实用新生儿护理学[M].北京:人民卫生出版社,2015,116.)

(四)行为能力评估

新生儿的行为能力是其对周围环境及刺激的适应,与人交往能力和情感变化的体现,反映了新生儿神经系统的发育和功能的整体水平。新生儿的神经生理功能特点主要体现在感觉系统、运动系统的发育,并可同时具有一定的神经行为能力。

1. 新生儿状态　新生儿一天睡眠时间为 14~20h,平均 16h。日常可以根据新生儿状态寻找喂养时机,一般除"深睡"和"哭"两个状态不是喂养的最佳时机,其他状态均可。

(1)深睡(非快速眼动睡眠):新生儿脸部放松,眼闭合,无眼球运动和自然躯体运动,呼吸规则。

(2)浅睡(快速眼动睡眠):眼闭合,眼球在闭合眼睑下快速活动,常有吸吮动作、肌肉震颤,间断有大的舞蹈样肢体运动,身体像伸懒腰,偶然发生,呼吸不规则。脸部常有表情如微笑、皱眉或怪相。

(3)瞌睡:眼可张开或闭合,眼睑闪动,有不同程度的躯体活动,通常发生在入睡前或刚睡醒。

(4)安静觉醒:眼睁开,机敏,活动少,能集中注意力于刺激源。

(5)活动觉醒:眼睁开,活动多,不易集中注意力。

(6)哭:对感性刺激不易引出反应。

2. 新生儿行为能力

(1)视觉:新生儿一出生即具有视觉功能。正常新生儿在觉醒状态下能注视物体,移动眼睛和头追随物体移动的方向,这是中枢神经系统完整性的最好预测指标之一。新生儿视焦距调节能力差,视焦距为 19cm,因此红球在眼前 20cm 才能发现目标,在此基础上沿水平方向移动红球,新生儿的头和目光可随之转动,即为"寻觅行为"。

（2）听觉:正常新生儿在觉醒状态下,在其耳边柔声呼唤或说话,头会慢慢转向发生方,眼睛寻找声源。但如果音频过高或过强时,新生儿头反而转离声源或用哭声来表达抗拒。胎龄 28 周的早产儿,对外界噪声刺激有眨眼或惊跳的反应。

（3）嗅觉、味觉和触觉:新生儿出生后即存在嗅觉和味觉,将新生儿抱在怀中时他（她）可自主寻找母亲的乳头,对不同浓度的糖水新生儿可表现出不同的吸吮强度和吸吮量。新生儿触觉器官最大,全身皮肤均有灵敏的触觉存在,如触碰其口周,新生儿就会出现寻觅动作即觅食反射;触及其手心和足心时,新生儿会出现指趾屈曲动作;突然暴露于冷环境中会大哭、战栗;轻柔抚摸新生儿皮肤,可使其安静、舒适满足感增强。

（4）习惯形成:完整睡眠周期的形成也是新生儿神经系统发育成熟的标志之一。胎龄 32 周后才有觉醒、睡眠交替,睡眠状态的新生儿均有对连续光和声反复刺激反应减弱的能力。

（5）与成人的互动:新生儿具有与成人互动的能力,90% 的新生儿能对移动并说话的人出现注视、追随动作,对父母会有潜意识的选择性。新生儿哭是引起成人反应的方式,使其要求得到满足。此外,新生儿的表情如注视、微笑和皱眉也可引起母亲的反应。

（6）运动能力和模仿能力:新生儿的运动能力始于胎内,即胎动。正常新生儿出生时具有握持反射、觅食反射、吸吮反射、拥抱反射、颈肢反射、自动踏步等先天反射,标志着新生儿机体健全、神经系统功能正常。新生儿亦具有惊人的模仿能力。

3. 新生儿行为测定　20 项新生儿神经行为测定（neonatal behavioral neurological assessment, NBNA）是我国根据自己的特点和经验并结合美国布雷寿顿（Brazelton）新生儿行为估价评分和法国阿米尔 - 梯桑（Amiel-Tison）神经运动测定方法的优点而建立。此测定能比较全面地反映大脑的功能状态,早期发现脑损伤,可作为观察治疗效果和反映康复程度的指标。但 NBNA 只适合足月新生儿,早产儿检查需在矫正胎龄（出生时胎龄 + 生后日龄）满 40 周时才能进行,且因早产儿肌张力较低,NBNA 评分低并不能反映其正常与否,但早产儿可有视听反应。

（1）测量的环境、时间:测量宜安排在安静、半暗的环境中,避免声光等刺激对新生儿测定产生干扰,室内温度一般控制在 22~27℃,检测时间安排在两顿奶之间为宜。

（2）测量的顺序:从新生儿睡眠开始,先测光和咯咯声反应减弱项目,然后打开其包被,脱去衣服,观察四肢活动情况,做上下肢弹回、围巾征和腘窝角项目,接着拉成坐位,观察竖头能力,扶起做直立支持反应、踏步和放置反应,平放呈仰卧位时做握持和牵拉反应,牵拉反应项目完成后放下时做拥抱反射。哭闹时观察安慰反应。随后包裹新生儿做视、听定向反应。检查一般在10min内完成,检查后立即做评分记录。

（3）检查者的自身能力:检查者必须经严格培训、通过实践、并检验合格,总分误差不应超过2分。

（4）测量的内容NBNA（20项）分5个部分:①行为能力（第1~6项,共6项）。②被动肌张力（第7~10项,共4项）。③主动肌张力（第11~14项,共4项）。④原始反射（第15~17项,共3项）。⑤一般反应（第18~20项,共3项）。每一项评分有三个分度,即0分、1分、2分,满分为40分,评分以最优表演评定。足月新生儿行为神经评分表见表1-6。进行神经行为评估时注意与家长共享观察并解读行为,以便及早采取措施干预。

表1-6 足月新生儿行为神经评分表

项目		检查时状态	评分			日龄（d）			
			0	1	2	2~3	5~7	12~14	26~28
行为能力	1. 对光习惯形成	睡眠	≥11	7~10	≤6				
	2. 对声音习惯形成	睡眠	≥11	7~10	≤6				
	3. 对"格格声"反应	安静觉醒	头眼不转动	头或眼转动<60°	头或眼转动≥60°				
	4. 对说话的脸反应	同上	同上	同上	同上				
	5. 对红球反应	同上	同上	同上	同上				
	6. 安慰	哭	不能	困难	容易或自动				
被动肌张力	7. 围巾征	觉醒	环绕颈部	肘略过中线	肘未到中线				
	8. 前臂弹回	同上	无	慢、弱、>3s	活跃,可重复,≤3s				
	9. 腘窝角	同上	>110°	90~110°	<90°				
	10. 下肢弹回	同上	无	慢、弱、>3s	活跃,可重复,≤3s				

续表

项目		检查时状态	评分			日龄（d）			
			0	1	2	2~3	5~7	12~14	26~28
主动肌张力	11. 颈曲,伸肌主动收缩（头竖立）	觉醒	缺或异常	困难,有	好,头竖立1~2 s以上				
	12. 手握持	同上	无	弱	好,可重复				
	13. 牵拉反应	同上	无	提起部分身体	提起全部身体				
	14. 支持反应直立位	同上	无	不完全,短暂	有力,支持全部身体				
原始反射	15. 踏步或放置反射	同上	无	引出困难	好,可重复				
	16. 拥抱反射	同上	无	弱,不完全	好,完全				
	17. 吸吮反射	同上	无	弱	好,与吞咽同步				
一般反应	18. 觉醒度	觉醒	昏迷	嗜睡	正常				
	19. 哭	哭	无	微弱、尖、过多	正常				
	20. 活动度	觉醒	缺或过多	略减少或过多	正常				

（出处：张玉侠.实用新生儿护理学[M].北京：人民卫生出版社,2015,120.）

（五）疼痛评估

参见本章第四节"新生儿常用疼痛评估工具"。

（六）营养评估

新生儿的营养评估包括生长评估、摄入评估、生化指标和临床评估等。通过评估可以及时发现营养缺乏、生长迟缓、喂养困难和不恰当的营养状态。

1. 生长评估

（1）体重：是身体各组成部分的质量总和,包括瘦体重、脂肪、细胞内液和细胞外液。新生儿生后有体重下降的时期,早产儿体重下降最低可达出生体重的15%~20%,约10~14d恢复到出生体重。之后理想的体重增长应类似宫内生长

23

速度 [15~20g/（kg·d）]，足月儿体重增长速度为 20~30g/（kg·d）。体重测量需每日固定相同的时间和测量工具。测量时要尽量除去气管插管、中心静脉置管或胃管等医疗用品重量以保证测量的精准度。

（2）身长：早产儿的理想身长增加速度是每周 0.8~1.1cm。身长的测量一般每周 1 次，最好采用专用测量标尺。测量时将婴儿仰面放置，尽量伸展躯体，伸直膝盖并将脚放置于正确角度。

（3）头围：新生儿理想头围增长为每周 0.5~1.0cm，增长的快慢与脑发育相关，过快或过缓的头围增长提示异常。一般头围每周测量 1 次，对于某些疾病（如脑室内出血或中枢神经系统感染）可以适当增加测量频次。

2. 摄入评估　每日评估营养摄入，评估内容包括营养类型（胃肠内、胃肠外）、摄入液量和主要的营养物质。评估的结果通常以 kg/d 为单位，当涉及蛋白能量比时也可采用 /100kcal 为单位。完成摄入评估后要与推荐量进行比较以及时发现营养不足或缺乏，从而对营养治疗方案进行调整。居家记录主要包括婴儿的奶量、喂养制剂、营养补充剂的添加情况以及大便的次数和性质。纯母乳喂养的婴儿很难估计喂养量，可以记录喂养的次数和时间。

3. 实验室评估　生化指标作为营养评估的重要组成部分可为判断新生儿的营养状态提供有价值的信息。常规的生化检测应包括代谢状态、蛋白状态、电解质平衡和骨矿物化等。临床一般检测以下指标：血气、血常规、尿素氮、白蛋白、前白蛋白、甘油三酯、血糖、碱性磷酸酶、钙、磷、镁、钠、钾和氯等。对于已达全胃肠道营养的新生儿，实验室评估的频次可以适当地减少，主要检测血红蛋白、白蛋白、碱性磷酸酶、电解质、钙、磷和网织红细胞等。实验室评估一般具有特异性，能在与营养相关的临床症状出现前发现营养素的缺乏或过多。接受静脉营养的早产儿需要进行定期的实验室评估。

4. 临床评估　主要包括喂养耐受性、影响营养治疗的主要疾病和营养缺乏症状的评估。早产儿由于各器官的发育不成熟会存在多种医疗问题，其中部分疾病（如慢性肺病、先天性心脏病和胆汁淤积等）对于临床营养治疗有着特殊的要求和限制。临床亦运用改良的儿科营养不良评估筛查工具（screening tool for the assessment of malnutrition in paediatrics，STAMP）对患儿进行营养风险评估。

二、一般新生儿护理规范

（一）新生儿基础护理

1. 体温管理

（1）新生儿室条件：新生儿室应安置在阳光充足、空气流通的朝南区域。室内最好备有空调和空气净化设备，足月儿保持室温在 22~24℃、早产儿保持室温在 24~26℃，相对湿度在 55%~65%。每张床最好拥有 3m² 的空间，床间距宜 1m

以上。

（2）保暖：新生儿出生后应立即擦干身体，用温暖的毛巾包裹，因地制宜采取保暖措施使其处于"适中温度"。可采用戴帽、母体胸前怀抱、母亲"袋鼠"式怀抱，应用热水袋、婴儿暖箱和远红外辐射台等保暖措施。此外，接触新生儿的手、仪器、物品等均应保持温暖。暴露性操作应在远红外辐射台保暖下进行。避免新生儿通过传导、对流、蒸发、辐射等方式丧失体热。

（3）体温过高：给予松包等物理降温，一般不行药物降温。

2. 皮肤护理

（1）根据患儿情况决定沐浴频次。做好口腔护理。采用棉质、宽大衣服，不用纽扣。检查脐带、皮肤完整性及有无肛周脓肿等情况，每次大便后用温水清洗会阴部及臀部，臀部皮肤可涂鞣酸软膏、凡士林油膏、婴儿护臀膏，以防尿布性皮炎。

（2）合理选择器具，妥善操作以避免医源性皮肤损伤，常见的有压力性损伤、灼伤、烫伤、摩擦伤、割伤、划伤等。例如：若选用组织相容性较差的血氧饱和度探头或长时间在同一部位监测经皮血氧饱和度就会造成局部受压部位的灼伤和压力性损伤；用作各种管路、仪器设备固定的胶布被反复粘贴撕脱时也会造成皮肤损伤；躁动患儿、患儿裸露的肢体与光疗箱或暖箱壁、床面摩擦过多导致皮肤摩擦伤，常见于趾端指腹、双足外踝、足后跟处等。

3. 预防感染

（1）严格执行消毒隔离：手卫生是防止交叉感染的关键环节。各类医疗器械定期消毒。严格遵守护理技术常规。按要求做好空气、物体表面、仪器设备、咽试纸培养等监控工作。感染性与非感染性患儿分区域安置和护理，对患病或带菌工作人员暂调离新生儿室。

（2）保持脐部清洁干燥：新生儿分娩后立即结扎脐带，消毒处理残端。脐带脱落前注意有无渗血，保持脐部不被污染；脐带脱落后注意脐窝有无分泌物及肉芽，有分泌物者先用 3% 过氧化氢溶液（双氧水）棉签擦拭，再用 0.2%~0.5% 碘伏棉签擦拭，从脐带根部由内向外环形彻底清洗消毒并保持干燥；有肉芽组织处可用硝酸银烧灼局部；选择吸水透气性好的尿布，避免大小便污染；脐部护理时注意腹部保暖。

4. 确保安全　避免让患儿处于危险的环境，如高空台面，可能触及到的热源、电源及尖锐物品等。照护者指甲要短而钝。

（二）新生儿内科一般护理

1. 呼吸道管理

（1）保持呼吸道通畅：在新生儿开始呼吸前迅速清除口鼻部黏液及羊水，以免引起吸入性肺炎。取舒适体位，仰卧时可在肩下垫小软枕使气道伸直，以避免颈部前屈或过度后仰。俯卧时头侧向一边,专人看护。检查鼻腔是否通畅,清除鼻腔分泌物,避免物品阻挡口鼻腔或按压其胸部。

（2）翻身、叩背和吸痰:翻身时保持头、颈、肩呈一条直线,使气道通畅。操作时注意各管路连接,防止导管滑脱、移位、堵塞、打折等。一般每2h翻身1次,可预防或治疗肺内分泌物堆积,促进受压部位的肺扩张。吸痰前可先叩背,通过叩击胸背而震动胸壁,促进肺循环,使小气道内的分泌物松动,易进入较大的气道,有助于吸痰。采用半握空拳法或使用拍击器,从外周向肺门轮流反复拍击,使胸部产生相应的震动,叩击时一手固定患儿的头颈部,以减少头部晃动,叩击的速度与强度视患儿具体情况而定。吸痰前需评估,分泌物黏稠者可先雾化再吸痰,确定吸痰管插入的深度,以免损伤气管隆嵴,遵循"由浅入深、先口后鼻"的原则,尽可能采用密闭式吸痰。吸痰时间不超过15s/次,吸引负压不超过100mmHg。

（3）氧疗:根据病情、血氧情况给予鼻导管吸氧、头罩吸氧、持续气道正压通气(continuous positive airway pressure,CPAP),必要时气管插管及机械辅助通气。吸入的氧浓度早产儿以维持动脉血氧分压50~80mmHg(6.7~10.7kPa)或经皮血氧饱和度在88%~93% 为宜,足月儿以经皮血氧饱和度在85%~98% 为宜,氧气需加温(31~34℃)并湿化,根据缺氧改善情况随时调整用氧,以防止氧浓度过高或用氧时间过长而导致氧中毒。

2. 血糖管理 多采用快速纸片血糖测定法。注意避免在输液侧肢体末梢采血。采血时先按摩使局部充盈后再消毒,待干后再采血,切勿直接消毒穿刺再以挤压的方式采血,以免部分组织液混入待检血液中,影响血糖监测的准确性。

3. 密切观察病情变化 注意观察新生儿的状态、反应、喂养情况、皮肤颜色、末梢循环、体温变化、有无呼吸暂停等。使用心电监护仪监测心率、呼吸、血压、SaO_2 变化。观察呼吸频率、节律、深浅度、胸廓起伏状态、自主呼吸与呼吸机是否同步。观察足背动脉搏动、四肢末梢灌注、尿量等情况,警惕低血压甚至休克。如出现烦躁不安、心率加快、呼吸急促、肝脏在短时间内迅速增大时,提示心力衰竭;如出现面色青灰、皮肤发花、四肢厥冷、脉搏细弱、皮肤有出血点等应考虑感染性休克或 DIC;若出现呕吐、脑性尖叫、前囟饱满、两眼凝视提示脑膜炎。

4. 合理喂养

（1）尽早喂养:母乳是婴儿天然的食物,正常足月儿提倡生后半小时早哺乳,鼓励按需哺乳。无法母乳喂养者先试喂 5%~10% 葡萄糖水,如无消化道畸形,吸吮吞咽功能良好者可给予配方乳。人工喂养者,奶具专用并严格消毒,奶汁流速以连续滴入为宜。奶量以喂奶后安静、不吐、无腹胀和理想的体重增长(15~30g/d,生理性体重下降期除外)为标准。吸吮能力差、吞咽不协调者可应用管饲和静脉营养,并开展非营养性吸吮训练。

（2）监测体重：定时、定秤测量，每次测量前均要调节磅秤零点。

5. 健康教育　促进亲子关系建立，提倡母婴同室和母乳喂养，鼓励父母树立信心，创造良好的物理刺激环境，促进患儿体格生长和智能发育。住院期间向家长解释患儿的病情，在减轻家长焦虑同时取得配合，出院前教会父母如何照顾患儿，为日后安全居家做好准备，并嘱咐患儿家长定期随访。

（三）新生儿外科一般护理

新生儿外科疾病多为先天畸形，如有威胁生命的先天畸形存在时必须紧急手术，围术期管理质量高低直接关系到患儿近期和远期预后。

1. 术前护理　术前评估患儿的成熟度、精神状态、营养状况以及个人史，使其内环境处于稳定状态。

（1）保暖：根据患儿的具体情况采取相应保暖措施，控制核心温度在36.7~37.3℃。对转运至医院已出现低体温者应平稳匀速复温。腹腔内脏器脱出的患儿可在脱出脏器外套消毒输液袋，并在输液袋上方不断注入温盐水。注意NICU与手术室之间转运时的保暖工作。

（2）维持代谢平衡：术前监测患儿的电解质水平，如出现水肿表示入量过多，皮肤黏膜干燥、皮肤弹性差则说明入量不足。早产儿容易发生低血糖或高血糖，补液过程中需每4~6h监测血糖1次，维持血糖浓度2.5~7.0mmol/L，血钙浓度2.00~2.63mmol/L，血镁浓度0.7~1.0mmol/L。

（3）维持呼吸与心血管功能：新生儿取斜坡卧位，有利于呼吸通畅和氧的摄取，降低反流和误吸的危险。对于呼吸衰竭、急性呼吸窘迫综合征等患儿应早期给予呼吸支持。对心内结构异常者需保持安静，防止因剧烈哭闹增加心脏负荷而出现心功能障碍，必要时可予镇静。对存在新生儿持续性肺动脉高压影响组织携氧功能者可予NO治疗，以改善肺动脉高压症状。

（4）维持循环血容量：正常足月儿血容量80ml/kg，早产儿100ml/kg。一般术前Hb < 90g/L，需要输血10~20ml/kg。急诊手术一般应常规术前备血，复杂手术应备血浆、血小板、冷沉淀等。

（5）评估凝血功能：观察患儿有无出血点、瘀斑、血肿、穿刺部位出血不止、胃出血、血便、血尿等临床症状，结合实验室检查和健康史评估是否存在可能增加围术期出血的相关性疾病。对于术前存在凝血功能障碍的患儿，可以通过补充维生素K、新鲜冷冻血浆、新鲜血或血小板、凝血酶原复合物等方式来纠正和改善凝血功能。

（6）其他实验室检查：包括血、尿、便常规，肝、肾功能，血型鉴定和交叉配血，梅毒筛查，肝炎病毒、艾滋病毒监测。

（7）术前禁食和肠道准备：新生儿麻醉前禁食时间一般为4~6h，适宜的禁食时间可以减少低血糖等不良反应的发生。肠道手术前行抗生素准备有助于减少吻合口瘘、腹腔脓肿的发生。

（8）按手术安全核查制度完成各个环节的核对与交接。

2. 术中配合　术中做好保暖，在不影响手术视野的前提下选择舒适体位防止发生压力性损伤。根据手术和麻醉的需要做好监护，目前脑电双频谱指数被广泛应用。密切监护出血量，妥善固定各类导管。

3. 术后护理

（1）术后患儿一般由手术组医师和麻醉师陪同至病房，可使用转运暖箱转运。

（2）术后常规心电监护、血氧饱和度监护；观察皮肤黏膜颜色，了解患儿末梢循环状况，是否存在缺氧、贫血等；观察各类引流液颜色、性状、量，引流管是否通畅；观察手术伤口情况；观察是否有腹胀及排便情况。

（3）保持呼吸道通畅，给予恰当的呼吸支持，密切监测，积极抗感染治疗，根据血气分析结果调整呼吸机参数，纠正水、电解质及酸碱平衡。

（4）管路护理：保持各管路畅通、标志清晰醒目。外科新生儿术后大多需要胃肠减压，应妥善固定胃肠减压装置，保持胃肠减压通畅，维持有效负压，胃肠减压期间如出现呕吐需排除引流不畅等问题。观察并记录引流液的颜色、性状、量，如黄绿色提示梗阻，咖啡色提示消化道出血，白色提示胃肠道功能恢复。

（5）术后镇痛和营养支持：适宜的镇痛能够减少临床并发症，降低死亡率。在术后胃肠功能恢复的前提下，尽早开始肠内营养，可避免肠道黏膜失用性萎缩、减少肠道黏膜破坏、降低肠道细菌移位发生，首选母乳喂养。

（6）术后常见并发症有发热、腹胀、伤口出血、伤口感染、肺部并发症（吸入性肺炎、肺不张、肺水肿）、切口裂开、新生儿黄疸等。应针对不同原因采取相应措施进行预防和处置。

（7）皮肤与伤口护理：评估伤口和皮肤情况，选择合适的清洗溶液和敷料，选择宽大、棉质、柔软的衣物。做好口腔和臀部护理，预防鹅口疮和红臀。造口护理参见第三章第十三节中"新生儿外科伤口、造口"相关内容。

（陈　芳）

第四节　新生儿疼痛护理规范

疼痛是指一种不愉快的感觉，伴有实际或潜在组织损伤的情绪体验，是一种主观感受。国际上已将疼痛定义为继体温、脉搏、呼吸、血压四大生命体征之后的第五大生命体征。新生儿的痛阈较成人低 30%~50%，且疼痛耐受度低于其他年龄段的儿童，其疼痛感知更为强烈、持久且深刻。临床医护人员应重视新生儿疼痛，加强对新生儿疼痛的管理。

一、新生儿疼痛来源

对于新生儿来说,主要的疼痛来源是各种侵入性操作,其次还包括手术性操作等,见表1-7。但是对于极低和超低出生体重儿来说,更换尿布、体温测量等日常的护理操作都是疼痛刺激,当病房的声音水平过高、光线过亮也会给新生儿带来疼痛的不适感。

表1-7　新生儿疼痛的来源

侵入性操作	手术性操作	其他
静脉插管	中心静脉置管	锁骨、肋骨骨折
静脉穿刺	PDA 结扎	四肢骨折
足跟采血	腹裂修补术	胸痛
肌内注射	脐膨出修补术	肌肉痉挛
动脉血气分析	膈疝修补术	短肠综合征或肠道手术导致的腹痛
胸腔闭式引流插管或拔除	心脏手术	NEC
骨髓穿刺	其他手术	肠道梗阻
腰穿		体位的改变
气管插管以及拔管		胃管插管
机械通气		冲管
经鼻持续气道正压		更换敷贴
PICC 置管		ROP 眼部检查
支气管镜检		静脉通路给药
		不合适的声音、光线

PDA（patent ductus arteriosus）:动脉导管未闭;NEC（necrotizing enterocolitis）:坏死性小肠结肠炎;PICC（peripherally inserted central catheter）:经外周置入中心静脉导管;ROP（retinopathy of prematurity）:早产儿视网膜病

（出处:张玉侠.实用新生儿护理学[M].北京:人民卫生出版社,2015,238.）

二、新生儿疼痛表现

（一）行为表现

1. 最常见面部表情的变化（图1-3）如皱眉、挤眼、缩鼻、下颌抖动、努嘴、舌肌紧张等,另外会有剧烈、刺耳、不规律的尖声啼哭以及躯体四肢的舞动等。

2. 足月新生儿受到疼痛刺激时,哭声较高且频繁,而早产儿较少哭,即使哭闹,时间也较短。有些新生儿对疼痛刺激没有反应,但并不代表不痛。

3. 在评估新生儿疼痛方面,任何单方面的评估都有其局限性,应进行综合测评。

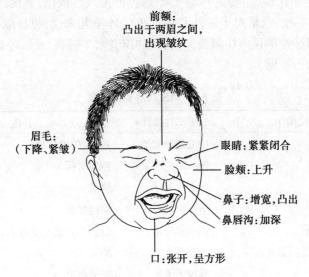

前额:
凸出于两眉之间,
出现皱纹

眉毛:
(下降、紧皱)

眼睛:紧紧闭合

脸颊:上升

鼻子:增宽,凸出

鼻唇沟:加深

口:张开,呈方形

图 1-3　新生儿疼痛面部表情

（二）生理学表现

目前主要通过心率、血压、呼吸等生理指标来评估新生儿的疼痛。表现为:心率、呼吸频率、血压、颅内压的升高,经皮血氧饱和度下降,自主神经反应可有肤色改变、恶心呕吐、干咳、瞳孔放大等表现。

（三）生化反应

新生儿受到疼痛刺激时,会引发机体一系列应激反应,进而引起生化指标的改变,主要是激素和代谢的变化,包括儿茶酚胺、肾上腺素、胰高血糖素和皮质类固醇或皮质醇的增加,催乳素、胰岛素和免疫力的下降,还会引起血液中的自由基、高级氧化蛋白产物以及氢离子的增加。但这些生化指标在临床上缺乏统一的测量标准,所以在日常检测中很难应用。

三、新生儿常用疼痛评估工具

新生儿疼痛的评估与生命体征的观察同样重要,应采用标准化、临床可操作的评估工具,分单维度和多维度两大类,包括:新生儿面部编码系统（neonatal facial coding system, NFCS）、婴儿和儿童手术后疼痛评分（children and infants postoperative pain scale, CHIPPS）、新生儿疼痛量表（neonatal infant pain scale, NIPS）、新生儿疼痛、躁动与镇静量表（neonatal pain, agitation and sedation scale, N-PASS）、早产儿疼痛量表（premature infant pain profile, PIPP）、新生儿急性疼

痛量表（neonatal infant acute pain assessment scale，NIAPAS）、新生儿术后疼痛测量工具（crying，required O_2 for $SpO_2 > 95\%$，increased vital signs，expression，sleeplessness，CRIES）和舒适评分量表（comfort scale）等，有效的评估是做好疼痛管理的前提。

（一）新生儿面部编码系统（NFCS）

NFCS 为单维度评估工具，主要用于评估早产儿、新生儿和 18 个月龄以下婴儿的急性疼痛。NFCS 有 10 项指标：皱眉、挤眼、鼻唇沟加深、张口、嘴垂直伸展、嘴水平伸展、舌绷紧呈杯状、下颌颤动、缩唇（发 "O" 音）、伸舌（只用于评估胎龄 ≤ 32 周的早产儿）。每项 1 分，总分为 10 分（足月儿为 9 分），分值越高，表明疼痛越严重。

（二）新生儿疼痛量表（NIPS）

用于评估早产儿和足月儿（生后 6 周内）的操作性疼痛，为多维度疼痛评估工具，包括面部表情、哭闹、上肢运动、下肢运动和觉醒状态。分值越高，表明疼痛越严重，见表 1-8。该工具的局限性是使用肌松剂、接受麻醉（镇静）的患儿和病情严重以致反应太弱可能获得假象的低评分。

表 1-8　新生儿疼痛评估量表（NIPS）

项目	0 分	1 分	2 分
面部表情	安静面容，表情自然	面肌收紧（包括眉、额和鼻唇沟），表情痛苦	
哭闹	不哭	间歇性轻声呻吟	持续性大声尖叫
呼吸形式	自如	呼吸不规则，加快，屏气	
上肢动作	自然 / 放松	肌紧张，腿伸直，僵硬和 / 或快速屈伸	
下肢动作	自然 / 放松	肌紧张，腿伸直，僵硬和 / 或快速屈伸	
觉醒状态	睡眠 / 觉醒	警觉，烦躁，摆动身体	

（出处：张玉侠．实用新生儿护理学 [M]．北京：人民卫生出版社，2015，241．）

（三）新生儿疼痛 / 躁动与镇静量表（N-PASS）

N-PASS 用于评估足月儿和早产儿的疼痛程度和镇静水平。在某种程度上弥补了 NIPS 的不足。由面部表情、哭闹易怒、行为状态、四肢肌张力和生命体征，共 5 个部分组成。疼痛 / 躁动评分是在没有任何干预的情况下通过观察进行评估，每项评分 0~2 分，总分 0~10 分。镇静评分通常用于使用镇静药物的患儿，每项标准为 –2~0 分，总分为 –10~0 分。疼痛评分 > 2 分和镇静评分 < –2

分均需要进行干预。此外，还可单独评估每一项，用于发现临床状态对没有服用镇静药物者疼痛评分中镇静部分的影响，并防止镇静过度。

（四）早产儿疼痛量表（PIPP）

用于评估足月儿和早产儿的急性疼痛评分，为多维度疼痛评估工具。该表内容包括 3 个行为指标（皱眉、挤眼、鼻沟）、2 个生理指标（心率和 SaO_2）、2 个相关指标（觉醒程度、面部运动），共 7 个条目，评分值为 0~3 分。早产儿总分 21 分，足月儿总分 18 分。7~12 分为中度疼痛，> 12 分为重度疼痛，6 分即应进行镇痛治疗。其中皱眉、挤眼、鼻唇沟、觉醒程度、面部运动等行为指标由医护人员观察评价所得。生理指标包括心率、经皮氧饱和度等用多功能监护仪进行监测。PIPP 对急性操作性疼痛和术后疼痛有较好信度和效度，见表 1-9。

表 1-9　早产儿疼痛量表（PIPP）

项目	0 分	1 分	2 分	3 分
胎龄	> 36 周	32~35 周	28~31 周	< 28 周
行为状态	活动 / 觉醒，双眼睁开，有面部活动	安静 / 觉醒，双眼睁开，无面部活动	活动 / 睡眠，双眼闭合，有面部活动	安静 / 睡眠，双眼闭合，无面部活动
心率最大值	增加 0~4 次 /min	增加 5~14 次 /min	增加 15~24 次 /min	增加 > 25 次 /min
血氧饱和度最低值	下降 0.0%~2.4%	下降 2.5%~4.9%	下降 5.0%~7.4%	下降 7.5%
皱眉动作	无（<观察时间的 9%）	最小值（观察时间的 10%~39%）	中值（观察时间的 40%~69%）	最大值（>观察时间的 70%）
挤眼动作	无（<观察时间的 9%）	最小值（观察时间的 10%~39%）	中值（观察时间的 40%~69%）	最大值（>观察时间的 70%）
鼻沟加深	无（<观察时间的 9%）	最小值（观察时间的 10%~39%）	中值（观察时间的 40%~69%）	最大值（>观察时间的 70%）

（出处：张玉侠. 实用新生儿护理学 [M]. 北京：人民卫生出版社，2015，241.）

（五）新生儿术后疼痛测量工具（CRIES）

用于评估足月儿、胎龄 > 32 周早产儿的术后疼痛，是一个多维度评估量表。CRIES 量表评估内容包括哭闹，氧饱和度 > 95% 所需的氧浓度，生命体征（心率和血压升高），面部表情和失眠 5 项内容，以 5 个指标首字母命名。其中生命体征在最后测量，以免惊醒患儿，睡眠障碍是基于记录 1h 前的观察结果。各项的分值为 0~2 分，总分为 10 分，4~6 分为中度疼痛，7~10 分为重度疼痛，当 >

3 分时就应给予镇痛治疗,见表 1-10。

表 1-10　新生儿术后疼痛测量工具(CRIES)

项目	0分	1分	2分
哭闹	无(非高调哭)	高调哭但可安抚	高调哭且不可安抚
$SpO_2 > 95\%$ 所需的氧浓度(%)	无	< 30%	> 30%
生命体征	心率和平均血压 <术前值	心率或平均血压增高但幅度<术前值的 20%	心率或平均血压增高但幅度>术前值的 20%
面部表情	无痛苦表情	痛苦表情	痛苦表情伴有呻吟
睡眠障碍	无	频繁觉醒	不能入睡

(出处:张玉侠.实用新生儿护理学 [M].北京:人民卫生出版社,2015,240.)

四、新生儿疼痛管理

(一)新生儿疼痛非药物性干预

非药物干预措施联合运用对控制患儿急性、轻中度疼痛可以起到协同和 / 或增效作用,并使效果更为明显。

1. 病房环境设置　调整新生儿病室的环境,调节室内光线强度,降低噪声,避免患儿接受大量声、光刺激。在暖箱或辐射台罩上遮光性能好的棉布,夜间可适当关闭病室的灯光。走路轻、说话轻、放物轻、开关门轻。尽量减少科室噪声,监护仪及电话铃声音设定最小音量,及时消除监护仪、微量泵及呼吸机报警声。避免敲击暖箱,最好不在暖箱或床旁说话。操作集中有序,操作时采取适当镇痛措施,同时不断提高技术操作水平,最大限度减少医源性疼痛。

2. 体位安置　保持屈曲体位和襁褓包裹是主要的疼痛治疗体位。新生儿尤其是早产儿保持侧卧屈曲体位,双上肢屈曲置口旁,下肢屈曲接近腹部,如襁褓、搂抱、"鸟巢"样体位等,可以降低新生儿的疼痛反应。

3. 非营养性吸吮、哺喂蔗糖或葡萄糖液和母乳喂养　非营养性吸吮可以贯穿于整个治疗中。有创操作前口服少量糖水,通过甜味觉激活内源性阿片样物质的释放产生镇痛效果。母乳吸吮能够有效减轻新生儿足跟采血时的疼痛程度,但对禁食、病情特殊、吞咽不协调及无吸吮能力的早产儿和危重儿不宜使用。

4. 袋鼠式护理与抚触　袋鼠式护理是使母子肌肤直接接触,以提供新生儿所需的温暖及安全感,能改善其对疼痛的行为反应。而抚触带来的温和刺激可通过 β- 内啡肽的释放、迷走神经张力的改变以及 5- 羟色胺的释放而缓解疼痛。

5. 音乐疗法　音乐疗法具有缓解疼痛和紧张的作用。给予舒适的听觉刺激,如妈妈的声音、小于 45dB 轻柔的音乐等都可减轻疼痛反应。

(二)新生儿疼痛药物性干预

1. 静脉使用阿片类药物(吗啡、芬太尼),对持续性疼痛效果更好。

2. 非甾体类抗炎药(对乙酰氨基酚、布洛芬),此类药物可能引起肾功能不全、血小板功能障碍和肺动脉高压。

3. 局部麻醉药(丙胺卡因、利多卡因软膏),能减轻静脉穿刺、经皮中心静脉置管和外周动脉穿刺所致疼痛。

4. 镇静剂(咪达唑仑、水合氯醛)联合用药干预疼痛时,注意副作用的叠加效应,如呼吸抑制、血压降低。另外,使用咪达唑仑需注意神经性反应。

(陈　芳)

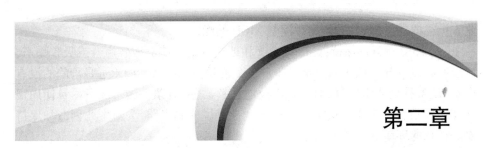

第二章
发育支持与家庭参与式照护护理规范

发育支持护理可以促进睡眠-觉醒周期、呼吸心率、血生化水平、代谢过程以及喂养模式的稳定,可以促进新生儿生物节律的平衡,促进新生儿发育。而模拟子宫的环境、父母陪伴的环境、各种支持与互动的环境对于新生儿尤其是早产儿都是有利于其自身发育的。

第一节　发育支持护理规范

新生儿发育支持护理(neonatal development supporting care)是指为减少NICU新生儿应激、促进疾病康复及生长发育而实施的干预策略。可改善患儿近期预后,如促进生长、有助于喂养、减少住院天数及机械通气时间、减少生理应激、促进亲子关系的建立等。

(一)环境

1. 灯光

(1)新生儿睡眠时给予黑暗幽静的环境,警觉期和/或新生儿被抱时提供适当的、柔和的、非直接的光线。灯光应个体化,根据特殊操作要求调整明暗度,强调光线应为非直接的,确保所有的光线不直接照在新生儿脸上。

(2)照护光疗的新生儿时,应使用保护性眼罩,需要对新生儿进行其他照护活动时,确保先关掉治疗灯,轻轻地对新生儿说话并逐渐用手接触新生儿,轻柔地包绕新生儿直至感觉到新生儿全身肌张力放松,轻轻取掉眼罩,帮助新生儿从强光中恢复过来。接着开始正常的照护互动,互动完毕后,帮助新生儿恢复到休息状态,轻轻地罩上眼罩,重新打开治疗灯,和新生儿待在一起直到新生儿完全适应暴露在灯光下。

2. 声音

(1)NICU环境声音强度应低于50dB,暂时性增强不应超过70dB。NICU设备仪器产生的噪声应低于40dB,NICU附件不应有扩音设备。成立多学科的专业人员组成的队伍,共同监测和控制 NICU 的噪声。

（2）环境中声音保持低分贝,墙壁和地板的材质能够减轻声音或吸收噪声,垃圾回收以及开关抽屉的声音要非常小。关暖箱门以及橱门永远是静静的没有声音,设备移动非常安静,监护仪以及电话铃柔和,有条件的情况下尽量使用视觉和振动报警。工作人员始终采用最低音量说话和走路,为新生儿创造和保持安静祥和的环境。

（二）直接新生儿照护时发育支持护理的应用

1. 靠近新生儿时　当照顾者靠近新生儿的床旁时,需要调整位置以便于能看清新生儿的脸。新生儿的面部表情能够帮助照顾者意识到或理解新生儿的感受,能看出新生儿是否安定、舒服,是否处于休息的状态。

2. 喂养　创造平静的、温暖的、光线幽暗的喂养环境。鼓励母乳喂养,如果新生儿无法母乳喂养时可以将母乳泵出喂养。母乳喂养时将新生儿依偎在母亲怀里,管饲喂养时应使新生儿保持舒服体位,同时提供小手指或安慰奶嘴给新生儿吸吮,有条件者可将新生儿放置于父母前胸做皮肤接触。

3. 打饱嗝　根据新生儿的暗示,可以将新生儿轻轻地靠近肩膀或靠着前胸,照护者的身体缓慢地上下移动,促使新生儿打饱嗝,打完饱嗝后持续以竖立位抱着新生儿,直至缓慢将新生儿放置于喂奶或休息体位。

4. 更换尿布和皮肤护理　更换尿布和做皮肤护理前要准备各种物品。确保房间温暖,注意新生儿的状态和体位。使新生儿舒服地处于屈曲侧卧位。轻柔地包绕和支持新生儿。用柔软、舒服和合适尺寸、质地、形状的材料。清洁新生儿臀部,确保新生儿的踝部接近床上,轻轻抬起新生儿的大腿,保持双腿屈曲。避免仰卧位更换尿布,抬高新生儿腿的时候脚踝离开床面会突然改变新生儿脑部的血流,且影响呼吸。鼓励并帮助父母成为更换尿布和提供皮肤护理最好的人选。

5. 沐浴　确保新生儿处于平静状态,有足够的体力沐浴。确保护理空间安静、灯光柔和、温暖。以手或毯子包绕新生儿,使用沐浴毯。确保沐浴水温适宜、水深合适,使用床旁专业的浴盆,减少从暖箱或小床到沐浴盆之间的距离,以免导致不必要的温度波动。

6. 互动的时机和顺序　考虑新生儿的睡眠 - 觉醒周期,新生儿是否具备喂养和安静清醒期需要的能量。如果可能的话应考虑专家会诊,眼科检查、神经科检查、超声检查、X 线检查等操作应在新生儿安静清醒期进行为宜。

7. 各操作之间顺利转换　所有操作后需要为新生儿重新摆放体位,支持和帮助其恢复平静。操作时提供舒适、安静、柔和的包绕。操作后持续支持确保新生儿恢复平静。鼓励父母成为新生儿最有效的舒适提供者。

8. 舒适护理　当新生儿出现不舒适的表现时应安慰新生儿。永远将感情和注意力放在新生儿的感受上,注意新生儿的表现、提供的照护及周围环境的一致性。

9. 觉醒的重新组织　当新生儿清醒时用柔和的面部表情看新生儿,用温柔的声音说话。当新生儿出现目光漂移、不协调的眼部运动、面无表情、双眼睁大、面色苍白、咳嗽、打哈欠、流鼻涕等通常提示精疲力竭或受过度刺激。对新生儿进行护理时,不能用床号代替姓名,自始至终应轻唤新生儿名字。

（三）支持性体位

无论新生儿是仰卧位、俯卧位或侧卧位,都应持续支持和促进其生理体位。移动或改变新生儿体位时,支持新生儿的手腿处于一种柔软放松的屈曲位。护士将手从新生儿背后到头后包绕,使其头轻柔地处于护士手里,同时,护士另一只手支持新生儿前部,帮助头处于中位放松体位,双手举起靠近脸。一旦其整个身体被护士臂膀包绕时,缓慢柔软地改变体位,和 / 或举起新生儿。当新生儿适应手臂里的毯子和睡袋的包裹之后,逐渐分别移开两个手臂,确保逐渐减少直接支持时,新生儿能继续保持休息状态。没有手臂支持之后新生儿也能处于很好的休息状态。当新生儿表现出惊跳和不安定时应再次给予温柔地支持,以便于其能再次恢复平静以及睡眠状态。注意避免经常保持固定体位,否则可引起主动和被动肌张力不平衡,从而导致运动功能障碍。

（四）疼痛管理

参见第一章第四节中"新生儿疼痛管理"相关内容。

（五）非营养性吸吮

1. 方法　不能接受经口喂养的早产儿,在采用胃管喂养时,给其吸安慰奶头,即非营养性吸吮。孕 27 周时胎儿开始出现吸吮动作,为快速吸吮,其不同于营养性吸吮,后者表现为缓慢而持续的吸吮动作。提倡在两奶之间使用大小合适的安慰奶嘴进行非营养性吸吮,一次吸吮时间尽量不要超过 10min。

2. 益处　有助于营养性吸吮行为的发育,促进对肠道喂养的耐受性及体重增长,减少操作时患儿应激,缩短住院时间,有助于从管饲到瓶饲的过渡及进入全胃肠道喂养。此外可促进患儿行为反应,如可减少管饲喂养时的防御反应,进食后容易进入睡眠状态等。

（六）抚触

1. 抚触的作用　早产儿对抚触敏感性高,而早产儿的中枢神经系统正处于迅速生长和发育阶段,很容易受环境因素影响。因此,对其进行抚触时需仔细观察反应并做相应调整。抚触可使 NICU 患儿出现生理变化和行为紊乱,如心率和呼吸减慢或增快、呼吸暂停、激惹、氧饱和度下降等。

2. 抚触的原则　根据患儿的行为反应进行调整,并与患儿睡眠 - 觉醒周期一致。干预时监测患儿反应,制订个体化方案。避免对所有的早产儿进行抚触。鼓励父母参与,并帮助父母寻找最适宜的方法。

（七）袋鼠式护理

"袋鼠式护理（kangaroo care, KC）"或称"皮肤接触"，指在新生儿出生后不久将其裸体放在母亲或父亲裸露的前胸进行持续性的皮肤接触，新生儿仅仅用一块尿布、戴一顶帽子，用母亲的衣服或毯子，将新生儿一起包裹着，就像其在子宫里一样与母亲亲密接触。新生儿在 KC 时完全放松而表现出发声、反应和躯体运动。母亲在接触的同时凝视新生儿，抚摸他们，与他们交谈、给他们唱歌等。袋鼠式护理根据各个医学中心的条件评估后开展，KC 时间每次尽可能满足 1h，在 KC 的过程中应该进行监护并记录。

近年来还提出以家庭为中心的个体化发育护理（individualized family-centered developmental care），此为多学科协作的 NICU 干预模式，包括医院管理人员、NICU 医务人员、社会工作者、发育学专家等，尤其重视婴儿发育学家的参与，同时强调家庭成员的重要性，鼓励父母早期介入 NICU 护理，以利于建立亲子关系、减少家庭的压力。

（胡晓静）

第二节　家庭参与式照护护理规范

家庭参与式护理（family-integrated care, FIC）是指在新生儿专科护士对家长进行教育和指导的前提下，允许家长进入新生儿重症监护室（NICU）参与早产儿住院期间的非医学性常规生活护理的一种照护模式。家庭参与式护理的基本原则：让父母参与到新生儿护理过程中，让新生儿父母在实践操作的过程中掌握新生儿护理的专业知识和技巧，提高后期家庭护理的质量，促进新生儿健康成长。家庭参与式护理的模式：医护与家长面对面讲解，发放新生儿照护知识手册，进行新生儿护理讲座，床旁探视，家长对新生儿进行日常照护。

（一）评估

1. 入院时评估患儿的主要照顾者（至少 2 位）。

（1）患儿主要照顾者的社会心理评估：积极有效的家庭系统包括家庭成员有能力适应新的环境，能够从外界得到有效反馈并认识到家庭目前遇到的困难。积极寻找新的信息和资源，并有效的利用各种外界支持系统，反之，则会害怕改变，质疑各种外界的帮助。

（2）患儿主要照顾者的健康教育需求评估：内容涉及 10 个方面（袋鼠式护理、喂养、日常护理、病情观察、特殊照护、鸟巢式护理、用药护理、急救复苏、特殊设备的使用、参与式家庭护理决策）。

（3）NICU 父母压力调查表：即新生儿重症监护病房父母紧张焦虑评分量表（parental stress scale: neonatal intensive care unit, PSS: NICU）。

2. 住院期间　每日对患儿病情进行评估。专科护士在医生查房完毕,经与主管医生沟通,确认患儿病情稳定且患儿次日无特殊检查和治疗,确定次日共同参与护理的家庭。电话询问父母有无发热、感冒、肠胃不适等,通知父母次日来院参与护理照护。

（二）纳入、排除标准

1. 患儿纳入、排除标准

（1）患儿纳入标准:①胎龄< 37 周,体重达 1800g;②各项生命体征均平稳,无严重并发症,且平稳时间> 24h;③可自主呼吸,不吸氧或只需低浓度吸氧;④已经开始胃肠内喂养,且持续时间> 24h。

（2）患儿排除标准:①患儿有先天性遗传代谢性疾病、消化道发育畸形或其他严重先天性生长发育异常;②接受高水平的呼吸支持,如有创呼吸机治疗、高频振荡呼吸、体外膜肺氧合等;③接受外科手术治疗;④接受镇静治疗;⑤出生体重< 400g。

2. 父母纳入、排除标准

（1）父母纳入标准:①年龄≥ 18 岁,初中及以上文化程度,身心健康,既往无精神病史,有基本的阅读和理解能力;②居住在本市,在家休养,白天能够随时来医院共同参与护理,每次来院参与 FIC 护理工作至少 4h,每周至少 3 次;③患儿家长自愿参与 FIC,并签署知情同意书;④家庭系统完整、稳定。

（2）父母排除标准:①患儿家长拒绝合作;②近期患上呼吸道感染者、皮肤传染病等传染性疾病者、有发热者、肠胃不适者等。

（三）准备

1. 空间准备

（1）床边参与护理:需要高流量吸氧和经鼻持续气道正压通气的早产儿,家长在 NICU 病室床边陪护。

（2）家长参与护理专用房间:可自主呼吸,不吸氧或只需吸低浓度氧的早产儿。环境安静、温馨,备有应急抢救设备,专门的陪护房间作为父母参与护理的场地,两个家庭之间提供隔帘进行遮挡。

（3）家庭过渡病房:每间病房只住一个家庭。有独立卫生间及家庭所需的常用生活用品。父母 24h 陪伴并承担患儿的全部非医学性常规生活护理,独立完成喂养、皮肤护理并学会观察异常症状,护理人员随时进行床旁指导。

2. 时间准备

（1）集中小课堂:每周安排不同内容的 2 次理论课,每次理论培训时间约1.5h 左右,下午为宜。采用边讲解边示范操作,讲解后解答家长的疑问,并指导家长进行操作练习,及时纠正其操作中不当的地方,根据课程内容设置简单的问卷调查,了解家长知识掌握程度,确定培训课程达到预期效果。

（2）入室（或床边）护理：以母亲为主固定陪护人员 1~2 名，家长按约定时间来院，每周至少 3 次，每次 4h 以上，可选半天或整天。分为上午陪护组和下午陪护组，尽量不影响母亲休息和用餐。

3. 人员准备

（1）医护准备：成立 FIC 管理小组，成员包括护士长、主治医生、责任护士，护士长担任组长，负责制订相关制度、护理计划与相关工作的协调、监督与评估；主治医生负责患儿的病情评估，同意 FIC 的实施；责任护士（由具有丰富临床经验和专科理论知识及良好沟通能力的新生儿专科护士或中级以上职称护士）负责具体护理计划的制订和实施，家长护理知识、护理技能的宣教、培训以及随访等。

（2）父母准备：根据房间大小，每次参与培训的家长控制在 1~6 人，通过责任护士的宣教，熟知 NICU 管理要求。来院前在家沐浴，进入病区前完成进食、进水，排空大小便，避免因自己的需求而干扰早产儿睡眠。在护士指导下穿鞋套、隔离衣，正确洗手。入室后碰触早产儿前再次洗手。

（3）同伴支持（veteran parents，VP）：有早产儿入住 NICU 经历的父母来院给新手父母现身讲解，提供生理和心理支持。

4. 用物准备

（1）小教室：电脑、投影仪、教学用的婴儿模型。更衣间、洗手池、消毒隔离设备、婴儿洗澡间和护理用品，床单位或有靠背及有扶手的沙发椅和脚凳，奶瓶、泵奶设备，备有监护仪、吸痰、吸氧等设备及急救设备。如在床边应预留为早产儿提供袋鼠式护理时需要的躺椅和相应宽敞的场地，两个保暖箱之间提供屏风进行遮挡，以保护隐私。

（2）表格准备：早产儿主要照顾者照顾能力自评及护士针对性指导表。

（四）培训

1. 培训手册

（1）培训目的：通过指导和帮助父母掌握一定的新生儿护理技能，促进早产儿从医院到家庭的平稳过渡，使父母出院后有信心和能力照顾早产儿。

（2）FIC 教育哲学（the family-integrated care educational philosophy）：①使用教育工具来增加父母的信心，减少父母的压力。②支持父母参与医疗查房和汇报。③理解并尊重学习者的需求，无论是作为一个孩子的家长，还是作为成人学习者，课程都基于这种理解。④促进父母对孩子的参与和学习的过程。⑤选择可操作性的学习材料，承认父母的角色是独一无二、不可替代的。材料均经过临床医护骨干和教育者的审查和批准。⑥鼓励与有教育需求的家长积极沟通，满足不同家庭的需求。⑦提供各种各样的学习方式，提倡视觉材料（视频、现场演示、照片、海报）和书面材料的多形式结合。⑧FIC 的父母将有很多机会与护士、其他 NICU 的工作人员及早产儿家长交流,以造福更多的家庭。模型将可用于孩子持续性发育、沐浴和穿衣的练习。⑨护理人员根据父母需求,合理安排学习计划,提供相应的知识,鼓励父母学习,确保护理的连续性和良好的沟通。

（3）培训内容:① NICU 陪护制度、手卫生、新生儿基础护理（眼部、口腔、脐部、臀部护理方法。②更换尿布、穿衣、沐浴、测量体温;喂养指导:奶液配制（奶瓶喂养）、母乳喂养、母乳强化方法、婴儿物品的消毒方法;用药护理（口服药准备和喂药）。皮肤护理:袋鼠式护理、婴儿抚触;体位护理:鸟巢式体位摆放、哄抱患儿、睡眠姿势;急救复苏:窒息复苏、意外简单处理;学习简单症状观察（面色、经皮氧饱和度、呼吸、大便、哭声、腹部）;监护仪及特殊设备的使用等。③同伴现身交流经验:培养照护的自信心。家庭参与的父母间同伴支持,更容易获取交流、安慰、希望、减少焦虑,增加同伴情谊和其他家庭间的亲密关系。④课堂解答:及时解答家长的疑问,出院后继续为家长提供护理咨询服务。⑤床边家长参与护理的实践培训。

（4）健康教育形式:采用视频播放、课堂 PPT 讲座及婴儿模型操作示范、同伴现身交流、床边亲身体验等形式相结合。

1）情景式家长课堂:科室每周定期举办情景式家长课堂,对早产儿的特点与护理、早产儿相关疾病、新生儿护理常见问题及处理等课程进行 PPT 授课讲解,引导家长积极参与治疗、护理,正确认识到家长在早产儿护理的重要性。应用模拟娃娃、新生儿用具现场指导,教会家长新生儿沐浴、母乳和人工喂养、测体温、换尿布的方法,对家长提出的问题现场解答,与家长共同分析遇到问题的原因,共同寻找解决方法。在此基础上,进行一对一指导,纠正错误的行为,并仔细观察家长操作的掌握情况。

2）亲身体验式护理:在情景式家长课堂的基础上,新生儿专科或专业护士认定父母的模拟操作能力是否合格。为患儿家长提供一间温馨的私密房间,准备一个舒适的躺椅,室温达 24~26℃。家长洗手、更衣后入室,参与日常的生活护理。

3）教育评价（家长查验表）:用于评估父母在整个项目中掌握程度,并根据需要对所提供的支持进行调整。

（5）健康教育的师资:与传统 NICU 隔离家长护理不同,家庭参与式护理模式将父母或早产儿的主要照护者纳入 NICU 管理,由护士帮助照顾者学会早产儿日常护理,护士的角色从一个照护者转移到教育者、促进者和家长顾问。因此,对开展家庭参与式护理的责任护士要求较高,护理行为和态度直接影响 NICU 中的父母体验,护士应了解父母的感知,认识到 FIC 开展的益处。护士不仅要掌握早产儿和疾病护理的知识和技能,还要具备以下能力。

1）自我管理协调能力:护士合理安排时间,应对在 NICU 与家长建立发展治疗性关系的挑战。在确保能完成护理工作的同时，还能分配时间教家长知识。

2）教学能力：护士应为有丰富临床经验和扎实专业知识的人员，能及时解决患儿家长的疑问，并教育家长掌握相关护理知识。

3）沟通能力：不同的时期、不同的家长有不同的心态、不同的需求，及时的沟通了解能有效帮助家长缓解焦虑和学习早产儿照护知识。

4）自学能力：在实施过程中，家长的疑问以及对家长的教育指导会促使护士自发性学习更多知识，提升自身护理能力，学会处理双方之间的关系，保证项目有效、有序、安全实施。

（6）健康教育的频率：同意参加 FIC 的家长必须参加 2 次以上的理论情景小课堂（如每周一、四），入室亲身参与护理持续 2 周或直至出院，每周 3 次。

（五）最佳证据总结

1. 入院时家庭成员应参加早产儿出院计划制订（B 级推荐）。

2. 对早产儿照顾者出院准备情况的正式评估应包括照顾能力（基本护理能力、用药、营养、早期疾病症状体征的识别和处理及其他特殊照顾的需求）、心理社会准备情况（教育水平、有无药物或物质滥用、抑郁、独居、家庭支持、父母关系、家庭环境、语言障碍）和可及的资源（经济情况、居住环境）（B 级推荐）。

3. 至少有 2 名早产儿的主要照顾者（B 级推荐）。

4. 根据早产儿家庭的需求和选择，采用合适的内容和方法提供个体化健康宣教，包括基础护理、家庭环境准备、用药或操作流程指导、睡觉安全措施、预防婴儿猝死综合征、心肺复苏、急救技能、对临床征象初步评估、安全措施，并评价健康宣教效果（B 级推荐）。

（胡晓静　钱葛平）

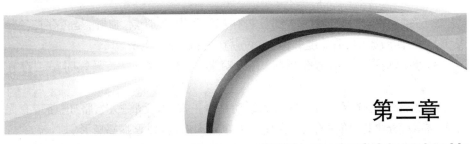

第三章
新生儿疾病护理规范

新生儿是胎儿的继续,断脐使新生儿失去与母体的联系,新生儿娩出后需建立自主呼吸,循环系统也发生血流动力学的变化,消化系统、泌尿系统开始工作。加之器官在结构和功能上尚未成熟,所以此阶段的发病率和死亡率明显高于其他年龄组。新生儿期疾病较为特殊,对新生儿尤其是早产儿要加强护理,对高危新生儿要进行监护,作为护理人员应充分掌握新生儿尤其是早产儿各系统疾病的特点,及时正确地给予治疗和护理。

第一节 早产儿护理规范

早产儿是指胎龄＜37周出生的新生儿,可能面临喂养、感染、呼吸窘迫综合征、黄疸、脑损伤、早产儿视网膜病、坏死性小肠结肠炎等危险情况,出生体重越低的早产儿死亡率和发病率越高,住院时间越长,护理难度越高。

（一）护理评估

1. 健康史

（1）出生史:了解患儿出生前的情况及出生时的详细记录,包括胎次、产次、分娩方式、有无胎膜早破、羊水、脐带、Apgar 评分、复苏抢救等情况。

（2）家庭史:了解母亲的血型,有无心肺疾患、糖尿病、高血压,有无遗传性疾病、过敏性疾病、传染性疾病等。

2. 身体状况

（1）生命体征:评估体温、呼吸、心率、血压,评估病情危重程度。

（2）意识:评估是否有嗜睡或昏迷,是否存在脑损伤、缺血、缺氧、内环境紊乱等情况。

（3）体格检查:测量体重、身长、头围、胸围,评估生长发育水平及营养状况。

1）皮肤黏膜情况:是否出现发绀、青灰色、花纹、苍白、黄染情况。周身皮肤是否存在水肿、硬肿,有无各种形态皮疹、色斑、紫癜、血管瘤等。

2）头面颈部、四肢情况：头部是否存在头颅损伤、产瘤、血肿，是否存在颅骨发育异常，四肢肌力、活动度如何，是否存在骨折、神经损伤。

3）胸部情况：评估胸廓形状、有无畸形、两侧是否对称、吸气时是否存在"三凹征"。

4）腹部情况：腹部是否膨隆，肠蠕动是否正常；有无脐膨出、脐疝，脐带有无渗血、渗液、分泌物，脐轮有无红肿；有无腹股沟疝、腹裂等腹部畸形。

5）外生殖器与肛门情况：鉴别患儿性别，男婴注意睾丸是否降到阴囊内，有无鞘膜积液、阴囊水肿或疝气，有无尿道上裂或尿道下裂。女婴大小阴唇的发育情况，是否存在肛门闭锁或肛门狭窄。

6）神经系统情况：评估身体各部位活动的对称性、姿势、有无抽搐等异常活动，哭闹的程度及声调，有无过度激惹，肌张力和神经反射是否正常。

（4）疼痛评估：参见第一章第四节"三、新生儿常用疼痛评估工具"。

3. 心理 - 社会状况

（1）了解患儿及其家长对疾病的心理反应及应对方式、对疾病的防治态度等。

（2）评估患儿所在环境的室温、箱温、光线强度、环境声音分贝。

（二）护理问题

1. 体温过低　与皮下脂肪缺乏，体温中枢发育不成熟，新生儿体表面积大、易于散热有关。

2. 体温过高　与体温中枢发育不成熟、重度脱水及感染有关。

3. 自主呼吸障碍　与呼吸中枢不成熟、肺发育不良、呼吸肌无力有关。

4. 营养失调：低于机体需要量　与宫内营养不良，摄入不足、消耗增加，吸吮、吞咽、消化功能差有关。

5. 皮肤完整性受损　与感染、胶布粘连性损伤、皮下硬肿、全身水肿、局部皮肤长期受压有关。

6. 腹胀　与肠蠕动功能差、喂养不耐受及肠道相关疾病有关。

（三）护理措施

1. 一般护理　早产儿室室温 24~26℃，湿度 55%~65%。根据早产儿体重、成熟度及病情，给予不同保暖措施，一般体重小于 2000g 的早产儿给予暖箱保暖，体重大于 2000g 的早产儿，放于婴儿床，戴帽、盖被保暖，对于临床症状不稳定的早产儿可放置在辐射台上。对于 < 1500g 的极低出生体重儿，尤其是 28 周以下的早产儿，生后立即用保鲜膜或食品级塑料袋包裹颈部至全身，头部戴帽子，放在辐射台上保暖，防止热量丢失，病情稳定后放置在暖箱中。合理设置暖箱的温湿度。一般低出生体重儿箱温在 32~33℃，极低出生体重儿箱温在 33~34℃，超低出生体重儿箱温在 34~35℃，或调节箱温使患儿腹部皮肤温度维

持在 36.5℃。根据胎龄、出生体重、日龄调节暖箱内的相对湿度,第 1 周内暖箱内湿度在 70% 以上可防止经表皮水分丧失,所以一般设置在 60%~80%,胎龄和出生体重越低,暖箱相对湿度越高,1 周后逐渐下调。

2. 维持体温稳定

(1)轻度低体温(34~35℃):采用缓慢复温法,置于 24~26℃室温中,用预热衣被包裹,12~24h 内逐渐恢复正常体温。

(2)中重度低体温(小于 34℃):采用暖箱复温法,置于预热暖箱内,暖箱温度高于患儿皮肤温度 1℃,湿度 55%~65%,每小时提高暖箱温度 1℃。若患儿体重 < 1200g、胎龄 < 28 周,复温速度不超过 0.6℃ /h。复温过程中观察体温变化,肛门温度与体表温度的差不超过 1℃;对于低体温有合并症需要抢救的患儿,可置于远红外辐射台上复温,使用保鲜膜或食品级塑料袋覆盖周身,复温速度为 15~30min 提高 1℃;如无暖箱或辐射台,可因地制宜采用电热毯、热炕等进行复温。

(3)体温过高:若由于环境温度引起的发热,降低室温、调节箱温,打开新生儿包裹散热,同时注意腹部保暖。若为脱水热,及时补充入液量;若体温高于39℃,可采用物理降温,如冷敷降温和温水擦浴,忌用酒精擦浴,防止体温急剧下降造成不良后果。

3. 维持有效呼吸

(1)保持呼吸道通畅,及时清除口鼻腔内分泌物,必要时予以吸痰。避免物品阻挡早产儿口鼻腔或置于早产儿胸部。

(2)患儿仰卧位时肩下垫软枕开放气道,必要时采用俯卧位促进呼吸,床头抬高,增大胸腔容量。

(3)复苏时使用空气氧气混合仪控制吸入氧浓度,出生胎龄 < 28 周早产儿生后初始吸入氧浓度为 0.30,出生胎龄 28~31 周早产儿吸入氧浓度为0.21~0.30,应监测调整吸入氧浓度。早产儿经皮血氧饱和度 < 85% 并有呼吸困难者应给予吸氧,经皮血氧饱和度 > 95% 应下调吸入氧浓度,尽早脱离氧气,预防早产儿视网膜病变发生。早产儿目标血氧饱和度 90%~94%,可将经皮血氧饱和度报警范围分别设置为 89% 和 95%。头罩吸氧流量为 4~6L/min。日龄较大者可用鼻导管吸氧,氧流量 0.5L/min 左右。推荐早产儿生后先使用持续正压通气,如有新生儿呼吸窘迫综合征早期选择性使用肺表面活性物质。

4. 营养支持

(1)肠内营养

1)首选母乳喂养,无法母乳喂养者以早产配方乳为宜。

2)评估喂养耐受能力:无明显腹胀,腹部没有触痛,肠鸣音存在,吸出物无胆汁样胃内容物,无胃肠道出血的征象,呼吸、心血管和血液学稳定。具备上述条件,患儿可尽早肠内喂养。对于小胎龄的早产儿或危重新生儿,只要临床心肺体征稳定,无严重酸中毒、低血压和低氧血症即可尽早开始"微量肠内喂养",10~20ml/(kg·d),持续4~7d。如患儿临床情况稳定和喂养耐受,可逐渐增加奶量,对于< 1500g或严重患病的早产儿,加奶速度以≤ 20ml/(kg·d)较为安全。对于无创通气时的早产儿谨慎增加喂养量,对于体重< 1000g的早产儿应个体化喂养。

3)最好的喂养方式是经口喂养,胎龄< 34周的早产儿由于吸吮、吞咽功能不协调,可给予重力喂养或管饲喂养。管饲喂养可采用推注法,但不宜用于有胃食管反流和胃排空延迟者,后者可采用输液泵间歇性输注,每次输注时间可以持续0.5~2.0h,根据患儿肠道耐受情况间隔1~4h输注。对推注法或间歇性输注法均未能耐受的早产儿,也可连续20~24h通过输液泵持续输注。

4)喂养频率:喂养时间每3h 1次。根据喂奶耐受情况调整喂奶量,早产儿理想的体重增长为10~15g/(kg·d)。

5)喂养后可根据胃食管反流情况取头高30°,左侧卧位或俯卧位半小时,防止呕吐导致吸入性肺炎。

6)抽取胃内残留物:观察胃内容物的颜色、性状与量。可根据体重来定量,如> 2ml/kg属于异常,也可根据喂养的容量来估计,如> 3h喂养容量的50%为异常。绿色或胆汁样的胃残留液提示肠梗阻或可能是胃过度膨胀致胆汁反流。血性残留液提示肠道炎症或可能是留置胃管刺激黏膜所致。出现上述症状应减少喂养量或停喂1次,在下次喂养前重新评估。密切关注患儿情况,若发生精神萎靡、烦躁哭闹、肠蠕动减慢或消失,立即报告医师,必要时留置胃肠减压。

(2)肠外营养:若早产儿经口摄入不足,需通过肠外营养补充,若为外周静脉,应用液体的葡萄糖浓度不能超过12.5%。体重< 1500g的初生婴儿建议留置脐静脉导管,7~10d后留置PICC导管,减少反复操作对患儿的不良刺激。

5. 皮肤护理　皮肤风险评估结果为高危的患儿使用水床、水枕,骨隆突处或受压部位使用保护性敷料覆盖保护,勤更换体位,按摩受压部位。出现尿布皮炎的患儿,应保持臀周皮肤干燥,使用柔湿巾擦拭臀部,避免使用肥皂或含有乙醇的湿巾,待皮肤干燥后,可局部涂抹皮肤保护膜、护肤粉、润肤油、维生素类药剂促进愈合。若肛周出现皮肤破损,创面扩大经久不愈时,暴露臀部,使用护架烤灯照射,促进创面炎症吸收。去除胶布时,可使用石蜡油、玻璃喷剂减小摩擦力。至少每4h翻身1次,即使不能侧身,也可垫高头部、肩部、臀部和支持这些区域,减轻压力。

（四）护理评价

1. 患儿体温是否恢复正常。

2. 患儿自主呼吸功能是否改善，血氧饱和度是否正常。

3. 患儿营养摄入是否能够满足生长发育需求，喂养是否耐受，奶后是否有呛咳反流的发生，体重增长是否合理。

4. 患儿全身皮肤颜色是否红润、皮肤是否完整。

5. 患儿有无疼痛或是否舒适。

6. 有无并发症或并发症是否及时处理。

（郭　放　杨　凡）

第二节　新生儿窒息护理规范

新生儿窒息（asphyxia of newborn）是指胎儿因缺氧发生宫内窘迫或娩出过程中引起的呼吸、循环障碍，以致生后 1min 内无自主呼吸或未能建立规律性呼吸，而导致低氧血症和混合性酸中毒。本病是新生儿最常见的症状，也是新生儿死亡和伤残的重要原因之一。

（一）护理评估

1. 健康史

（1）母体因素：了解母亲孕期健康史，孕母有无缺氧因素、有无影响胎盘血流灌注的疾病。

（2）分娩因素：脐带并发症及各种手术助产，分娩时不当而使用镇痛镇静剂。

（3）胎儿因素：早产、宫内发育迟缓、呼吸中枢受抑制、各种畸形、羊水或胎粪吸入、宫内感染等。

2. 身体状况

（1）胎儿宫内窒息：早期有胎动增加、胎心增快 ≥ 160 次 /min，晚期胎动减少甚至消失、胎心减慢或停搏、羊水被胎粪污染呈黄绿色或墨绿色。

（2）窒息程度判断：新生儿 Apgar 评分系统是临床上评价新生儿有无窒息及复苏是否有效的可靠指标，内容包括心率、呼吸、肌张力、皮肤颜色和对刺激的反应等 5 项指标。每项体征授予分值 0~2 分，然后将 5 项分值相加，即为 Apgar 评分的分值，满分 10 分。在新生儿生后 1min 和 5min 作出 Apgar 评分，一般将 1min Apgar 评分 0~3 分诊断为重度窒息，4~7 分为轻度窒息，8~10 分为正常，见表 3-1。

表 3-1 新生儿 Apgar 评分标准

体征	评分标准		
	0	1	2
皮肤颜色	青紫或苍白	躯干红润、四肢青紫	全身红润
心率	无	小于 100 次 /min	大于 100 次 /min
呼吸	无	慢，不规则	规则，啼哭
肌张力	瘫软	四肢略屈曲	活动活跃
对刺激反应	无反应	皱眉	哭声响亮

（出处：张玉侠. 实用新生儿护理学 [M]. 北京：人民卫生出版社，2015，55.）

（3）多脏器受损症状：缺氧缺血可造成多器官受损，但发生的频率和程度则常有差异。

3. 心理 - 社会评估 了解家长对患儿治疗预后的担忧和焦虑程度，对后遗症康复护理知识的了解程度。

（二）护理问题

1. 自主呼吸障碍 与缺氧引起呼吸中枢抑制有关。

2. 体温过低 与缺氧、产热少、环境温度低有关。

3. 焦虑 与病情危重及家长担心预后不良有关。

（三）护理措施

1. 快速评估 生后立即快速评估 4 项指标：①足月吗？②羊水清吗？③有哭声或呼吸吗？④肌张力好吗？如 4 项均为"是"，应快速彻底擦干，和母亲皮肤接触，进行常规护理。如 4 项中有 1 项为"否"，则需进行初步复苏。如羊水有胎粪污染，进行有无活力的评估及决定是否气管插管吸引胎粪。

2. 及时复苏 新生儿窒息的复苏应由产科及儿科医师、护士共同合作。复苏程序按照 A → B → C → D → E 步骤进行。

（1）A= 畅通气道（airway）：新生儿生后即放在远红外辐射台上快速擦干头部及全身，减少散热。摆好体位，仰卧时"鼻吸气"位，立即吸净口、咽、鼻分泌物。

（2）B= 建立呼吸（breathing）：触觉刺激，拍打足底或摩擦背部来促进新生儿呼吸出现。触觉刺激后如出现正常呼吸，心率＞ 100 次 /min，肤色红润或仅手足青紫可予观察。如无自主呼吸建立或心率＜ 100 次 /min，应立即用复苏气囊进行面罩正压给氧，面罩应密闭遮盖口鼻，通气频率 40~60 次 /min，吸呼比1∶2，压力以可见胸部起伏和听诊呼吸音正常为宜。15~30s 后再评估，如心率＞100 次 /min、出现自主呼吸可予观察，如无规律性呼吸或心率＜ 100 次 /min，需进行气管插管正压通气。

（3）C=恢复循环（circulation）：气管插管正压通气 30s 后,心率< 60 次 /min 或心率在 60~80 次 /min 且不再增加,应继续正压通气同时进行胸外心脏按压（图 3-1）。胸外按压部位（图 3-2）：①双拇指法,操作者双拇指并排重叠于患儿胸骨体下 1/3 处,其他手指围绕胸廓托在后背。②中、示指法,操作者一手的中、示指按压胸骨体下 1/3 处,另一只手或硬垫支撑患儿背部,按压频率为每分钟 120 个动作（即 90 次胸外按压,30 次正压通气）,按压深度为胸廓前后径的 1/3。按压放松过程中,手不离开胸壁,按压有效时可摸到肱动脉搏动,胸外心脏按压 30s 后评估心率恢复情况。

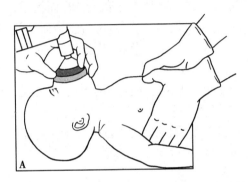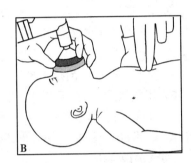

图 3-1　胸外按压方法

A. 双拇指法；B. 中示指法

（4）D=药物治疗（drug）：建立有效的静脉通路,保证药物的应用。胸外心脏按压不能恢复正常循环时,遵医嘱给予 1：10000 肾上腺素 0.1~0.3ml/kg,静脉或气管内注入；如心率仍< 100 次 /min,可根据病情酌情用纠酸、扩容剂,有休克症状者可给多巴胺或多巴酚丁胺,改善循环；肺出血患儿气管内滴注止血药；对孕母在产前 4~6h 内曾用过麻醉药者,可用纳洛酮静脉或气管内注入。

（5）E=评价（evaluation）：评价贯穿新生儿窒息复苏整个过程,通过呼吸、心率、肤色的不断评估,采取相应的处理措施,详细观察并做好记录。

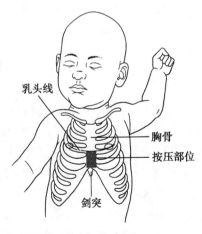

乳头线

胸骨

按压部位

剑突

图 3-2　胸外按压部位

3. 复苏后的呼吸支持

（1）体位管理：调整好患儿体位，连接好无创通气装置，重点要安置好与患儿的连接部位，以免过紧压迫局部，引起鼻黏膜、鼻中隔组织缺血坏死。有创通气时注意不要牵拉到呼吸机管道，以免气管插管移位或脱落。

（2）密切观察病情变化：动脉血气分析，胸部 X 线摄片，生命体征的监测，24h 出入量及机械通气的效果，观察有无机械通气并发症的发生，及时处理人机对抗。

（3）预防呼吸机相关性肺炎（ventilator associated pneumonia，VAP）的发生：①定期更换呼吸机管路，积水杯应放在整个管路的最低点，避免呼吸机管道中的冷凝液倒流引起患儿误吸，定期排空积水杯。呼吸机外壳、按钮、面板用含氯消毒剂每天擦拭 1 次。②加强医护人员感染控制教育，每月进行感染监控监测。强化医护人员洗手的依从性，减少交叉感染。③每班做好口腔护理。④注意气道湿化及吸痰护理。⑤体位管理：患儿处于头高足低位。

4. 保温　在整个治疗护理过程中注意患儿保暖，根据情况因地制宜提高室温，如采用袋鼠式保暖、远红外辐射台等保暖措施，维持患儿在适中温度。

5. 家庭支持　及时告知家长患儿目前的病情及可能的预后，耐心、详细地解答疑问，帮助家长树立信心，促进父母角色的转变。

（四）护理评价

1. 患儿是否恢复自主呼吸。

2. 患儿体温是否维持在正常范围。

3. 家长对患儿的病因、治疗及预后的了解程度。

（郭　放）

第三节　新生儿黄疸护理规范

新生儿黄疸（neonatal jaundice）是胆红素（大部分为未结合胆红素）在体内积聚引起的皮肤黄染或其他器官黄染的现象，分为生理性黄疸和病理性黄疸，重者可致中枢神经系统受损，产生胆红素脑病，可引起死亡或严重后遗症。新生儿摄取、结合、排泄胆红素的能力仅为成人的 1%~2%，因此极易出现黄疸，尤其当新生儿处于饥饿、缺氧、胎粪排出延迟、脱水、酸中毒、头颅血肿或颅内出血等状态时黄疸加重。

（一）新生儿胆红素代谢特点

1. 胆红素生成较多　新生儿红细胞水平高、红细胞寿命短及一部分加速红细胞代谢的病理性因素造成的新生儿溶血。

2. 肝脏胆红素代谢、分泌减少　主要由于肝脏胆红素摄取和结合受限，肝细胞处理胆红素的能力差,与新生儿特别是早产儿的 Y 蛋白、Z 蛋白转运能力不成熟及葡萄糖醛酸转移酶 1A1 活性低有关。排泄结合胆红素的能力也差,易致胆汁淤积。

3. 肠肝循环的特性 初生婴儿的肠道内细菌量少,不能将肠道内的胆红素还原成粪胆原、尿胆原,肠腔内葡萄糖醛酸酶活性较高,能将结合胆红素水解成葡萄糖醛酸及未结合胆红素,后者又被肠吸收经门脉而达肝脏。

(二)新生儿黄疸的分类

1. 生理性黄疸 由于新生儿胆红素的代谢特点,约 50%~60% 的足月儿和 80% 的早产儿出现生理性黄疸。足月儿生后 2~3d 出现黄疸,4~5d 达高峰,5~7d 消退,最迟不超过 2 周;早产儿生后 3~5d 出现黄疸,5~7d 达高峰,7~9d 消退,黄疸程度较足月儿重,消退也较慢,可延长至 3~4 周。每日血清胆红素升高 < 85μmol/L(5mg/dl)。有报道较小早产儿即使血清胆红素 < 171μmol/L(10mg/dl)也可发生胆红素脑病。

2. 病理性黄疸

(1)特点:①黄疸在出生后 24h 内出现。②黄疸程度重,血清胆红素 > 205.2~256.5μmol/L(12~15mg/dl),或每日上升超过 85μmol/L(5mg/dl)。③黄疸持续时间长(足月儿 > 2 周,早产儿 > 4 周)。④黄疸退而复现。⑤血清结合胆红素 > 26μmol/L(1.5mg/dl)。

(2)引起病理性黄疸的主要原因

1)感染性:①新生儿肝炎,大多为胎儿在宫内由病毒感染所致,以巨细胞病毒最常见。常在生后 1~3 周或更晚出现黄疸,病重时粪便色浅或灰白,尿色深黄,患儿可有厌食、呕吐,肝轻至中度增大。②新生儿败血症及其他感染,由于细菌毒素的侵入加快红细胞破坏、损坏肝细胞所致。

2)非感染性:①新生儿溶血症,因母婴血型不合引起的同族血型免疫性疾病,临床上以胎儿水肿和/或黄疸、贫血为主要表现,重者可致死或遗留严重后遗症。我国新生儿以 ABO 血型不合引起的溶血最常见,ABO 溶血病主要见于母亲 O 型而胎儿 A 或 B 型。②胆道闭锁,本症多数是由于宫内病毒感染所导致的生后进行性胆管炎、胆管纤维化和胆管闭锁。多在出生后 2 周开始出现黄疸并呈进行性加重。粪色由浅黄转为白色,肝进行性增大,边硬而光滑。肝功能改变以结合胆红素增高为主。③母乳性黄疸,足月儿多见,以未结合胆红素升高为主,患儿一般状况良好,生长发育正常,肝脏不大,肝功能正常。④遗传性疾病,红细胞 6- 磷酸葡萄糖脱氢酶缺陷在我国南方多见,核黄疸发生率较高。⑤药物性黄疸,如由维生素 K_3、维生素 K_4、新生霉素等药物引起者。

(三)护理评估

1. 健康史 了解患儿胎龄、分娩方式、Apgar 评分、母婴血型、体重、喂养情况。患儿体温变化及大便颜色、药物服用情况、有无诱发因素等。

2. 身体状况

（1）黄疸：Rh 溶血者大多在 24h 内出现黄疸并迅速加重，ABO 溶血大多在出生后 2~3d 出现，血清胆红素以未结合型为主。

（2）贫血：Rh 溶血者一般贫血出现早且重，ABO 溶血者贫血少，一般到新生儿后期才出现。

（3）肝脾肿大：Rh 溶血患儿多有不同程度的肝脾肿大，由于髓外造血活跃所致，ABO 溶血病患儿则不明显。

（4）核黄疸：为新生儿高胆红素血症的严重并发症，根据临床表现将其分为四期，见表 3-2。

表 3-2　核黄疸的临床分期

分期	表现
警告期	嗜睡、肌张力减低、吸吮反射减弱或消失，持续 12~24h
痉挛期	出现痉挛或迟缓、角弓反张、发热等，严重者因呼吸衰竭而死亡。此期持续 12~24h，早产儿或低出生体重儿发生核黄疸时常缺乏典型的痉挛症状
恢复期	存活病例在约 2 周内上述症状逐渐消退
后遗症期	出现黄疸四联症：手足徐动症、听力障碍、眼球运动障碍和牙釉质发育不全。此外尚有智力低下、癫痫、运动发育障碍等

（出处：张玉侠. 实用新生儿护理学 [M]. 北京：人民卫生出版社，2015，402.）

3. 心理 - 社会评估　了解家长心理状况，对本病病因、性质、护理与预后的认识程度，尤其是胆红素脑病患儿家长的心理状况。

（四）护理问题

1. 潜在并发症：胆红素脑病。

2. 营养失调：低于机体需要量　与吸吮无力、食欲缺乏及摄入不足有关。

3. 知识缺乏：家长缺乏黄疸护理的相关知识。

4. 有感染的危险　与患儿自身抵抗力低、自身感染与交叉感染有关。

（五）护理措施

1. 密切观察病情变化

（1）注意皮肤黏膜、巩膜的颜色，注意观察黄疸出现的时间、进展及伴随症状。胆红素脑病主要以预防为主，如患儿出现拒食、嗜睡、肌张力减退等胆红素脑病的早期表现，立即通知医生做好抢救准备。观察大小便次数、量及性质，如存在胎粪延迟排出，应予以灌肠，促进粪便排出。

（2）黄疸程度的判断：应通过经皮胆红素或血清胆红素的测量进行持续

监测。

2. 光疗及换血护理 参见第五章第四节及第十三节相关内容。

3. 合理喂养与补液管理

（1）保证充足的水分和营养供应，根据不同补液内容调节相应的速度，切忌快速输入高渗性药物以免血-脑屏障暂时开放，使已与白蛋白结合的胆红素进入脑组织。

（2）提早喂养可刺激肠蠕动，以利胎粪排出。黄疸期间常表现为吸吮无力、食欲缺乏，应耐心喂养，按需调整喂养方式，如少量多次、间歇喂养等，保证奶量的摄入。

4. 用药护理 遵医嘱给予白蛋白，减少游离胆红素进入脑内。

5. 预防感染 严格无菌操作，尤其要防止交叉感染，医护人员接触患儿前后应洗手，各种治疗护理操作集中进行，防止皮肤破损后细菌侵入引起感染，细菌毒素可加速红细胞的破坏并抑制葡萄糖醛酸转移酶的活性，使血中未结合胆红素浓度增高，因此要注意婴儿皮肤、脐部及臀部清洁，防止破损感染。

6. 健康教育 向家长讲解疾病相关知识，减轻焦虑。若为轻度母乳性黄疸，可继续母乳喂养，如吃母乳后仍出现黄疸，可改为隔次母乳喂养，逐步过渡到正常母乳喂养。若黄疸严重、一般情况差可考虑暂停母乳喂养，黄疸消退后再恢复母乳喂养。若为红细胞葡萄糖-6-磷酸脱氢酶缺乏症者，需忌食蚕豆及其制品，保管患儿衣物时勿放樟脑丸，并注意药物的选用以免诱发溶血。发生胆红素脑病者注意后遗症的出现，及时给予康复治疗。

（六）护理评价

1. 评价患儿黄疸是否消退。

2. 评价光照疗法及换血疗法的效果。

3. 有无并发症的发生。

4. 患儿家长能否给予正确照顾。

（郭　放）

第四节　呼吸系统疾病护理规范

呼吸系统疾病可以定义为进行性的肺泡水平的通气功能障碍的肺损伤。尽管引起新生儿呼吸系统疾病的病理过程可以发生在呼吸系统的任何部分，也可以发生在其他器官系统，但是影响呼吸系统的最终结果是通气功能的损伤。新生儿呼吸系统疾病起病急，危及生命，多数需要抢救，所以新生儿护士应熟练掌握抢救技术，保持气道通畅，正确给氧，减少新生儿缺氧时间，降低死亡率，减少后遗症的发生。

一、新生儿肺透明膜病

新生儿肺透明膜病（hyaline membrane disease，HMD），系因肺表面活性物质不足以及胸廓发育不成熟导致，主要见于早产儿，也可能见于多胎妊娠、糖尿病母亲婴儿、剖宫产后、窒息等。肺外导致呼吸窘迫综合征的原因包括感染、心脏缺陷（结构或功能）、冷刺激、气道梗阻（闭锁）、低血糖、颅内出血、代谢性酸中毒、急性失血以及某些药物导致。新生儿期肺炎通常是因为细菌或病毒引起的呼吸窘迫，可以单发也可以合并呼吸窘迫综合征。

（一）护理评估

1. 健康史

（1）出生史：了解出生时有无窒息、出生孕周、Apgar 评分等情况。

（2）家庭史：了解患儿母亲孕期情况。

2. 身体状况　评估患儿是否出现进行性呼吸困难、发绀、呼气性呻吟、吸气性三凹征和呼吸衰竭。

3. 心理 - 社会评估　了解患儿及其家长对疾病的心理反应及应对方式、对疾病的防治态度等。

（二）护理问题

1. 自主呼吸障碍　与肺泡表面活性物质（pulmonary surfactant，PS）缺乏导致的肺不张、呼吸困难有关。

2. 气体交换受损　与肺泡缺乏肺泡表面活性物质、肺泡萎陷及肺透明膜形成有关。

3. 营养失调：低于机体需要量　与摄入量不足有关。

4. 有感染的危险　与抵抗力降低有关。

（三）护理措施

1. 保持呼吸道通畅　头稍向后仰，使气道伸直。及时清除口、鼻、咽部分泌物，分泌物黏稠时可给予雾化吸入。

2. 合理用氧　使 PaO_2 维持在 50~70mmHg，SaO_2 维持在 85%~95%。

（1）头罩用氧应选择与患儿大小相适应的头罩型号，头罩过小，不利于 CO_2 排出，头罩过大，氧气易外溢，两者均可降低实际吸入氧浓度。

（2）持续气道正压通气辅助呼吸：放置鼻塞时，先清除呼吸道及口腔分泌物，清洁鼻腔。鼻部采用"工"形人工皮保护鼻部皮肤和鼻中隔。在 CPAP 氧疗期间，经常检查装置各连接处是否严密、有无漏气。吸痰时取下鼻塞，检查鼻部有无压迫引起皮肤坏死或鼻中隔破损等。每小时观察 CPAP 的压力和氧浓度，压力 4~5cmH$_2$O，氧浓度根据患儿情况逐步下调，当压力 < 4cmH$_2$O，氧浓度接近 21% 时需考虑是否试停 CPAP。

（3）气管插管用氧采用经口或经鼻插管法，妥善固定气管插管以避免脱管，每班测量并记录置管长度，检查接头有无松脱漏气、管道有无扭转受压。湿化器内盛灭菌注射用水至标准线刻度处，吸入气体须加温湿化，吸入气体温度在36.5~37℃。每次吸痰操作前后注意导管位置是否正确，听诊肺部呼吸音是否对称，记录吸痰时间、痰量、性状和颜色，必要时送检做痰培养。

3. 合理使用肺表面活性物质

（1）用药前注意事项：①用药前需查血气分析、血生化，摄胸部 X 线片，接好心电监护，监测心率、呼吸、SpO_2、低血压、低血糖、贫血及酸中毒等异常情况。如果存在张力性气胸，应先处置再给药。②患儿暂禁食，防止呕吐窒息，保持呼吸道通畅。③准备好简易呼吸器、气管插管装置、吸痰装置。

（2）用药中注意事项：①将患儿置于辐射台，肩背垫高头稍后仰开放气道，注意保暖。②气管插管后听诊双肺呼吸音是否对称，确认位置是否正确。气管插管前、后分别吸痰，彻底吸净呼吸道分泌物。简易呼吸器辅助呼吸。③严格按无菌操作抽取药物，切勿因排气等操作浪费药液。协助医生变换患儿体位，让药液充分分布在肺泡表面，密切观察患儿的皮肤颜色、胸廓运动情况，出现异常立即停止给药，简易呼吸器辅助呼吸。

（3）用药后注意事项：①观察患儿生命体征、面色、经皮血氧饱和度变化，每小时记录 1 次。②用药后 1h 行动脉血气分析及床头拍摄胸片，了解肺扩张情况，6~8h 后再做 1 次血气分析，根据血气分析结果及时调整呼吸机参数。③用药后 6h 内禁止吸痰。

4. 合理喂养　保证营养和热量供给，不能吸吮、吞咽者可用管饲法或静脉补充营养。

5. 预防感染　因为呼吸窘迫综合征患儿多为早产儿，住院时间较长，抵抗力较差，极易发生院内感染，做好各项消毒隔离工作至关重要。

（四）护理评价

1. 患儿自主呼吸功能是否改善，血氧饱和度是否正常。

2. 患儿营养摄入是否能够满足生长发育需求，喂养是否耐受，患儿喂奶后是否有呛咳反流发生，体重增长是否合理。

二、新生儿湿肺

新生儿湿肺（wet lung of newborn）又称暂时性呼吸困难，由于肺内液体积聚引起，是一种自限性疾病。

（一）护理评估

1. 健康史

（1）出生史：了解患儿出生前的情况及出生时的详细记录，包括胎次、产次、分娩方式、有无胎膜早破、羊水、脐带、Apgar 评分、复苏抢救等情况。

（2）家庭史：了解母亲的血型、有无心肺疾患、糖尿病、高血压，有无遗传性疾病、过敏性疾病、传染性疾病等。

2. 身体状况　是否出现呼吸急促、发绀、呻吟、反应差等情况。

3. 心理 - 社会状况　了解患儿及其家长对疾病的心理反应及应对方式、对疾病的防治态度等。

（二）护理问题

1. 低效型呼吸形态　与肺内液体多、气体交换受阻有关。

2. 有感染的危险　与新生儿抵抗力低、双肺的功能差有关。

3. 营养失调：低于机体需要量　与患儿呼吸困难造成拒奶、吸吮能力差、呛咳、吐奶等现象有关。

4. 焦虑　与家长缺乏相关的护理知识有关。

（三）护理措施

1. 保持呼吸道通畅　采用面罩或鼻导管给予低流量氧气吸入，病情严重者使用 CPAP 或有创呼吸机。给氧前吸净口腔内分泌物。给氧时浓度不可过高、时间不宜太长。根据新生儿缺氧状况调节氧浓度及给氧时间，一般给氧浓度不超过 40%，使用 CPAP 或有创机械通气者也需要及时调整参数，根据 SpO_2 的监测结果以及血气分析结果进行参数调整，在治疗过程中观察呼吸频率、节律、深浅度及缺氧状态是否改善。

2. 预防感染　防止患儿呕吐物吸入鼻腔或呼吸道，可将患儿置于侧卧位。开窗通风，保持病室空气新鲜，做好消毒隔离工作。护理患儿前后洗手，防止交叉感染。

3. 合理喂养　如果患儿由于呼吸困难造成拒乳、吸吮能力差、呛咳、吐奶等，需要考虑使用肠外营养，保证液体量和热卡的摄入。待患儿病情恢复期时可逐渐增加肠内营养量，逐渐过渡至经口喂养，尽可能采用母乳喂养。

4. 健康教育　指导家长保持室温 24~26℃，湿度适宜，给患儿洗澡注意保护好耳、眼和脐部，衣服穿着舒适，不可过多或过少。喂养时注意避免空气吸入，喂奶后竖抱孩子，打嗝后方可放平，注意避免呕吐物吸入呼吸道引起窒息。及时更换尿布，保持皮肤清洁干燥，发现问题及时咨询医生或去医院检查。

（四）护理评价

1. 患儿自主呼吸功能是否改善，经皮血氧饱和度是否正常。

2. 患儿体温是否恢复正常。

3. 患儿营养摄入是否能够满足生长发育需求，喂养是否耐受，患儿喂奶后是否有呛咳、反流发生，体重增长是否合理。

三、新生儿感染性肺炎

新生儿感染性肺炎（neonatal infectious pneumonia）是新生儿常见疾病，也是引起新生儿死亡的重要病因。据统计，新生儿围产期病死率可达 5%~20%，可发生于宫内、分娩过程中或出生后，可由细菌、病毒或真菌等不同病原体引起。

（一）护理评估

1. 健康史　有无上呼吸道感染或支气管炎病史；有无发热、咳嗽、气促、发绀等症状；食欲情况有无变化；生长发育情况，有无营养障碍性疾病、先天性心脏病。

2. 身体状况

（1）轻症：呼吸系统症状为主，主要表现为发热、咳嗽、气促，其他系统仅轻度受累或不受累。咳嗽，早期多为干咳，常伴有气促、鼻翼扇动及三凹征。发热（多为不规则热），新生儿、重度营养不良等患儿可不发热。肺部可闻及较固定的中、细湿啰音，深吸气末更明显。

（2）重症：呼吸系统症状加重。呼吸浅表、急促，有鼻翼扇动及三凹征、口唇发绀，面色青灰，病情恶化，可导致呼吸衰竭。循环系统常见心肌炎和心力衰竭。

3. 心理 - 社会状况　了解患儿及其家长对疾病的心理反应及应对方式，对疾病的防治态度等。

（二）护理问题

1. 清理呼吸道无效　与呼吸急促、患儿咳嗽反射功能不良及无力排痰有关。

2. 气体交换受损　与肺部炎症有关。

3. 体温调节无效　与感染后机体免疫反应有关。

4. 营养失调：低于机体需要量　与摄入困难、消耗增加有关。

（三）护理措施

1. 保持呼吸道通畅　使患儿采取侧卧位，头偏向一侧，利于呼吸道分泌物的排出。肺炎患儿呼吸道黏膜充血、渗出，加之新生儿气管狭窄、血管丰富，很容易被分泌物阻塞，引起窒息。因此要勤吸痰，动作要轻柔，以免损伤呼吸道黏膜，吸痰时如果患儿痰液黏稠，不易吸出，可轻轻叩背，促进痰液排出。叩击应在喂养或吸痰前 30~45min 改变体位后进行，操作时可适当提高氧浓度 10%~15%，持续时间不超过 10min。叩击器边缘均要接触胸壁，以免漏气。叩击速度为100~120 次 /min，每次提起叩击器 2.5~5cm，每次叩击 1~2min，每部位反复 6~7次。当叩击震动治疗出现呼吸困难、发绀、呼吸暂停、心动过缓时应停止叩击，予吸痰、吸氧，待症状消失后再予叩击。但下列情况下不宜进行：①机械通气的前

48~72h 内极低出生体重儿。②应用呼吸机高氧、高通气时，此操作会影响通气效果。③管饲喂养后 30min 内。

2. 维持有效呼吸　患儿出现呼吸急促、呼吸困难或呼吸暂停、面色发绀或苍白，立即给予氧气吸入，一般采用鼻导管吸入法（早产儿可加用空氧混合吸入），病情严重时用面罩或头罩吸氧法（早产儿除外），氧气经过湿化，使温度达到 31~34℃为宜。随时观察缺氧改善情况，如呼吸、面色及口唇情况，如缺氧已纠正，应改为间断吸氧，持续缺氧可导致肺组织充血、水肿，肺泡毛细血管增生及肺不张，氧中毒等病理改变。

3. 雾化吸入　每天对患新生儿肺炎的患儿行雾化吸入，在雾化液中加入支气管扩张剂及相应的抗生素，使药随吸气吸到较深的终末支气管及肺泡，对消炎、止咳化痰、湿润气管有较好的效果，并可解除支气管痉挛，改善通气功能，起到较好的治疗作用。

4. 呼吸机患儿的护理　注意监测患儿血气结果，做好记录，根据结果调整参数，抽血气前应给予患儿充分吸痰。正确记录患儿气管插管深度，注意观察有无脱管。及时处理呼吸机报警，并及时去除呼吸机管道内积水。如有 NO 吸入患儿，正确记录 NO 吸入浓度的监测结果，并注意血气分析中高铁血红蛋白浓度，过高可引起氧合血红蛋白减少，同时对使用 NO 的患儿需监测有无肺出血发生，如气管插管内吸出血性分泌物，及时通知医生。

5. 维持体温稳定　患儿体温不升、四肢厥冷，应用暖箱保暖，同时室温保持在 24~26℃，相对湿度在 55%~65%，体温过高时采用物理降温法。每半小时监测 1 次体温。

6. 建立静脉通道　按治疗方案有次序地输入液体，液体量要准确。输液要采用输液泵控制速度，不可过快或过慢，过快易造成肺炎患儿循环血量突然扩大，而导致心力衰竭和肺水肿，过慢液体量不能保证。

7. 合理喂养　新生儿热量储备低，在病理情况下，反射及反应低下，进乳少，病理情况下的机体热量消耗很快，易造成低血糖及低蛋白血症。为了供给足量营养和水分，增强机体抵抗力，可根据情况采用经口喂养，口服时注意发生呛咳和溢奶，如病情严重、吞咽反射差，拒乳或呛咳严重，应给予管饲，逐渐增加奶量，到恢复期每次喂奶可 30~50ml，每 3h 1 次，喂奶后轻轻叩背，使胃中空气排出，以免发生溢奶。

8. 对症护理　要做好各项护理，如脐部和臀部护理、口腔护理、皮肤护理，并特别注意预防并发症的发生。肺炎患儿反应低下，应经常给患儿更换体位，以免长期睡一侧致肺不张。常用温水洗臀部及受压部位，保持皮肤清洁。每天洗澡后，用 75% 酒精棉球消毒脐部，预防感染，长期使用抗生素，患儿易出现鹅口疮，需用制霉菌素甘油涂口腔，每天 4~6 次，直至愈合。

9. 用药护理　注意观察洋地黄制剂的不良反应,包括对小便量的观察,有无呕吐、心律失常等。其他保护心肌的药物(如磷酸肌酸钠)等应按时使用,且宜采用微量泵缓慢输入。

(四)护理评价

1. 患儿自主呼吸功能是否改善,经皮血氧饱和度是否正常。

2. 患儿体温是否恢复正常。

3. 患儿营养摄入是否能够满足生长发育需求,喂养是否耐受,患儿喂奶后是否有呛咳反流的发生,体重增长是否合理。

四、新生儿胎粪吸入综合征

胎粪吸入综合征(meconium aspiration syndrome,MAS)是指胎儿在宫内或娩出过程中吸入被胎粪污染的羊水,导致呼吸道和肺泡机械性阻塞和化学性炎症,由于胎儿缺氧,出生后常伴缺血缺氧性脑病、颅内出血等多系统损害。足月儿和过期产儿多见。

(一)护理评估

1. 健康史

(1)出生史:了解患儿出生前的情况及出生时的详细记录,有无胎膜早破、羊水、脐带、Apgar 评分、复苏抢救等情况,重点评估羊水的性状、量,胎儿在宫内或分娩过程中是否吸入胎粪。

(2)家庭史:了解母亲产次、孕周、分娩方式。

2. 身体状况

(1)生命体征:评估体温、呼吸、心率、血压,评估患儿病情危重程度。

(2)意识:评估胎儿是否有嗜睡或昏迷,评估是否存在脑损伤、缺血、缺氧、内环境紊乱等情况。

(3)体格检查:测量体重、身长、头围、胸围,评估患儿生长发育水平及营养状况。①皮肤黏膜情况:患儿皮肤、脐带和指、趾甲床是否有胎粪痕迹。②胸部情况:评估患儿胸廓的形状、有无畸形、两侧是否对称,吸气时是否存在"三凹征"。③神经系统情况:评估患儿身体各部位活动的对称性、姿势、有无抽搐等异常活动,哭闹的程度及声调,有无过度激惹,评估肌张力和神经反射是否正常。

3. 心理 - 社会状况

(1)了解患儿及其家长对疾病的心理反应及应对方式。

(2)评估患儿所在环境的室温、箱温、光线强度、环境声音分贝。

(二)护理问题

1. 清理呼吸道无效　与胎粪吸入有关。

2. 气体交换受损　与气道阻塞、通气障碍有关。

3. 营养失调：低于机体需要量　与宫内营养不良,摄入不足,消耗增加,吸吮、吞咽、消化功能差有关。

（三）护理措施

1. 保持呼吸道通畅　患儿入院后彻底清理呼吸道,先吸净口鼻腔的污染羊水和黏液,然后经口气管插管,吸出气管内污染的羊水。

2. 应用肺泡表面活性物质的护理　用药前将 PS 放入暖箱内预热 5min,用注射器抽取药液,连接胃管排气后,通过气管插管给药,滴药后气囊加压通气2min 再继续机械通气,一般 6h 内不做气管内吸引。

3. 一氧化氮（NO）吸入的护理　NO 吸入时应持续监测 NO 浓度,并设置低限和高限报警值。由于 NO 吸入时半衰期短,仅数秒钟,故使用时应持续吸入,以避免患儿长时间脱离呼吸机,尽量缩短气管内吸引时间,两次吸引之间用呼吸机直接通气,而不用复苏囊。

4. 机械通气护理　掌握正确的翻身、叩背、吸痰方法,由两人同时进行操作配合,防止出现脱管、移位或打折等现象。翻身时动作轻柔,保持头颈肩在一条直线上,使气道通畅。在吸痰前 2~5min 叩背,叩背同时一手固定患儿头颈部,以减少头部晃动,早产儿尽量避免叩击,防止颅内出血等发生。尽量采用密闭式吸痰法,按照"由浅至深、先口后鼻"的原则,吸痰每次时间不得超过 15s,负压吸引不得超过 100mmHg。在翻身、叩背、吸痰前后提高氧浓度 10%~15%,防止发生缺氧。

5. 密切观察病情变化　使用多功能心电监护仪,监测患儿心率、呼吸、血压、经皮血氧饱和度变化,密切观察患儿呼吸频率、节律、深浅度、胸廓起伏等。除每小时监测生命体征之外,还需监测足背动脉搏动、四肢末梢灌注、尿量等循环系统症状,注意保暖。

（四）护理评价

1. 患儿自主呼吸功能是否改善,经皮血氧饱和度是否正常。

2. 患儿营养摄入是否能够满足生长发育需求,喂养是否耐受,患儿喂奶后是否有呛咳反流的发生,体重增长是否合理。

3. 患儿周身皮肤颜色是否红润,皮肤是否完整。

五、新生儿肺出血

新生儿肺出血是指肺的大量出血,至少影响 2 个肺叶,常发生在一些严重疾病的晚期。

（一）护理评估

1. 健康史　患儿是否存在呼吸窘迫综合征、宫内发育迟缓、宫内以及生产过程的窒息、感染、先天性心脏病、氧中毒、血性羊水吸入、严重低体温、肺栓塞等。

2. 身体状况

（1）生命体征：监测体温、呼吸、心率、血压，评估患儿病情危重程度。

（2）意识：评估早产儿是否有嗜睡或昏迷，是否存在脑损伤、缺血、缺氧、内环境紊乱等情况。

（3）体格检查：听诊肺部是否出现湿啰音，鼻孔或口腔是否流出或喷出血性分泌物，气管插管是否有泡沫样血性液。

3. 心理 - 社会状况 了解患儿及其家长对疾病的心理反应及应对方式，对疾病的防治态度等。

（二）护理问题

1. 体温过低 与皮下脂肪缺乏，体温中枢发育不成熟，新生儿体表面积大、易于散热有关。

2. 低效型呼吸形态 与肺出血导致呼吸功能受损有关。

3. 营养失调：低于机体需要量 与宫内营养不良，摄入不足，消耗增加，吸吮、吞咽、消化功能差有关。

4. 有感染的危险 与肺出血导致全身状态差、免疫力低有关。

（三）护理措施

1. 按早产儿护理常规进行护理，同时做好早产儿各系统的监护。及早发现肺出血，患儿出现反应差、面色苍白、发绀、四肢冷、呈休克状态，呼吸困难加重，出现三凹征、呻吟、呼吸暂停，恢复后呼吸仍不规则，经皮血氧饱和度难以维持正常水平。50% 患儿从鼻孔或口腔流出或喷出血性分泌物，或于气管插管内发现泡沫样血性液。

2. 维持体温稳定 低体温是肺出血的原因之一，应从各方面做好患儿的保暖工作，患儿使用的床单、鸟巢等都需要预热。不常规对危重患儿进行沐浴，保持皮肤清洁即可。及时更换潮湿的床单、鸟巢等。摄片时应将 X 线板用床单包裹。测量体重尽量使用暖箱上的体重模块进行称重，暖箱外称体重需采用烤灯预热物品。

3. 合理用氧 缺氧引起酸中毒诱发肺出血，及时供给氧气可改善缺氧从而提高氧分压。根据患儿的临床表现给予相应模式的吸氧，大量肺出血需使用呼吸机治疗，及时有效清除呼吸道内血液及分泌物。密切观察患儿面色、呼吸、缺氧状况有无改善。

4. 控制出入量 根据出生日龄给予相应补液量，精确计算每小时补液速度，使用输液泵进行严格控制，防止输液过快引起心力衰竭、肺水肿，从而诱发肺出血。

5. 维持酸碱平衡 注意患儿的血管情况、有无外渗，计算每小时纠酸速度，观察血气分析结果。

6. 做好消毒隔离,防止交叉感染　接触患儿前后用快速手消毒液消毒手,接触患儿体液及污染物后应采用流动水洗手。

7. 机械通气护理　插管后用胶布交叉固定气管插管,记录插管深度及外露长度,观察患儿胸廓起伏情况,听诊两肺呼吸音是否对称、强弱度是否一致,通过摄片最终确定气管插管位置,防止气管插管过深、过浅或误入食管,严格交接班。观察肺内出血的情况有无好转。保持气道有效的湿化、温化,采用控制温度和湿度较好的湿化器,及时倾倒呼吸机管道中的冷凝水。及时处理呼吸机的各种报警,及时查看血气分析结果,及时做好呼吸机参数的调整与记录工作。机械通气的同时应留置胃管,观察胃内容物情况,及时排出胃内气体。

8. 用药护理　患儿气管内有血性分泌物,吸引清理呼吸道后使用 1∶10000 肾上腺素或止血药物气管内滴入并用简易呼吸器加压给氧 30s,若出血未停止可重复使用。使用止血药后不宜频繁吸痰,可使用镇静镇痛药,以保证机械通气效果,减轻患儿的痛苦。

(四)护理评价

1. 患儿体温是否恢复正常。

2. 肺出血是否停止。

3. 患儿自主呼吸功能是否改善,血氧饱和度是否正常。

4. 患儿营养摄入是否能够满足生长发育需求,喂养是否耐受,患儿喂奶后是否有呛咳反流的发生,体重增长是否合理。

5. 患儿周身皮肤颜色是否红润,皮肤是否完整。

六、新生儿支气管肺发育不良

支气管肺发育不良(bronchopulmonary dysplasia, BPD)是一种慢性肺疾病(chronic lung disease, CLD),指早产儿在校正胎龄 36 周时仍需依赖氧气。轻度 BPD 不再需要额外的氧气,中度 BPD 需要的氧气浓度 < 30%,重度 BPD 需要的氧浓度 ≥ 30% 或需要使用 CPAP 或呼吸机支持。

(一)护理评估

1. 健康史　患儿是否存在急性肺损伤,比如氧中毒、机械通气时压力伤和容量伤。肺结构发育是否成熟、早期是否有过多静脉液体输注,是否有宫内或围产期感染。

2. 身体状况

(1)生命体征:评估体温、呼吸、心率、血压,评估患儿病情危重程度。

(2)意识:评估早产儿是否有嗜睡或昏迷,评估是否存在脑损伤、缺血、缺氧,内环境紊乱等情况。

(3)体格检查:①皮肤黏膜情况,观察患儿皮肤是否出现发绀、青灰色、花纹。②胸部情况,评估患儿胸廓的形状、有无畸形、两侧是否对称,吸气时是否存在"三凹征"。

3. 心理 - 社会状况 了解患儿及其家长对疾病的心理反应及应对方式,对疾病的防治态度等。

(二)护理问题

1. 气体交换受损 与气道阻塞、通气障碍有关。

2. 自主呼吸障碍 与支气管肺发育不良导致呼吸困难有关。

3. 营养失调:低于机体需要量 与宫内营养不良,摄入不足,消耗增加,吸吮、吞咽、消化功能差有关。

(三)护理措施

1. 及早识别BPD 主要见于早产儿,尤其胎龄小于28周、出生体重< 1000g者。早期症状与原发疾病难以区别,通常在机械通气过程中出现呼吸机依赖或停氧困难超过10~14d,提示可能已发生急性肺损伤。早产儿早期仅有轻度或无呼吸系统疾病,仅需低浓度氧或无需用氧,而在生后数天或数周后逐渐出现进行性呼吸困难、喘憋、发绀、三凹征、肺部干湿啰音、呼吸功能不全症状和体征以及氧依赖。

2. 合理用氧 避免过多高浓度氧以减少BPD的发生危险,应尽可能给予低流量氧气吸入。在有经皮血氧饱和度仪监测及血气分析监测下,一般早产儿经皮测血氧维持在88%~93%即可。为避免患儿对氧产生依赖,可采取低流量间断吸氧法,过渡到停止吸氧。在患儿肺部感染得到控制时,可采取空氧混合仪低流量吸氧。患儿在此期间如能维持正常血氧饱和度且无发绀、气促表现,可逐渐撤氧。因吃奶时用力较大,体能消耗大,早产儿肺部发育不良,肺换气功能受阻而引起缺氧症状,故吃奶时予以低流量吸氧并采用间歇喂养法(pacing)达到缓解缺氧症状的目的,此期如能适应则能顺利停氧。

3. 合理喂养 为预防BPD的发生,对早期的BPD患儿实施营养支持是必需的,对喂养困难的患儿应早期给予微量喂养。所谓早期喂养就是对早产儿生后24h内即可开奶,有条件者尽量使用母乳喂养。母乳缺乏者选择适宜早产儿的配方奶,根据患儿胃肠耐受情况逐渐加奶,一般每次所加奶量不超过20ml/(kg·d)。选择合适的喂养方式,患儿纠正胎龄< 32周时可完全管饲喂养。纠正胎龄达到32周时应开始训练吸吮力。从全管饲改为部分管饲,逐步过渡到自行经口吸吮。

4. 维持有效呼吸 BPD的发生与肺部感染及呼吸机使用密切相关,因此加强呼吸道管理是预防BPD行之有效的办法,正确的体位和恰当的吸痰是保持呼吸道通畅的重要环节。早产儿多取俯卧位,有助于减轻心脏对肺的压迫而缓解肺的局部受压,改善通气与血流情况,还有利于肺内分泌物的引流。如患儿听诊肺部有痰鸣音时应给予叩背排痰,叩背时力度要轻柔,以不引起背部摆动为宜,叩背时观察患儿面色、呼吸等情况。吸痰时间不宜过长,不要反复多次吸引,吸痰管前端宜刚超过气管插管前端,避免导致气管损伤。积极改善通气,纠正低氧,做好呼吸道管理,及时清除呼吸道分泌物,解除气道梗阻,降低通气阻力,可缩短呼吸机的使用时间,从而减少 BPD 发生的风险。

5. 加强基础护理　BPD 患儿早期出现并发症较多,加强基础护理尤显重要,按照早产儿的护理进行。

6. 健康教育　BPD 一般发生于早产儿,早产儿住院时间长,易出现喂养困难及各种并发症,住院费用高,家长担心患儿预后,承受着经济与精神的双重压力。应评估患儿家庭功能状况并给予照护者心理支持。如患儿病情稳定,可采用母婴同室,让家长与护士共同护理患儿,护士以言传身教的方法让家长树立信心。指导家长学习基础护理,如体温测量、喂养技巧、新生儿抚触及相关疾病知识。

7. 预防　加强孕妇围产期保健,预防胎儿早产。出生后合理用氧,吸入氧浓度应低,以维持 PaO_2 50~70mmHg 为宜,严格掌握气管内插管及机械通气指征,采用低峰值压、低潮气量通气及经鼻持续气道正压(nasal continuous positive pressure ventilation, NCPAP),尽量减轻肺损伤。预防医源性感染,限制液体,关闭有症状性 PDA、补充维生素 A 等,对于预防 BPD 均有一定的效果。

(四)护理评价

1. 患儿自主呼吸功能是否改善,血氧饱和度是否正常。

2. 患儿营养摄入是否能够满足生长发育需求,喂养是否耐受,患儿喂奶后是否有呛咳、反流的发生,体重增长是否合理。

3. 患儿周身皮肤颜色是否红润,皮肤是否完整。

七、新生儿持续性肺动脉高压

新生儿持续性肺动脉高压又称持续胎儿循环,指由于多种病因引起新生儿出生后肺循环压力和阻力正常下降障碍,动脉导管和卵圆孔水平的右向左分流持续存在所致的一种新生儿持续缺氧和发绀的病理状态。以出生不久即出现严重低氧血症、肺动脉压显著增高、血管反应异常、动脉导管和卵圆孔水平右向左分流不伴有发绀型先天性心脏病为特征。本病多见于足月儿或过期产儿,发病凶险,及时治疗可以有效降低死亡率。

(一)护理评估

1. 健康史

(1)出生史:了解患儿出生前宫内发育情况、患儿出生时是否有严重窒息或吸入被胎粪污染的羊水、出生后 Apgar 评分的情况、患儿出生后是否有发生酸中毒。

（2）家庭史：母亲孕期是否有子宫 - 胎盘功能不全、羊水过少、胎膜早破、糖尿病、哮喘等情况，妊娠期内是否吸烟、是否服用过非甾体类消炎药物如水杨酸、吲哚美辛等。

2. 身体状况

（1）生命体征：评估患儿全身皮肤颜色及呼吸状况。

（2）体格检查：听诊患儿胸骨左缘可以听到收缩期杂音，心电图可见右室肥厚，电轴右偏或 ST-T 改变。胸部 X 线检查可表现为心影扩大，肺门充血及肺原发疾病表现，超声心动图估测肺动脉压力明显增高。动脉血气分析显示严重低氧。

3. 心理 - 社会状况　了解患儿及其家长对疾病的心理反应及应对方式，对疾病的防治态度等。

（二）护理问题

1. 自主呼吸障碍　与肺动脉压力增高有关。

2. 潜在并发症：酸中毒　与增加的肺血管阻力引起低氧血症、酸血症、高碳酸血症有关。

3. 有皮肤完整性受损的危险　与羊水粪染有关。

（三）护理措施

1. 一般护理　保持环境安静，集中护理操作，减少体格检查和相关干扰，避免患儿哭闹，以促进氧合通气效果，减少气漏。

2. NO 吸入的护理　参见第三章第四节"新生儿胎粪吸入综合征"。

3. 机械通气护理　保持呼吸道通畅，及时清除口鼻腔分泌物，必要时吸痰，做好气道湿化。

4. 纠正酸中毒　根据医嘱对有酸中毒的患儿及早进行纠正。

5. 皮肤护理　羊水粪染患儿及早进行皮肤清洁护理，根据患儿病情选择温水沐浴或洁净纱布床上温水擦拭，避免使用肥皂或含有乙醇的湿巾刺激患儿皮肤，对已经出现的皮损受损患儿，可待皮肤清洁干燥后涂抹皮肤保护膜、保护剂等促进愈合。

6. 肺动脉压力的监测　心导管检查可直接测量肺动脉压，对肺动脉高压有重要的诊断价值，但它为创伤性检查，故不适合于对危重新生儿的监测。相比之下，彩色多普勒超声心动图作为无创伤性技术，可证实卵圆孔和 / 或动脉导管水平的右向左分流，定量估测肺动脉的压力，目前已成为新生儿肺动脉高压最重要的诊断手段，并广泛地应用于肺动脉高压的治疗效果的评估。

（四）护理评价

1. 患儿自主呼吸功能是否改善，颜面青紫情况是否有好转，血氧饱和度是否正常。

2. 患儿酸中毒是否缓解。

3. 患儿周身皮肤颜色是否红润,皮肤是否完整。

4. 患儿是否无并发症的发生。

八、新生儿呼吸暂停

呼吸暂停(apnea)是指在一段时间内无呼吸运动。如呼吸停止时间＞20s,伴有心率减慢＜100次/min或出现青紫、血氧饱和度降低和肌张力低下,称为呼吸暂停。呼吸暂停是新生儿常见症状,如不及时发现处理,可引发脑损伤,严重者猝死。

(一)护理评估

1. 健康史

(1)出生史:了解患儿出生前的情况及出生时的详细记录,包括分娩方式、胎龄、出生体重等情况。

(2)家庭史:了解母亲孕期及生产是否用过麻醉镇静药、是否存在神经递质异常等。

2. 身体状况

(1)了解患儿是否有中枢神经系统疾病:脑损伤、脑膜炎、脑水肿、颅内出血或抽搐发作等。

(2)了解患儿是否有心肺疾病:严重肺透明膜病、新生儿肺炎、慢性肺部疾病或动脉导管开放等。

(3)了解患儿是否有代谢疾病:低钠、低钙、低血糖、酸中毒。

(4)评估患儿体温、呼吸、心率、血氧饱和度、肌张力、皮肤颜色。

3. 心理-社会状况　了解患儿及其家长对疾病的心理反应及应对方式,对疾病的防治态度等。

(二)护理问题

1. 低效型呼吸型态　与呼吸中枢发育不成熟、疾病、感染、创伤、窒息、环境温度不当、孕母用镇静剂有关。

2. 体温调节障碍　与体温中枢发育不成熟有关。

3. 潜在并发症:脑损伤　与呼吸暂停引起脑缺氧有关。

(三)护理措施

1. 一般护理　密切观察患儿生命体征变化,严密监测患儿血氧饱和度及心率、呼吸,当发现患儿呼吸暂停、心动过缓、发绀、呼吸道梗阻等,及时给予弹足底、托背或面罩加压呼吸等物理刺激。

2. 维持体温稳定　根据患儿胎龄、体重调节暖箱温度,保持患儿直肠温度

36.5~37.5℃,相对湿度 55%~65%。

3. 合理喂养　患儿喂奶时后咽部受到刺激也易发生呼吸暂停,因此在给患儿喂奶时要选择适龄的奶嘴,适宜体位,需管饲喂养患儿,注奶速度要均匀缓慢,并密切观察患儿进乳时生命体征变化,防止呼吸暂停的发生。

4. 预防感染　认真执行消毒隔离制度,接触患儿的医疗器械均要消毒灭菌后使用,医务人员接触患儿前后均要洗手,严格无菌技术操作,及时做好患儿晨晚间基础护理,减少患儿感染发生率。

5. 维持有效呼吸

(1)保持呼吸道通畅,定时翻身叩背,及时湿化气道,彻底清除口鼻腔分泌物,必要时给予吸痰,吸痰时动作要轻柔,避免损伤患儿口鼻腔黏膜。同时也要避免物品阻挡患儿口鼻腔或置于患儿胸部。

(2)患儿仰卧位时肩下垫软枕使颈部轻微拉伸,使颈部处于鼻吸气位,避免颈部过度屈伸或伸展。仰卧位时也可将患儿床头适当抬高,增大胸腔容量,必要时采用俯卧位促进患儿呼吸。

(3)可适当给予呼吸兴奋剂如枸橼酸、咖啡因等。对于药物治疗无效而反复发作者可使用无创呼吸机治疗,严重者可使用气管内插管机械通气。

(四)护理评价

1. 患儿体温是否处于正常水平。

2. 患儿自主呼吸功能是否改善,血氧饱和度是否正常。

3. 患儿有无感染症状。

4. 有无出现并发症或并发症是否及时处理。

九、新生儿呼吸衰竭

呼吸衰竭(respiratory failure)是指由各种原因导致的中枢或外周性的呼吸生理功能障碍,使动脉血氧分压降低和动脉二氧化碳分压增加,是临床重要的危重病。新生儿以急性呼吸衰竭多见,致死率较高。

(一)护理评估

1. 健康史

(1)出生史:了解患儿出生前的情况及出生时的详细记录,包括胎龄、分娩方式、羊水、Apgar 评分、复苏抢救等情况。

(2)家庭史:了解患儿母亲有无遗传疾病等。

2. 身体状况

(1)评估患儿生命体征,包括体温、呼吸、心率、血氧饱和度。

(2)评估患儿有无中枢抑制、神经肌肉性疾病、代谢性疾病、肺部疾病、术后感染、营养不良、气道梗阻、肠梗阻、腹水等。

3. 心理 - 社会状况　了解患儿及其家长对疾病的心理反应及应对方式,对疾病的防治态度等。

（二）护理问题

1. 低效型呼吸型态　与新生儿气道梗阻、气管和支气管壁易于塌陷有关。

2. 营养失调:低于机体需要量　与患儿呼吸衰竭,进食受限、消化功能降低有关。

3. 皮肤完整性受损　与无创通气鼻塞大小不合适、鼻塞固定带长期压迫有关。

（三）护理措施

1. 一般护理　根据患儿情况调节适宜室温,湿度 55%~65%。密切观察患儿生命体征变化,24h 监测患儿呼吸、心率、血氧饱和度。

2. 维持有效呼吸

（1）将患儿置于半卧位或平卧位,使头、颈、肩在同一水平,头稍向后仰,肩下可垫软枕,充分开放气道,对于重症呼吸衰竭需呼吸支持者,可采用俯卧位。

（2）给予患儿适当翻身叩背、吸痰等,及时清除呼吸道分泌物,使气道保持通畅。

3. 合理用氧　呼吸衰竭患儿早期给予吸氧,可用鼻导管、面罩或头罩法吸氧,做好吸入氧的加温和湿化。吸入氧浓度要根据患儿的血氧饱和度和动脉血氧分压及时进行调整,给氧后注意观察患儿呼吸状态,如症状不减轻或恶化,应及时通知医生,做好人工呼吸准备。

4. CPAP 的护理　放置鼻塞前先清洁鼻腔。在 CPAP 氧疗期间,经常检查装置各连接是否严密、有无漏气,每小时观察 CPAP 的压力和氧浓度,适时调整。

5. 气管插管的护理　妥善固定气管插管,每天更换固定胶布 1 次并每班测量记录插管长度,检查接头有无松脱漏气、气道有无扭曲受压。湿化器内蒸馏水至标准线刻度处,吸入气体经加温湿化,使吸入气体温度在 36.5~37℃。

6. 合理喂养　保证患儿营养摄入,患儿在排除胃肠道喂养禁忌证的前提下主张母乳喂养,若有母乳喂养禁忌证则给予配方奶。对不能进行肠内营养的患儿可选择肠外营养支持。

7. 皮肤护理　根据患儿鼻腔大小选择合适的鼻塞,防止鼻塞过大对鼻黏膜造成损伤,用绷带固定鼻塞时,可垫软棉布于鼻塞延长管下,调整适宜松紧度,并定时更换固定位置,避免同一部位长期受压或摩擦,影响血运循环,造成皮肤损伤。

（四）护理评价

1. 患儿自主呼吸功能是否改善,颜面、甲床颜色是否红润,血氧饱和度是否正常。

2. 患儿营养摄入是否满足机体生长发育需要。

3. 患儿皮肤是否完整。

（郭　放）

第五节　心血管系统疾病护理规范

胎儿心脏发育的关键时期是胚胎 2~8 周,在此期受到某些物理、化学和生物等因素影响,容易导致心脏畸形的发生。复杂危重先天性心脏病的新生儿,因其心血管的复杂畸形或肺出血处于高度危重状态,及时有效的医疗干预联合规范严密的护理,可提高先天性心脏病患儿的生存率。

一、先天性心脏病

先天性心脏病(congenital heart disease, CHD),简称先心病,是由于遗传与环境等因素导致的胎儿期心脏血管发育异常进而引起的血管畸形。根据心腔或大血管间有无分流和临床有无青紫,可将先天性心脏病分为 3 类:左向右分流型(潜伏青紫型)、右向左分流型(青紫型)和无分流型(无青紫型)。常见的先天性心脏病有房间隔缺损、室间隔缺损、动脉导管未闭以及法洛四联症等。

（一）护理评估

1. 健康史

（1）母亲妊娠史:①感染,孕期前 3 个月患风疹通常导致胎儿多发畸形,包括心脏发育异常。②药物,许多药物有致畸作用,如苯异丙胺可导致室间隔缺损。③吸烟与饮酒,孕期过度饮酒可导致室间隔缺损、房间隔缺损、动脉导管未闭和法洛四联症。④母亲疾病因素,如母亲患有先心病、糖尿病、全身性红斑狼疮或其他结缔组织病,其后代发生先天性心脏病的概率就相对较高。

（2）家庭史:①遗传性疾病,如马方综合征与主动脉瘤、主动脉瓣关闭不全有关。②先天性心脏病,近亲有先心病史。

2. 身体状况

（1）出生体重:间接反映心脏发育程度。如母亲为糖尿病患者的新生儿体重较大,心脏异常发病率较高。

（2）青紫:先天性心脏病青紫特点为中央型青紫,多数为全身持续性青紫,吸氧不能缓解,PaO_2 降低,需与外周型青紫鉴别,仅有口周青紫没有意义。若青紫仅限于四肢末端、鼻尖等体温较低的部位,经保暖及改善微循环后青紫消失为外周性青紫。

（3）心力衰竭:通常由于心脏容量负荷或者压力负荷增加所致,也可因心肌功能障碍导致。临床表现缺乏特异性,患儿通常出现气促、心率加快、乏力多汗、

69

易激惹、喂养困难、生长迟缓,部分患儿还可出现肺部感染的表现。

（4）全身症状评估:心源性循环血量不足表现为皮肤花纹、四肢冰冷、倦怠、周围脉搏减弱、收缩压和脉压降低,少尿以及酸中毒,鉴别时应测量四肢血压。对脉搏、血氧饱和度进行判断时应注意对比左右上肢及上下肢间的情况。

（5）辅助检查:注意胸部 X 线、心电图和超声心动图检查结果。X 线可反映心脏外形;心电图可提示血流动力学改变对心脏的影响;超声心动图可直接提示心脏各腔大小、室壁和瓣膜厚度、大血管的情况。

3. 心理 - 社会评估　了解患儿及其家长对疾病的心理反应及应对方式、对疾病的防治态度等。

（二）护理问题

1. 活动无耐力　与体循环血量减少或血氧饱和度下降有关。

2. 营养失调:低于机体需要量　与喂养困难及体循环血量减少、组织缺氧有关。

3. 生长发育迟缓　与体循环血量减少或血氧下降影响生长发育有关。

4. 有感染的危险　与肺循环血量增多及心内缺损易致心内膜损伤有关。

5. 潜在并发症:心力衰竭、感染性心内膜炎、脑血栓。

6. 焦虑　与家长对疾病的相关知识不了解和手术担忧有关。

（三）护理措施

1. 转运危重先心病新生儿的转运小组应包括经过专职训练的新生儿专科医师、心脏专科医师和护士,密切注意新生儿的各项生命体征,以确保转运安全。

2. 维持体温稳定　新生儿体温调节中枢发育不全,体表面积相对较大,皮肤薄,缺乏皮下脂肪,极易出现低体温。尽早将患儿置于暖箱或辐射台保暖,选择合适的温湿度。

3. 合理用氧　采用头罩或箱式给氧。应特别注意合适的用氧浓度及方式,使用21%~40% 的氧浓度,必要时给予人工气道机械辅助通气。对于非导管依赖型的先心病如单纯室间隔缺损、房间隔缺损等,氧气吸入有助于改善低氧血症及心肌缺血缺氧,但对于部分青紫型先心病应给予低流量吸氧,流量为0.5~1.0L/min。以最低的吸入氧浓度维持血氧饱和度,避免因吸入高浓度氧使动脉导管的管壁肌肉收缩导致导管关闭。注意完全性大动脉转位(transposition of the great arteries, TGA)患儿不能进行吸氧,因其最明显的特征是主、肺动脉相对位置异常,常见于主动脉在肺动脉的右前方,与解剖右室相连,肺动脉则与解剖左室相连,从而形成两个截然分开的并行循环系统,因此出生后必须伴有两个大循环间的分流交通,才能维持生命,交通的部位可在心房、心室或大动脉,大多数患儿在出生后即出现青紫,吸氧后不能改善,充血性心力衰竭会逐渐加重。

4. 合理喂养 母乳喂养是先心病患儿喂养的最佳选择,必要时添加配方奶或母乳强化剂,密切监测患儿喂养的耐受情况。

5. 预防感染 严格执行手卫生,遵守无菌操作原则,集中操作,及时发现可能发生感染的症状体征,及时处理。

6. 监测患儿一般情况,如体温、肌张力、活力反应、体重、尿量,特别需要注意心率、呼吸及血氧饱和度的变化情况。动脉导管未闭患儿的护理过程中注意监测出入量,治疗过程中限制液体量,过多的液体摄入增加早产儿发生 PDA 的危险性,使 PDA 患儿发生肺充血、心力衰竭,病情加重。

7. 健康教育 保证患儿睡眠,集中护理;供给充足营养,预防感染,注意保护性隔离,以免交叉感染;注意观察病情,观察有无心率增快、呼吸困难、水肿、肝大等心力衰竭的表现,如出现上述表现,立即给予吸氧,及时与医生取得联系;做好健康宣教。

(四)护理评价

1. 评价患儿活动耐力是否增加,满足基本生活所需。

2. 能否获得充足的营养,满足生长发育的需要。

3. 有无发生感染等并发症。

4. 家长是否了解本病的有关知识,是否积极配合诊疗和护理。

二、新生儿心律失常

心律失常是指心脏冲动的频率、节律、起源部位、传导速度与激动次序的异常。任何类型的心律失常在新生儿期均可发生,如窦性心动过速、过缓、房室传导阻滞。室上性心律失常较室性多见,新生儿心律失常多为功能性及暂时性,预后较年长儿好。

(一)护理评估

1. 健康史

(1)出生史:了解患儿出生前的情况及出生时的详细记录,包括胎次、产次、分娩方式、有无胎膜早破、羊水、脐带、Apgar 评分、复苏抢救等情况。

(2)家庭史:了解母亲的血型、有无心肺疾患、糖尿病、高血压、有无遗传性疾病、过敏性疾病、传染性疾病等。

2. 身体状况

(1)对患儿进行心脏视、触、听的全面检查。新生儿心律失常表现为心率异常,不同类型心律失常有不同临床表现,如室上性心动过速表现为呼吸急促、口周发绀、面色苍白、拒乳等。

(2)注意心率和心电图的辅助检查结果。心电图可提示心率异常情况及心律失常类型,可作为诊断依据。

3. 心理 - 社会评估　了解患儿及其家长对疾病的心理反应及应对方式,对疾病的防治态度等。

（二）护理问题

1. 活动无耐力　与严重心律失常引起的心排出量减少有关。

2. 潜在并发症:心力衰竭、心搏骤停。

3. 焦虑　与家长担心患儿心律失常反复发作有关。

（三）护理措施

1. 密切观察病情变化　观察脉搏、呼吸、血压,心率、心律,以及神志、面色等变化。严重心律失常应实行心电监护,注意有无引起猝死的危险征兆,如有发现,应立即抢救,报告医生处理。同时吸氧、开放静脉通道、准备抗心律失常药物。

2. 用药护理　任何一种抗心律失常药物其本身就可能导致心律失常,如地高辛的治疗质量与中毒剂量接近,且毒性反应较重,因此用药时必须进行严密的心电监护,若发生心率突然下降等异常情况,应立即停止用药,以防发生心搏骤停。

3. 保持患儿安静　剧烈的哭闹使心肌耗氧增加,容易诱发或导致心力衰竭。对哭闹严重患儿及时查明原因,尽早处理,必要时通知医生,避免患儿哭闹,降低耗氧。

4. 合理用氧　缺氧可导致或加重心律失常,对有发绀、呼吸困难患儿及时遵医嘱给予吸氧,吸氧时注意湿化,避免呼吸道干燥。

5. 合理喂养　加强营养供给,增加患儿抵抗力,无禁食指征患儿进行肠内营养,喂养以母乳为最佳。喂养困难者,可少量多次喂养,喂养时注意观察患儿面色、呼吸、心率、心律、经皮血氧饱和度。

（四）护理评价

1. 评价患儿活动耐力是否增加,能满足基本生活所需。

2. 有无心力衰竭等并发症的发生。

3. 家长是否了解本病的有关知识,是否积极配合诊疗和护理。

三、新生儿心力衰竭

新生儿心力衰竭(heart failure of the newborn)简称心衰,是以血流动力异常为特征,由神经体液系统失衡、心脏及外周血管内皮功能障碍和细胞因子活性增高等因素所控制的复杂综合征。使心排出量不能满足全身组织代谢所需的状态,是新生儿期常见急症。其病因和临床表现与其他年龄患儿有所不同,并易与其他疾病混淆,因其变化急剧,如不及早处理,常可危及生命。

（一）护理评估

1. 健康史

（1）出生史：了解患儿出生前的情况及出生时的详细记录，包括胎次、产次、分娩方式、有无胎膜早破、羊水、脐带、Apgar 评分、复苏抢救等情况。评估心衰的诱因与病因，患儿有无呼吸道感染等。

（2）家庭史：了解母亲的血型、有无心肺疾患、糖尿病、高血压，有无遗传性疾病、过敏性疾病、传染性疾病等。

2. 身体状况

（1）评估患儿生命体征，包括体温、呼吸、心率、血氧饱和度。

（2）评估患儿心肺情况，是否有心脏扩大、心率加快、病理性杂音等。

3. 心理 - 社会状况　了解患儿及其家长对疾病的心理反应及应对方式，对疾病的防治态度等。

（二）护理问题

1. 气体交换受损　与左心衰竭至肺循环淤血有关。

2. 心输出量减少　与心功能差及心脏负荷加重有关。

3. 体液过多　与右心衰竭致体循环淤血、水钠潴留、低蛋白血症有关。

4. 潜在并发症：洋地黄中毒。

（三）护理措施

1. 一般护理　严密监护心率、血压、经皮血氧饱和度及末梢循环。取适当体位，可将患儿床头抬高 15°~30°，使用输液泵控制静脉液体输注的速度。必要时对烦躁、激惹、难以安慰的患儿给予镇静剂，避免加重心脏负担，保证充分的休息以储存能量、便于喂养。各种操作集中进行，减少对患儿的打扰。

2. 用药护理

（1）洋地黄类药物使用的护理：用药前需了解患儿心、肾功能，是否使用利尿剂，有无电解质紊乱。关注地高辛的血药浓度。新生儿洋地黄中毒症状不典型，可表现为嗜睡、拒奶、心律失常如期前收缩。钙剂与洋地黄有协同作用，应避免同时使用，必须使用时，两者应间隔 4~6h。记录强心药物使用情况，包括用药时间、剂量及患儿用药时的心率、心律、呼吸。

（2）血管扩张剂使用的护理：严密监测血压及末梢循环，观察有无低血压的症状。硝普钠需要现用现配，避光使用。

（3）利尿剂使用的护理：必须监测血清电解质水平。服用多种利尿剂和血管紧张素酶抑制剂患儿必须密切观察。注意水肿体征的变化，每天测量体重，记出入液量。应注意心率、心律及电解质变化，尤其是低钾表现。

3. 合理喂养　应提供足够的热量和液体使新生儿体重获得适当增长。心衰患儿所需热量摄入较正常健康新生儿的推荐量明显增高。可增加喂养的热量,少量多次喂养。

4. 皮肤护理 应经常变换水肿患儿的体位,避免患儿皮肤破损。骶尾部的皮肤要特别注意有无因受压而导致的发红。

5. 预防感染 避免呼吸道感染的人员接触患儿,将患儿置于非感染房间,各项操作前后洗手,严格执行无菌操作,防止交叉感染。

(四)护理评价

1. 患儿心功能是否改善,血氧饱和度是否正常。

2. 患儿周身皮肤颜色是否红润、皮肤是否完整。

3. 患儿有无疼痛或是否舒适。

4. 有无并发症或并发症是否及时处理。

四、新生儿休克

新生儿休克是由多种病因引起的以微循环障碍为特征的危重临床综合征,为新生儿常见的急症,也是多见的死亡原因之一,可导致重要器官的微循环灌流量不足、有效循环血量降低及心输出量减少,细胞不能充分利用氧,发生结构和功能的损害,最终导致脏器功能不全。新生儿与其他年龄患儿相比,不论病因、病理生理还是临床方面都有其特殊性。

新生儿休克的临床表现按出现早晚的顺序为:①皮肤颜色苍白或青灰,失去正常新生儿的粉红色。②肢端发凉,上肢达肘部,下肢达膝部。③皮肤毛细血管再充盈时间延长,足跟部 > 5s,前臂 > 3s。④股动脉搏动减弱,甚至摸不到。⑤心音低钝,心率 > 160 次 /min 或 < 100 次 /min。⑥反应低下,嗜睡或昏睡,先有激惹后有抑制,肢体肌张力减弱。⑦呼吸增快,安静时 > 40 次 /min,出现三凹征,有时肺部可听到湿啰音。⑧周身尤其是四肢出现硬肿。⑨血压下降,收缩压足月儿 < 50mmHg,早产儿 < 40mmHg,脉压变小。⑩尿量减少,连续 8h 尿量 < 1ml/(kg·h)表示肾小球滤过率降低,肾小管上皮受损,可导致急性肾衰竭及电解质紊乱。前 5 项为早期轻症患儿,血压下降则是晚期重症休克的表现,此时治疗已很困难。

(一)护理评估

1. 健康史

(1)出生史:了解患儿出生前的情况及出生时的详细记录,包括胎次、产次、分娩方式、有无胎膜早破、羊水、脐带、Apgar 评分、复苏抢救等情况。

(2)家庭史:了解母亲的血型、有无心肺疾患、糖尿病、高血压,有无遗传性疾病、过敏性疾病、传染性疾病等。

2. 身体状况

(1)生命体征:评估体温、呼吸、心率、血压,评估患儿病情危重程度。

（2）意识：评估早产儿是否有嗜睡或昏迷，评估是否存在脑损伤、缺血、缺氧，内环境紊乱等情况。

（3）评估患儿皮肤色泽及温度：有无苍白、花斑、发绀、四肢湿冷或干燥潮红、手足温度。

（4）评估患儿尿量。

3. 心理 - 社会状况　了解患儿及其家长对疾病的心理反应及应对方式，对疾病的防治态度等。

（二）护理问题

1. 体液不足　与大量失血、失液有关。

2. 组织灌流改变　与有效循环血量减少有关。

3. 气体交换受损　与肺组织灌流量不足有关。

4. 有受伤的危险　与脑组织缺氧导致的意识障碍有关。

5. 潜在并发症：多器官系统衰竭。

6. 体温异常　与感染、组织灌注不足有关。

（三）护理措施

1. 一般护理　应减少搬动，体温不升者予保温（轻症可缓慢复温）。将患儿置于温室中，使体温升至 35℃后，送入先加热到 26℃的暖箱内，于 4~6h 内逐渐调节到 30~32℃，使之于 24h 内恢复正常温度。患儿如有高热，以擦浴降温为主，动作要轻。喂少量水或奶，腹胀时留置胃管行胃肠减压。

2. 迅速补充血容量，维持液体平衡　建立静脉通道，大量快速补液，根据心肺功能、失血量、失液量、血压及中心静脉压（central venous pressure，CVP）调整补液速度和量，当血压降低、CVP < 0.4kPa 时，必须扩容，若血压降低而中心静脉压升高，提示患儿有心功能不全或血容量超负荷，应减慢速度、限制补液量，以防止肺水肿及心功能衰竭。

3. 密切观察病情变化　定时监测脉搏、呼吸、血压及 CVP 的变化，观察患儿意识、面唇色泽、肢端皮肤颜色、温度及尿量变化。

4. 准确记录出入量　专人记录输入液体的种类、数量、时间、速度等。详细记录 24h 出入量以作为后续治疗的依据。

5. 用药护理　监测药物的浓度和速度，根据血压值及时调整，防止药物外渗，注意观察患儿心率变化及药物的副作用。

6. 改善通气和供氧　密切观察患儿呼吸频率、节律、深浅度及面唇色泽变化，动态监测动脉血气，了解缺氧程度和呼吸功能。保持呼吸道通畅。

7. 预防感染　休克时机体处于应激状态，免疫功能下降，抵抗力减弱，容易继发感染，应注意预防。

（四）护理评价

1. 患儿体液是否得以平衡,生命体征是否平稳,尿量是否正常。
2. 患儿微循环是否改善,呼吸是否平稳,血气分析值是否维持在正常范围。
3. 患儿体温是否维持正常。
4. 患儿是否发生感染或感染发生后是否及时被发现和控制。

（郭　放）

第六节　消化系统疾病护理规范

消化系统功能包括运动、消化吸收、免疫和保护功能。由于新生儿消化系统解剖生理特点及功能发育不成熟,消化系统疾病在临床上十分常见,包括食管、胃、肠与肝、胆胰等器官的器质性和功能性疾病,病变可局限于本系统,也可累及全身或其他系统,同时,其他系统疾病也可引起消化系统疾病或症状,因此在护理上要做到全面仔细。

一、新生儿口炎

口炎（stomatitis）是指由于病毒、细菌、真菌或螺旋体引起口腔黏膜的炎症。本病多见于婴幼儿期。如病变仅局限于舌、齿龈、口角,亦可称为舌炎、齿龈炎或口角炎。常见病因有:食具不洁、口腔卫生不洁;营养不良、腹泻、长期使用广谱抗生素或糖皮质激素或由于各种疾病导致机体抵抗力下降;机械因素（布或棉花擦伤口腔）、物理因素（饮食过烫）等原因。

（一）护理评估

1. 健康史

（1）出生史:了解患儿出生前和出生时的情况。向家长了解患儿口腔疼痛的部位、时间,有无急性感染、腹泻、营养不良等,有无不适当的擦拭或饮食过热史,是否存在营养不良、腹泻、长期使用抗生素或糖皮质激素,喂养方式,家庭卫生条件及卫生习惯,有无不洁饮食史,有无机械性刺激。

（2）家庭史:了解家庭成员的相关情况,是否有传染病等。

2. 身体状况

（1）溃疡性口炎（ulcerative stomatitis）:本病特征为口腔的各部位均可发生,初起时口腔黏膜充血水肿,继而形成大小不等的糜烂面或浅溃疡,边界清楚,表面有纤维素性炎性渗出物形成的灰白色假膜,拭去假膜可见渗血现象,不久又被假膜覆盖。涂片染色可见大量细菌,局部疼痛、烦躁、拒食、流涎、哭闹,常伴发热,体温可达39~40℃,患儿局部淋巴结肿大,白细胞总数和中性粒细胞数增多。症状轻者,约1周左右体温可恢复正常,溃疡逐渐愈合。严重者,可因进食过少出现脱水和酸中毒。

（2）非感染性口炎：病变发生于直接受损部位，多见于舌的侧缘，也可发生于唇、颊及其他处黏膜，可表现为红肿、出血或溃疡，伴有局部疼痛，如继发感染，则可引起局部淋巴结肿大。

（3）过敏性口炎（allergic stomatitis）：是由于个体差异，一些普通无害的东西如口腔药物作为抗原刺激黏膜，是局部产生抗体反应而引起的黏膜损害。接触致敏物质 24~48h 或数天后才出现症状和体征。

3. 心理 - 社会状况　了解患儿家长的心理状况，对疾病的病因的了解程度，患儿家庭生活环境、经济状况、家长的文化程度、照顾能力等。

（二）护理问题

1. 口腔黏膜受损　与口腔不洁、护理不当、抵抗力下降导致口腔感染有关。

2. 营养失调：低于机体需要量　与疼痛引起拒食有关。

3. 体温过高　与感染有关。

4. 疼痛　与口腔黏膜糜烂、溃疡有关。

5. 知识缺乏：家长缺乏疾病相关的预防和护理知识。

（三）护理措施

1. 口腔护理

（1）少量多次喂水，以保持口腔黏膜湿润和清洁，减少细菌在口腔内繁殖。溃疡性口炎患儿用 0.1% 利凡诺（依沙吖啶）溶液漱口，每日 1~2 次。1%~3% 过氧化氢溶液清洗溃疡面，涂锡类散、抗生素软膏等。非感染性口炎、创伤性口炎可遵医嘱使用冰硼散、锡类散及青黛散局部消炎止痛。过敏性口炎应立即去除致敏物质并进行抗过敏治疗及局部止痛和抗感染。

（2）局部涂药时应采用正确的方法。涂药前先将纱布或干棉球放在颊黏膜腮腺管口处或舌系带两侧，以隔断唾液，再用棉球将病变部黏膜表面水分吸干后方能涂药，以达到局部用药的目的。涂药后尽量使患儿闭口 10min，然后将隔离唾液的纱布或棉球取出，并叮嘱患儿家长不可立即饮水或进食。护理动作轻、快、准，以免引起患儿口腔疼痛。

2. 合理喂养　以微温或凉流质饮食为宜，减少对口腔黏膜的刺激，少量多餐。患儿使用的食具应煮沸消毒或高压灭菌消毒。对不能进食者，应给予管饲喂养或肠外营养，以确保能量及水分供给。

3. 维持体温稳定　每 2~4h 监测体温，必要时随时监测。体温超过 38.5℃ 时，可通过松解包被、衣服等降温，必要时遵医嘱予以药物降温。观察退热效果，做好皮肤护理。

4. 疼痛管理　对于口腔疼痛严重者，可遵医嘱在进食前、口腔涂药前用 2% 利多卡因涂抹局部，同时避免给予刺激性食物、药物。如果患儿流涎要及时清除,保持口腔清洁干燥。

5. 健康教育

(1)向家长讲解口炎发生的原因、影响因素以及护理要点,指导家长保持口腔卫生的方法及饮水、进食和局部涂药的方法。食具专用,定期煮沸消毒或高压灭菌消毒。

(2)指导家长维持患儿良好的卫生状态,纠正吮指等不良习惯,多饮水。

(3)向家长宣传提高机体抵抗力的重要性,指导家长保证患儿均衡营养。

(四)护理评价

1. 经过治疗和护理,患儿口腔黏膜是否恢复完整,是否能够愉快进食,体温是否恢复正常,口腔疼痛有无好转。

2. 患儿家长能否说出口炎的原因及护理要点。

二、新生儿唇腭裂

唇裂是口腔颌面部最常见的先天性畸形,平均每 600~1000 个新生儿中就有 1 个唇腭裂患儿。唇裂不仅严重影响面部美观,还因口、鼻腔相通,直接影响发育,经常导致上呼吸道感染,并发中耳炎。患儿常因吮奶困难导致明显营养不良。

腭裂是口腔颌面部常见的先天性畸形,是上腭等组织的发育不全所致,单纯腭裂的发病率为 1000 个新生儿中 0.4 例,女比男多见。腭裂不仅有软组织畸形,更重要的是不少腭裂患儿有骨组织畸形。因此,腭裂患儿的吸吮、进食及语言等生理功能障碍远比唇裂严重。

(一)护理评估

1. 健康史

(1)出生史:了解患儿出生前和出生时的情况,喂养情况。

(2)家庭史:了解患儿直系或旁系亲属中是否有类似畸形发生;了解孕母妊娠期是否感染过病毒,如流感、风疹或受过某种损伤可能成为唇腭裂的致病原因;孕母是否患有如贫血、糖尿病、严重营养障碍等慢性疾病;是否服用过镇静药、抗癫痫药及激素类药等;怀孕期间母体是否接受过大剂量 X 线照射等。

2. 身体状况

(1)唇裂:主要表现为面部畸形。唇裂的程度不同,表现也不同。由于上颌发育不全,鼻翼根部常下陷。单纯唇裂除造成面部畸形外,对患儿吸吮和发音功能影响较小。

(2)腭裂:主要表现为面部畸形。患儿出生后出现吮乳困难,吞咽乳汁时从鼻腔溢出,发生呼吸道感染和中耳炎,营养不良。

3. 心理 - 社会状况　了解患儿家长的心理状况,对疾病病因的了解程度,患儿家庭生活环境、经济状况、家长的文化程度、照顾能力,以及是否有遗弃孩子的可能等。

（二）护理问题

1. 有误吸的危险　与唇腭裂无法正常吸吮（手术前）及麻醉清醒前吞咽反射较弱有关。

2. 有皮肤完整性受损的危险　与残余食物及口腔分泌物多、浸润局部皮肤有关。

3. 有受伤的危险　与患儿搔抓切口、哭闹、不正确的睡姿有关。

4. 疼痛　与口唇、腭部切口存在有关。

5. 有感染的危险　与唇部切口周围易被口鼻分泌物浸润有关。

6. 营养失调：低于机体需要量　与口腔内手术切口存在、咽部疼痛影响进食有关。

7. 知识缺乏：家长缺乏正确喂养和照护患儿的知识。

（三）护理措施

1. 合理喂养　测量体重,每周 1 次,注意生长发育是否符合同龄儿水平。吸吮困难者用滴管喂养或用汤匙进食。

2. 维持体温稳定　体温保持在正常范围内,避免上呼吸道感染。

3. 局部护理　随时清洁口、鼻腔,保持局部清洁,无湿疹、炎症,无局部皮肤完整性受损的表现。

4. 预防感染　保持面部清洁,避免湿疹及口炎等。术后注意防止切口感染,手术切口保持清洁。唇腭裂修补术后,每次给患儿喂奶后用盐水及 75% 酒精棉签擦净唇部切口,动作轻柔。

5. 术后护理

（1）保持呼吸道通畅。平卧,头偏向一侧,防止呕吐引起窒息。监测生命体征,保持呼吸道通畅。麻醉清醒后取侧卧位,约束双手,防止抓破唇部切口。

（2）全麻清醒后开始进食,用滴管或汤匙喂养,禁止使用奶嘴,1 周后可吸吮母乳。

（3）随时清洁唇部缝合切口,保持局部无血痂。

（4）每次喂奶或进食后用 75% 酒精棉签清洁局部。

（5）术后 5~7d 拆线,注意防止切口裂开。

6. 健康教育

（1）孕期：尽管目前对唇腭裂发病机制仍不十分明确,但在妊娠早期采取积极的预防措施是十分必要的。合理安排膳食营养成分,避免精神过度紧张、情绪激动,保持愉快、宽松、和谐的心情,避免频繁接触放射线,不吸烟和酗酒,避免前往人员密集的公共场所,以免感染病毒性疾病,禁止滥用药物等,有利于减少畸形儿的出生。

（2）术前：①术前数日清洁口腔以预防术后感染。②术前加强营养，以增强抵抗力，避免着凉。③耐心喂养，避免误吸。尽可能母乳喂养。④唇裂哺喂方法：清洁乳房，并加以按摩，使乳汁容易吸出。喂奶时用手指压迫乳晕，乳头突出，让患儿易吸吮。患儿吸奶时用手指堵住唇裂的地方，帮助唇部闭合。喂奶时患儿最好采取半坐姿。喂奶应间歇喂养，并将患儿竖起轻拍其肩背，待空气溢出后再继续喂。喂奶时乳汁从鼻部反流出是唇裂常见现象，不必过于惊慌，应暂停喂食，等咳嗽或打喷嚏后再继续喂食。每次喂奶时间在半小时以内。进食前后需保持口腔清洁。

（3）术后：①保证口唇部切口清洁，避免外伤。②根据患儿情况逐渐添加食物，保证营养摄入。③患儿术后应防止哭闹，尤其是张口大哭，否则可能会导致切口再裂开。对于爱哭者可给予镇静药。

（四）护理评价

1. 口鼻分泌物及痰液是否及时清除。

2. 患儿家长对小汤匙及滴管喂食技术是否掌握。

3. 皮肤是否完整。

4. 一切可能触碰切口的危险因素是否都得到了解除。

5. 患儿不适或疼痛是否得到缓解。

6. 唇部切口有无红、肿、热、痛等炎性表现。

三、新生儿胃食管反流

胃食管反流（gastroesophageal reflux，GER）是最常见的食管疾病，是因食管下段括约肌的机能缺陷，引起胃液或胆汁从胃反流入食管，是婴幼儿顽固性呕吐和生长发育迟缓的重要原因。

（一）护理评估

1. 健康史

（1）出生史：了解患儿出生前和出生时的情况。评估患儿病史、日龄，咳嗽、哮喘及上腹部不适等相关症状的诱因。

（2）家庭史：了解家庭成员的相关情况，是否有传染病等。

2. 身体状况

（1）胃食管反流常见表现：①呕吐最常见，患儿生后第1周即呕吐，逐渐发展成为食后呕吐，呈喷射状，吐出物为胃内容物，偶有呕血。②体重不增，生长发育缓慢，消瘦。③出血。④肺部症状，如肺纤维化，少数诱发支气管痉挛，引起哮喘发作。反流液刺激咽喉者，引起反射性喉痉挛，可造成窒息，甚至猝死。

（2）食管外表现：①呼吸道症状，如夜间阵咳、哮喘、肺炎等。②哭闹、睡眠不好、拒食。③缺铁性贫血、营养不良。少数可出现间歇性斜颈或姿势怪异（Sandifer 综合征）。

3. 心理 - 社会状况　评估患儿家长的心理状态，对疾病的病因的了解程度，患儿家庭生活环境、经济状况、家长的文化程度、照顾能力等。

（二）护理问题

1. 有窒息的危险　与吐奶和呕吐有关。

2. 营养失调：低于机体需要量　与反复呕吐致能量和各种营养素摄入不足有关。

3. 疼痛　与胃内容物反流致反流性食管炎有关。

4. 知识缺乏：家长缺乏本病护理的相关知识。

（三）护理措施

1. 密切观察病情变化　监测心率、呼吸、血氧饱和度，巡视过程中加强管饲患儿心电监护。若发现患儿反流后有吸入，立即用负压吸引器吸出反流物，用消毒湿巾擦净口鼻。

2. 合理喂养

（1）少量多餐。对于需要管饲的患儿，应遵循少量多次的原则，管饲前抽空胃内残留液，再缓慢注入奶液，每次管饲时间不少于 15~20min，可减少呕吐和起到持续缓解胃酸的作用。管饲完毕，护士在床边观察 10min，喂奶后 1h 内加强巡视，发现呕吐及时处理。对于反复出现呼吸暂停的患儿不主张采用管饲法。

（2）对呕吐患儿用温开水或生理盐水洗胃，反复清洗 2~3 次，直至洗胃液清澈。洗胃前将胃管接 5ml 注射器抽出胃内容物，洗胃后 1h 给予母乳喂养或选用早产儿配方奶粉喂养。

3. 保持排便通畅　腹部按摩能促进胃肠道蠕动，减少呕吐和反流的发生，也能有效防止呼吸暂停的发生。

4. 体位护理　对患儿的体位护理应有专人准确记录，当发现体位不当时及时纠正。头高俯卧位因重力作用抵抗了胃内容物反流，可明显减少食管反流，有助于胃排空。减少误吸的风险及能量的消耗，对减少肺疾病的发生也是有益的。

5. 疼痛管理　转移患儿注意力以减轻疼痛或者遵医嘱使用止痛药。

6. 健康教育

（1）教育家长认识疾病，掌握疾病的护理要求。

（2）指导家长对新生儿的饮食注意定时定量、少食多餐，食物温度适宜。餐后避免卧床，防止反流，可取直立位或半卧位，平卧位床头抬高 30°。

（3）讲解药物知识，指导家长遵医嘱规律服药，坚持治疗，避免服用对食管、胃黏膜有刺激性的药物。

（4）做好出院指导，向患儿家长讲述胃食管反流病发病机制，并说明综合护理治疗,尤其是体位治疗和合理喂养的重要性,指导家长掌握保持患儿正确体位及合理喂养的要点。胃食管反流症状顽固,治愈后易复发,因此必须向家长强调,出院后仍要持续用药,定期门诊复查。

（四）护理评价

1. 反流物是否及时清除。

2. 患儿家长对胃食管反流病是否了解,是否已掌握患儿的喂养原则。

3. 患儿不适或疼痛的症状是否得到缓解。

四、新生儿咽下综合征

新生儿咽下综合征（swallowing syndrome of newborn）多见于有难产窒息史或过期产史的新生儿。主要特点为因吞入大量羊水出生后即出现呕吐,进食后呕吐加重,呕吐内容物为羊水,也可带血,持续 1~2d 多自愈。正常情况下胎儿在宫内可吞入少量羊水,对胎儿的胃黏膜并无刺激。但在分娩过程中,胎儿如吞入羊水量过多或吞入被胎粪污染或已被感染的羊水,或含较多母血的羊水,即可发生新生儿咽下综合征。

（一）护理评估

1. 健康史

（1）出生史:了解患儿出生前和出生时的情况。评估有无难产、窒息或过期产史;了解分娩过程中是否吞入羊水、血液或产道内容物;有无先天性消化道畸形,如食管闭锁、肠管闭锁等。

（2）家庭史:了解家庭成员的相关情况。

2. 身体状况

（1）呕吐:出生后尚未开奶,即开始呕吐,吐出物呈泡沫黏液样,有时呈绿色,为被胎粪污染的羊水,有时含咖啡色血样物。开始喂奶后呕吐常加重,进奶后即吐出。但一般情况正常,无呛咳,也无发绀等症状。

（2）胎便排出:通常在 1~2d 后,将咽下的羊水及产道内容物以及血液吐净后呕吐即停止。

3. 心理-社会评估 评估家长的心理状态及对疾病的认识程度,是否能够积极配合疾病的治疗护理,患儿家庭生活环境、经济状况、家长的文化程度、照顾能力等。

（二）护理问题

1. 营养失调:低于机体需要量 与摄入不足有关。

2. 活动无耐力 与供需失调有关。

3. 有窒息的危险 与呕吐物反流有关。

4. 潜在并发症:脱水、电解质紊乱、吸入性肺炎、窒息、低血糖。

（三）护理措施

1. 体位护理 呕吐量较大应取侧卧位,防止误吸或窒息的发生。

2. 洗胃护理 洗胃时给予鼻导管吸氧,观察呼吸、面色、心率及神志变化。插管动作轻、快、稳,抽吸压力不要太大,以抽吸顺畅无阻力为标准,洗胃液以30~35℃为宜,注入液体速度一般以30s注入液量15ml为宜,防止造成黏膜损伤。注意观察洗出液的量、性质、颜色变化。观察患儿3~5min如无恶心、呕吐时可拔出胃管,以后每2h喂哺5%葡萄糖液1次,至呕吐停止2h后开始按需喂奶。

3. 呕吐护理 注意观察呕吐物的性质、次数及发生的时间及伴随症状。发生呕吐时轻拍患儿背部,将头偏向一侧,防止呕吐窒息。如呕吐物误入气道或流出不畅,立即用吸引器吸引。吸引动作轻快,以免刺激迷走神经再次诱发恶心呕吐。呕吐后更换衣被并及时清除呕吐物,防止酸性呕吐物刺激皮肤而产生炎症。患儿呕吐后应及时清除口腔内分泌物,防止继发感染。

4. 维持水、电解质平衡 一般新生儿呕吐于洗胃后2h即可哺乳,呕吐严重者需禁食6~12h,禁食期间予以静脉补充液体,防止水、电解质平衡失调及低血糖。补液速度不宜过快,滴速<10ml/（kg·d）为宜。

5. 合理喂养

（1）喂养量:停止呕吐后先试喂5ml糖水或5ml配方奶或少量母乳,观察吸吮力度及速度,要少量多餐,循序渐进地喂养,逐渐加量直到患儿耐受量。

（2）喂养姿势:患儿平卧时,头可偏向一侧,垫高头肩部,约束双上肢置于身体两侧,防止膈肌提高导致胃压力增高引起胃液逆流。喂奶后托起患儿轻拍背部,使胃内气体溢出,减少呕吐的发生,可以大大降低吸入性肺炎的发病率。

（3）留置胃管患儿应妥善固定管路,防止胃管脱出。

6. 健康教育

（1）向家长介绍本病的发生原因、临床表现及治疗情况,指导家长正确的喂养方法。

（2）保持局部皮肤的清洁干燥,注意保暖。

（四）护理评价

1. 反流物是否及时清除。

2. 患儿家长对新生儿咽下综合征是否了解,是否已掌握患儿的喂养原则。

3. 患儿不适是否得到缓解。

4. 患儿的营养状况与同龄儿相比是否达到正常水平。

五、新生儿腹泻

新生儿腹泻或称腹泻病,是由多种病原菌、多因素引起的消化道综合征。

典型表现为大便次数增多、大便性状改变。常见病因为婴幼儿消化系统发育未成熟、机体防御能力较差、人工喂养、肠道内外感染以及肠道菌群紊乱等。

（一）护理评估

1. 健康史　评估喂养史包括喂养方式,有无饮食不洁或食物过敏史;有无肠道内、外感染表现,询问患儿腹泻开始时间,大便次数、颜色、性状、量、气味,有无发热、呕吐、腹胀、腹痛、里急后重等症状;既往有无腹泻史;有无其他疾病及长期使用抗生素史。

2. 身体状况　评估患儿生命体征如神志、体温、脉搏、呼吸、血压、皮肤黏膜、脱水程度和营养状态。检查肛周皮肤有无发红、发炎和破损。

（1）胃肠道症状:①轻型,食欲缺乏,偶有呕吐,大便每日数次或 10 余次,呈黄色或黄绿色稀便或水样便,有酸臭味,可有奶瓣或混有少量黏液。②中重型,常有呕吐,大便每日数十次至 10 余次,每次量多,呈蛋花汤或水样便,可有少量黏液,有时可呈脓血样或血性。

（2）全身中毒症状:①轻型偶有低热。②中、重型常有发热、精神萎靡、烦躁不安、意识模糊甚至昏迷。

（3）水、电解质和酸、碱平衡紊乱:①脱水,眼窝及前囟凹陷,眼泪及尿量减少,黏膜及皮肤干燥,皮肤弹性差,烦躁、嗜睡甚至昏迷、休克。②代谢性酸中毒,轻度呼吸稍快,中、重度口唇呈樱桃红色或发绀,呼吸深快,精神萎靡或烦躁不安、嗜睡甚至昏迷。③低钾血症:神经、肌肉兴奋性降低,腱反射减弱或消失,腹胀、肠鸣音减弱甚至肠麻痹,心音低钝、心律失常、心电图改变等。④低钙和低镁血症:手足震颤、抽搐或惊厥。

3. 心理 - 社会状态　了解家长的心理状态及对疾病的认识程度,是否缺乏新生儿喂养和卫生知识,评估其社会支持系统。

（二）护理问题

1. 体液不足　与腹泻、呕吐丢失过多和摄入量不足有关。

2. 体温过高　与肠道感染有关。

3. 有皮肤完整性受损的危险　与大便次数增多刺激臀部皮肤有关。

4. 营养失调:低于机体需要量　与腹泻、呕吐丢失过多和摄入不足有关。

5. 知识缺乏:家长缺乏合理喂养知识、卫生知识以及腹泻患儿的护理知识。

（三）护理措施

1. 预防感染　做好床边隔离,护理患儿前后洗手,防止交叉感染。

2. 维持水、电解质平衡　根据病情选择口服或静脉补液。

（1）口服补液:用于轻中度脱水而无明显周围循环障碍及无呕吐或呕吐不剧烈且能口服的患儿。

（2）静脉补液:用于中、重度脱水或吐泻频繁的患儿,根据脱水程度和性质的不同,结合患儿具体情况决定补液的成分、容量和输注时间。

1）建立静脉通道(必要时使用中心静脉通道),保证液体按计划输入,特别是重度脱水者,必须尽快补充血容量。

2）按照先盐后糖、先浓后淡、先快后慢、见尿补钾的原则,补钾浓度<0.3%,每日补钾总量静脉点滴时间不应少于6~8h,严禁补钾直接静脉推注。

3）记录每小时输液量,根据病情调整输液速度,了解补液后第一次排尿时间,评估疗效。

（3）严格记录24h出入液量。

3. 密切观察病情变化

（1）维持体温稳定:发热时遵医嘱给予物理或药物降温,多饮水,及时擦干汗液,更换衣服,做好口腔及皮肤护理。

（2）代谢性酸中毒:当患儿出现呼吸深长、精神萎靡、口唇樱红,应及时报告医生。

（3）低钾血症:常发生于输液后脱水纠正时,当发现患儿全身无力、不哭或哭声低下、吃奶无力、肌张力低下、反应迟钝、恶心呕吐、腹胀及听诊肠鸣音减弱或消失,心音低钝,心电图显示T波平坦或倒置,U波明显,ST段下移和/或心律失常时,提示有低钾血症存在,应及时补充钾盐。

（4）判断脱水程度:评估患儿脱水的程度,动态观察经过补充液体后脱水症状是否得到改善。

（5）大便:观察记录大便次数、颜色、性状及量,做好动态比较,为输液方案和治疗提供可靠依据。

4. 用药护理　遵医嘱使用抗生素、肠黏膜保护剂及肠道微生态调节剂,补充微量元素和维生素。

5. 合理喂养　根据患儿病情合理安排饮食,达到减轻胃肠道负担、恢复消化功能的目的。持续母乳喂养,人工喂养患儿应调整饮食;双糖酶缺乏者不宜用蔗糖,可选用免乳糖配方奶粉。

6. 臀部护理　选用柔软布类尿布,勤更换,每次便后用温水清洗臀部并擦干,局部皮肤发红可涂护臀霜防止红臀。

7. 健康教育

（1）指导家长合理喂养,宣传母乳喂养的优点,避免在夏季断奶。

（2）指导家长正确配制和使用口服补液盐(oral rehydration salts , ORS)溶液。

（3）注意饮食卫生,注意食物新鲜清洁和食具消毒,避免肠道内感染。

（4）治疗原发病,防止受凉或过热,冬天注意保暖,夏天多喝水。

（5）向家长讲解本病的护理要点及预防知识。指导家长遵医嘱按时服药,定期复诊。

（四）护理评价

1. 经过治疗和护理,患儿腹泻、呕吐次数有无减少或停止,大便是否恢复正常;脱水、电解质紊乱是否得到纠正;尿量有无增加;体温是否维持正常。

2. 皮肤是否完整,住院期间有无并发症的发生。

3. 患儿家长是否掌握腹泻的相关护理知识。

六、新生儿坏死性小肠结肠炎

新生儿坏死性小肠结肠炎(necrotizing enterocolitis of newborn)为一种获得性疾病,主要发生在早产儿或新生儿中,多在出生后 2 周内发病。其特征为小肠黏膜甚至深层的坏死,最常发生在回肠末端,结肠和近端小肠很少受累。

（一）护理评估

1. 健康史

（1）出生史:了解患儿出生前和出生时的情况。评估患儿是否有肠道畸形,是否存在营养不良。

（2）家庭史:了解家庭成员的相关情况,是否存在遗传或者传染病等。

2. 身体状况

（1）观察体温、呼吸、皮肤颜色以及神志变化,注意病情发展。

（2）观察大便情况,有无大便隐血或肉眼血便。

（3）观察腹部饱满度和胃引流液情况。

（4）并发症:有无昏睡、面色苍白或休克症状及肠穿孔等;观察皮肤是否有瘀斑、注射部位是否有渗血、呕血、血尿等凝血障碍等表现。

（5）了解实验室检查如便常规、便潜血实验以及 X 线腹部平片、B 超等检查的结果。

3. 心理 - 社会状态　评估家长的心理状况,有无焦虑等不良心理;评估家长对疾病的了解程度等。

（二）护理问题

1. 体温过高　与细菌毒素有关。

2. 体液不足　与腹泻、呕吐、禁食、胃肠减压有关。

3. 营养失调:低于机体需要量　与腹泻、呕吐、长期禁食有关。

4. 潜在并发症:休克与血容量下降、微循环障碍有关。

（三）护理措施

1. 一般护理

（1）将患儿安置在适宜的床单元,保持温湿度适宜。

（2）观察体温变化,4h 测量体温 1 次,并记录体温曲线。体温高于 38℃,给予物理降温或遵医嘱给予药物降温。

（3）腹泻患儿注意臀部护理,每次便后用温水洗净臀部,涂护臀霜等,减轻大便对皮肤的刺激,保持臀部皮肤的完整性,预防臀红。

（4）遵医嘱给予抗生素治疗,控制感染。

（5）持续心电监护,每小时评估小儿皮肤颜色,注意观察患儿有无面色苍白、昏睡及休克的症状及体征,严格记录患儿24h液体出入量。

（6）监测有关的实验室检查,血、便常规、大便隐血试验、血气、血糖等异常情况,及时汇报医生。因存在严重败血症的危险,应密切观察病情变化,及时采取适当的干预措施。

2. 合理喂养　每个班次测量腹围1次,观察有无腹胀及有无肠鸣音。腹胀明显者行胃肠减压,观察胃液残留量及引流液的性状,保持引流管顺畅,胃肠减压期间做好口腔护理。观察腹胀的缓解情况及引流物的性状及量。当发现有完全性肠梗阻、肠出血等立即通知医生,如需手术者做好术前准备及术前宣教。恢复喂养时,从水开始,逐渐增加奶量和浓度。如患儿呕吐,应头偏向一侧,及时清除呕吐物,保持皮肤及床单位清洁,记录呕吐物的颜色、性状、量,及时留取标本送检。

3. 维持水、电解质平衡　由于禁食、胃肠减压、液体丢失过多及补充不足可导致水及电解质紊乱,住院期间应保持患儿出入液量平衡,体重稳定。

（1）严格记录患儿24h出入液量:准确记录出入量,称量尿布重量、测引流量和呕吐物的量;按医嘱输液,合理安排补液速度和预估补液量,保证出入液量平衡。

（2）监测体重变化:每天同一时间同一体重秤测量体重,在体温单上绘制体重曲线。

（3）评估患儿不显性失水的情况:早产儿、光疗患儿、辐射台的患儿、体温升高的患儿不显性失水明显增加,遵医嘱酌情增加补液量,例如光疗的患儿一般增加20%~30%,辐射台的患儿一般增加20%~50%。

（4）减少患儿不显性失水的方法:保持适宜的环境温度22~24℃,相对湿度55%~65%;使用新生儿暖箱、防护罩或用保鲜膜覆盖在辐射式暖箱上,保持局部环境的适宜湿度;防止蒸发、辐射、传导、对流造成的水分丢失。

（5）监测大便情况:仔细观察、记录大便的次数、颜色、性状及量,了解大便变化过程,及时正确留取大便标本送检。每次便后用温水洗净臀部并外涂鞣酸软膏,减少大便对皮肤的刺激,保持臀部皮肤的完整性。

（6）观察尿量和尿的颜色,监测尿的比重。尿量不少于1~3ml/（kg·d）,尿比重为1.008~1.012。

（7）每2~4h观察皮肤黏膜及囟门情况,保持皮肤弹性好、黏膜湿润、囟门张力正常。

（8）补液的护理:建立良好的静脉通道,保持药物及液体及时进入,并根据病情调节点滴速度。

4. 促进舒适

（1）观察患儿腹部饱满度、腹胀消退情况及引流物的颜色、性状和量，以及患儿的精神反应。

（2）对烦躁哭闹的患儿给予镇静药。

（3）避免拥抱患儿及触摸腹部，腹胀时不要包尿布或让患儿俯卧，避免碰压腹部，可取侧卧位。

（4）保持室内安静，护理操作集中进行，避免不必要的操作，尽量减少对患儿的刺激。

5. 健康教育

（1）向家长说明本病的护理要点及预防知识。

（2）指导家长正确喂养，注意饮食卫生。

（3）让家长了解病情，取得理解和配合。

（4）指导家长遵医嘱按时服药，定期复诊，防止复发。

（四）护理评价

1. 病情是否稳定，感染是否得到控制。

2. 患儿是否舒适。

3. 是否及时发现并发症早期征象。

4. 是否做好病情解释，使家长积极配合治疗。

（余立平）

第七节 泌尿系统疾病护理规范

泌尿系统各器官（肾脏、输尿管、膀胱、尿道）均可发生疾病，并波及整个系统。泌尿系统的疾病既可由身体其他系统病变引起，又可影响其他系统甚至全身。泌尿系统疾病多数和其他系统疾病类似，包括感染、先天性畸形、遗传、损伤、肿瘤等，但又有其特有的疾病，如肾衰竭等。护理中应维持水、电解质及酸碱平衡，同时做好病情观察与处理。

一、新生儿泌尿道感染

泌尿道感染（urinary system infection, UTI）是指因某种细菌感染引起的菌尿及尿中白细胞或脓细胞增多，细菌可由血行扩散或直接侵入尿路而引起感染，包括肾盂肾炎、膀胱炎和尿道炎，由于感染病变难以局限在某一部位，临床上无法定位，统称为泌尿道感染。新生儿尿路感染对肾脏的损害高于成人，反复感染可造成不可逆性的肾脏损害。

（一）护理评估

1. 健康史

（1）出生史：评估患儿的年龄、性别、疾病史，患儿是否有泌尿系统畸形，是否曾经接受泌尿道器械（如导尿管）检查，是否存在不良的卫生习惯，是否存在营养不良。

（2）家庭史：了解家庭成员的相关情况，是否有传染病等。

2. 身体状况

（1）观察患儿是否有发热、呕吐、腹痛、腹泻等表现，是否有尿线中断、排尿时哭闹、夜间遗尿等尿路刺激症状。

（2）患儿是否出现全身症状。症状轻重不一，可为无症状性菌尿或呈严重的败血症表现，可有发热、体温不升、体重不增、拒奶、腹泻、黄疸、嗜睡和惊厥等表现。

3. 心理 - 社会状况　了解患儿既往有无住院经历，家长的心理与社会支持系统。

（二）护理问题

1. 体温过高　与细菌感染有关。

2. 排尿障碍　与膀胱、尿道炎症有关。

3. 潜在并发症：药物不良反应。

（三）护理措施

1. 一般护理

（1）休息：急性期需卧床休息、补充水分，通过增加尿量起到冲洗尿路的作用，还可降低肾髓质及乳头部组织的渗透压，不利于细菌繁殖。

（2）合理喂养：早期喂养，按需调整喂养方式，增加机体抵抗力。

（3）维持体温稳定：监测体温变化，高热患儿给予物理降温或药物降温，补充足够液体量和热量。

（4）皮肤护理：保持皮肤清洁，每天沐浴 1 次，勤换尿布；非一次性尿布用阳光暴晒或开水烫洗晒干，每次排便后用温水冲洗臀部、擦干，注意外阴部的清洁，女婴换尿布时应从前向后擦拭粪便，以免粪便污染尿道口。

2. 密切观察病情变化　观察生命体征及皮肤颜色、神志改变及体温变化、吃奶情况、体重增长情况。观察尿量、尿色及有无尿频尿急、尿痛，定期复查尿常规及尿培养，了解病情变化和治疗效果。

3. 维持电解质和酸碱平衡　根据病情及时抽血做生化检验，根据化验结果及时处理。

4. 用药护理　遵医嘱应用抗菌药物，注意用药时间、方法和药物副作用。注意有无少尿、无尿、血尿、恶心呕吐及食欲减退等副作用。应用氨苄西林、头孢类抗生素等,注意观察药物使用过程中有无过敏反应,备好抢救药品和用物。

5. 健康教育

(1)向患儿家长讲解有关疾病的护理要点及预防知识,指导家长为患儿勤换尿布,便后洗净臀部、保持清洁;女孩清洗外阴时从前向后擦洗,单独使用洁具,防止肠道细菌污染尿道引起上行性感染;及时处理男孩包茎、女孩处女膜伞处污垢,积极减少感染因素,防止逆行性感染的发生。

(2)指导家长按时服药,定时复查,防止复发与再感染。一般急性感染治疗结束后每月随访1次;除尿常规外,还应做中段尿培养,连续3个月;如无复发可以认为治愈。反复发作患儿每3~6个月复查一次,持续2年或者更长时间。

(四)护理评价

1. 经过治疗和护理,患儿体温是否恢复正常。

2. 尿路刺激症状是否得到缓解,有无发生并发症。

3. 家长是否知晓本病的诱因及防治措施。

二、新生儿泌尿生殖系统畸形

新生儿由于胚胎期的发育异常或某些遗传因素,可以使泌尿系统各器官发生畸形。常见尿道瓣膜症、尿道下裂、鞘膜积液、隐睾症。

(一)护理评估

1. 健康史

(1)出生史:了解患儿出生前和出生时的情况。评估患儿的胎龄、性别、疾病史。

(2)家庭史:患儿母亲孕期是否接触各类物理、化学、放射线等不良因素,患病后是否使用有可能导致胎儿畸形的药物,是否有家族遗传史。

2. 身体状况

(1)尿道瓣膜症:分为前尿道瓣膜型与后尿道瓣膜型,后者发生于男婴,是先天性尿路梗阻的最常见原因。后尿道瓣膜型排尿费力,尿滴沥甚至出现急性尿潴留,膀胱增大,可触及腹部肿物,或有尿性腹水,压迫膈肌导致呼吸困难。前尿道瓣膜型排尿困难,尿滴沥,膀胱有剩余尿,严重者可致肾功能不全。尿液充盈,有时可在阴囊部触及肿物,尿后仍有尿滴沥,如用手挤压尿道,仍有尿液排出。

(2)尿道下裂:尿道开口于阴茎的腹侧、正常尿道口近端至会阴部的途径上,而非阴茎头顶端。Ⅰ型即阴茎头型(也称冠状沟型)最常见,畸形最轻,尿道口位于包皮系带部,阴茎头较扁平,包皮在腹侧裂开,一般无症状,也不影响生理功能。Ⅱ型即阴茎体型,尿道口可位于阴茎腹侧任何部位,阴茎向腹侧弯曲,尿道口越向后畸形越明显,患儿可表现为阴茎向下弯曲,严重者可影响排尿和生理功能。Ⅲ型和Ⅳ型即阴茎阴囊型及会阴型,常伴发隐睾、腹股沟斜疝、小阴茎等,重度尿道下裂可伴有性分化异常。

（3）鞘膜积液:由于鞘状突闭合不全,在鞘膜腔内潴留液体而形成的,有自愈的可能。鞘膜积液一般无全身症状,只出现局部肿块,大小不一,增长较慢,不引起疼痛。鞘膜积液的肿块在白天直立时显得充盈膨胀,张力较高,早晨起床时可略显萎瘪。新生儿的鞘膜积液可发生在单侧或双侧,1岁以内有自行消退的可能。

（4）隐睾症:睾丸停留于下降途径中的任何部位,未能按照正常发育过程从腰部腹膜后经腹股沟管下降达阴囊底部,是常见的先天性泌尿生殖系统畸形之一。睾丸未降侧的阴囊小,触诊时不能触及睾丸,轻巧地用手指将睾丸推向阴囊,可以测知睾丸的能动性。如睾丸停留于腹膜后,则不能触及。若阴囊发育良好,以手沿腹股沟管向下推送时,可将睾丸挤入阴囊,则为提睾肌的作用,把睾丸提到阴囊上部或腹股沟管内,这种病例是睾丸上缩,而不是隐睾,不必治疗。

3. 心理 - 社会状况　了解患儿之前既往有无住院经历,患儿家长的心理与社会支持系统。

（二）护理问题

1. 排尿障碍　与尿道开口异常或包皮嵌顿有关。

2. 疼痛　与手术切口、阴茎勃起及包皮刺激有关。

3. 有感染的危险　与外生殖器畸形和手术切口易被污染有关。

4. 焦虑　与家长担心手术效果及复发问题有关。

5. 知识缺乏:家长缺乏术前检查及准备方面的知识,及照料术后患儿日常生活护理方面的知识。

（三）护理措施

1. 术前准备

（1）皮肤准备:指导家长给患儿穿宽松的棉织内裤,保持阴囊部皮肤清洁、完整、无破溃。术前1d沐浴,会阴部皮肤清洁与消毒。

（2）饮食护理:术后6h内禁食,之后可多饮水,以起到冲刷膀胱的作用。加强营养,增强抵抗力,根据病情予静脉补充营养液。

（3）监测体温变化,防止上呼吸道感染。

2. 对症护理　体温过高者给予物理降温,排尿困难者给予留置导尿。

3. 术后护理

（1）术后麻醉未清醒者去枕平卧,头偏向一侧,床旁备好抢救物品及器械,严密观察患儿生命体征的变化,出现异常及时通知医生进行抢救。

（2）密切观察病情变化:观察阴茎的颜色有无异常变化,如变紫、变黑,伤口有无出血；尿道下裂术后龟头有无肿胀、发紫，有无尿瘘、尿道狭窄；睾丸松解术后有无回缩、萎缩等。

（3）尿管护理：妥善固定导尿管，严格执行无菌操作，保持尿管通畅，防止受压、扭曲、滑脱及堵塞。观察并记录尿液的颜色、性状及量，并做好会阴护理。观察手术部位切口敷料有无渗出，及时给予换药。遵医嘱合理使用抗生素，防止发生感染。

（4）疼痛管理：术后1~3d最明显，可适当给予镇静止痛剂。

（5）保持大便通畅，避免过度用力而使腹内压增高，导致伤口裂开或复发，必要时给予开塞露。

（6）准确记录24h出入液量。

4. 健康教育

（1）孕母妊娠过程中健康教育：孕母妊娠期应避免接触各类物理、化学、放射线等不良因素，预防各类感染性疾病，患病后避免使用有可能导致胎儿畸形的药物。

（2）患儿治疗过程中家长的健康教育：①预防感染，加强营养，加强探视管理，监测体温变化。②使患儿尽量平卧，避免过多活动。③开始进食时，注意少量多次喂食，不可一次过饱。④保持切口敷料清洁、干燥，污染后及时通知医护人员更换敷料，防止发生切口感染。

（3）出院健康教育：①痊愈出院患儿平日应穿着宽松、柔软的棉织品内裤，活动时注意保护睾丸，避免碰撞，会阴部护理时动作轻柔。②指导家长帮助患儿维持良好的卫生习惯，预防泌尿系统感染，若患儿出现尿道梗阻、尿道憩室、尿瘘及尿频、尿痛等应及时就诊。③教会家长观察患儿术后排尿、阴囊的触诊等检查技术，帮助家长解决因畸形和矫治术引起的心理障碍。

（四）护理评价

1. 家长是否理解并配合完成手术前准备。

2. 手术前患儿是否发生呼吸道感染。

3. 手术切口是否愈合良好。

三、新生儿急性肾衰竭

新生儿急性肾衰竭（acute renal failure, ARF）是各种原因引起的新生儿肾功能短时间内受到损害，表现为少尿或无尿，水、电解质紊乱，酸碱平衡失调，血浆中经肾排出的代谢产物异常升高的一种临床危重综合征。出生后48h无尿或出生后少尿 [< 1ml/（kg·h）]、无尿 [< 0.5ml/（kg·h）]，血肌酐（Scr）≥ 88~142μmol/L，血尿素氮（BUN）≥ 7.5~11.0mmol/L 或 Scr 每日增加 ≥ 44μmol/L，BUN 每日增加 ≥ 3.57mmol/L。除上述指标外，伴电解质紊乱及其他

相关症状,即可诊断为 ARF。病因可分为肾前性、肾性及肾后性,围生期的各种因素如缺氧、休克、感染等均可导致 ARF。

(一)护理评估

1. 健康史

(1)出生史:详细询问病史,了解患儿有无围生期窒息史,出生后严重失血或贫血史,患儿的喂养情况以及排泄情况等。

(2)家庭史:了解患儿有无肾衰竭的家族史。

2. 身体状况　根据患儿的临床表现,评估 ARF 的类型。ARF 伴有少尿或无尿者为少尿型,不伴有少尿表现的为非少尿型,大部分新生儿 ARF 为少尿型,可分为三期。

(1)少尿期:出生后 24h 尿量 < 1ml/(kg·h)为少尿,< 0.5ml/(kg·h)为无尿,持续时间越长,肾脏损害越严重,> 3d 者病情严重。

1)水钠潴留:可表现为全身水肿、腹水、胸腔积液、脑水肿、肺水肿及体重增加等。

2)电解质紊乱:高钾血症(> 7mmol/L),心电图提示 T 波高耸和 QRS 波增宽。低钠血症(< l30mmol/L),低钙血症(血清总钙 < 1.8mmol/L 或游离钙 < 0.9mmol/L),还可有高镁、高磷、低氯血症等。

3)代谢性酸中毒:酸性代谢产物堆积,血 pH 降低,呼吸深快,嗜睡甚至昏迷。

4)氮质血症:蛋白分解增多,其代谢产物经由肾脏排泄障碍,血中尿素氮及肌酐等非蛋白氮含量升高。

(2)多尿期:肾脏功能逐渐恢复,尿量逐渐增多,水肿减轻,可能出现脱水、低钠血症和低钾血症等。

(3)恢复期:肾功能改善,尿量恢复正常,一般情况好转,血尿素氮和肌酐逐渐恢复正常水平。

3. 心理 - 社会状况　了解患儿家长对疾病的认识程度;患儿居住环境及家庭经济状况;家长是否有恐惧、焦虑等不良心理反应。

(二)护理问题

1. 体液过多　与肾小球滤过率降低有关。

2. 营养失调:低于机体需要量　与摄入不足及丢失过多有关。

3. 有感染的危险　与免疫力低下有关。

4. 潜在并发症:心力衰竭,水、电解质紊乱等。

5. 知识缺乏:家长缺乏本病的相关知识。

(三)护理措施

1. 维持水、电解质、酸碱平衡

（1）严格限制液体入量：遵循"量出为入"的原则，严格控制液体入量。每日液体入量＝不显性失水＋前日尿量＋胃肠道失水量＋引流液量。足月儿不显性失水为 30ml/（kg·d），每日应称量体重，以体重不增或减少 1~2g 为宜。此期水负荷多可引起心力衰竭、肺水肿、肺出血等危重并发症。

（2）维持电解质平衡

1）高钾血症的治疗：停止一切外源的钾摄入。轻度血钾增高（6~7mmol/L），无心电图改变时用阳离子交换树脂 1g/kg，可降低血清钾 1mmol/L，应用时需注意钠潴留。血钾显著升高（＞7mmol/L），有心电图改变时应给葡萄糖酸钙以拮抗钾对心肌的毒性，并须同时应用碳酸氢钠。但如并发高钠血症和充血性心力衰竭时应禁用碳酸氢钠。此外可给葡萄糖、胰岛素，治疗过程中需 2~4h 测血钾。以上治疗无效时考虑做透析疗法。

2）低钠血症多为稀释性，限制液体入量即可纠正，血钠浓度＜120mmol/L 并有症状时可予以适当补充。所需 NaCl（mmol）=0.6× 体重（kg）×（125− 血清钠 mmol/L）。静脉输注高张（3%）氯化钠，虽可达到补充钠的目的，但因可能引起容量负荷加大以及心力衰竭的危险，在新生儿期应谨慎应用。

3）低钙血症和高磷血症可予以葡萄糖酸钙静推并限制磷的摄入。

（3）纠正代谢性酸中毒：当 pH＜7.2 时或血清 HCO_3^-＜15mmol/L 时可予以碳酸氢钠输入，给予 5% 碳酸氢钠 1ml/kg，纠正酸中毒时注意防止低钙性抽搐。

2. 营养支持 提供 167kJ（40kcal）/（kg·d）以上的热量，主要以糖和脂肪形式给予。当输入液量限制于 40ml/（kg·d）时，应由中心静脉输注 25% 葡萄糖。脂肪乳剂可加至 2g/（kg·d）。氨基酸量一般为 1~1.5g/（kg·d）。少尿期一般不给钾、钠、氯。应注意维生素（如维生素 D、维生素 B、维生素 C 及叶酸）的供给。

3. 腹膜透析 患儿应用以上措施治疗无效，伴有下列情况可给予腹膜透析。

（1）预防性透析：少尿 2~3d；明显尿毒症状；明显水潴留症状；血钾浓度≥7mmol/L。

（2）被迫性透析：严重高血钾；过度的循环负荷；肺水肿；尿毒症 BUN＞23mmol/L 或 BUN 上升每日＞10.7mmol/L 及少尿 4~5d 或无尿 2d。

（3）禁忌证：腹部手术后未满 3d 者、腹壁广泛感染、感染或肿瘤引起广泛腹膜粘连及局限性腹膜炎者禁忌应用腹膜透析。

4. 密切观察病情变化 观察生命体征变化，注意膀胱充盈度及水肿、体重等变化，有尿潴留时可予以按摩膀胱，关注血气分析及电解质变化。观察精神反应，警惕惊厥、脑水肿、肺水肿及心力衰竭等并发症的发生。

5. 预防感染　严格执行无菌操作,严格遵守消毒隔离制度,有条件者可单间隔离。加强基础护理及口腔护理,ARF 患儿常有水肿,做好皮肤护理,防止皮肤损伤,定时翻身叩背。

6. 健康教育　告诉患儿家长肾衰竭各期的护理要点、早期透析的重要性,以取得理解。指导家长在恢复期给患儿加强营养、增强体质,保持患儿的清洁卫生,注意保暖,避免受凉。告知家长注意观察本病的并发症,定期进行复查。慎用氨基糖苷类抗生素等对肾脏有损害的药物。

(四)护理评价

1. 患儿家长能否掌握本病的相关知识及护理要点。

2. 患儿全身水肿情况有无改善。

3. 有无感染等并发症的发生。

(余立平)

第八节　神经系统疾病护理规范

神经系统由周围神经系统和中枢神经系统组成。周围神经系统包括十二对脑神经和脊神经,中枢神经系统由脑和脊髓所组成。脑又分为大脑、间脑、脑干和小脑。新生儿神经系统疾病包括由于各种围生期因素引起的脑缺血缺氧、脑血流量改变、脑损伤,以及由化脓菌引起的脑膜炎症。在护理中要密切观察,早期发现疾病特征,加强康复训练。

一、新生儿缺氧缺血性脑病

新生儿缺氧缺血性脑病(hypoxic-ischemic encephalopathy, HIE)是由于各种围生期因素引起的部分或完全缺氧、脑血流量减少或暂停而导致胎儿和新生儿的脑损伤。HIE 是引起新生儿急性死亡和慢性神经系统损伤的主要原因之一。

缺氧是 HIE 发病的核心。引起 HIE 的主要原因是围生期窒息,其次是反复呼吸暂停、严重的呼吸系统疾病、右向左分流型先天性心脏病等。

(一)护理评估

1. 健康史

(1)出生史:详细询问病史,了解患儿有无围产期窒息史,出生后有无肺部疾患、心脏病变以及严重失血或贫血史,患儿有无意识、肌张力、原始反射等改变,有无惊厥等。

(2)家庭史:了解患儿家庭成员中有无类似疾病。

2. 身体状况

(1)评估患儿有无意识障碍、惊厥、肌张力及原始反射改变、脑水肿颅内高压、脑干功能障碍等神经系统损害。

（2）根据病情轻重程度可将 HIE 分为轻、中、重三度。轻度主要表现为兴奋、激惹，肢体颤抖、吸吮反射正常、拥抱反射活跃，肌张力正常，前囟平，瞳孔正常或扩大，呼吸平稳，无惊厥发生；中度表现为反应差、嗜睡，吸吮反射及拥抱反射减弱，肌张力减低，肢体自发运动减少，前囟张力正常或稍高，瞳孔常缩小、对光反射迟钝，常伴有惊厥发生；重度表现为意识不清、昏迷，吸吮反射及拥抱反射消失，肢体松软，前囟张力高，瞳孔不对称扩大、对光反射迟钝，反复呼吸暂停，惊厥频繁。

3. 心理 - 社会状况　询问家长对 HIE 的病因和防护知识以及对该病后遗症康复治疗的了解程度；评估患儿居住环境及家庭经济状况；该病可能导致永久性神经损伤，家长是否有恐惧、焦虑等不良心理反应。

（二）护理问题

1. 潜在并发症：颅内压增高、呼吸衰竭。

2. 有废用综合征的危险　与缺血缺氧导致的后遗症有关。

3. 低效性呼吸型态　与缺血缺氧导致的中枢损伤有关。

4. 知识缺乏：家长缺乏疾病相关知识。

（三）护理措施

1. 一般护理

（1）环境：保持环境安静，温湿度适宜。各项治疗及护理尽量集中进行，动作轻柔，减少对患儿的刺激。

（2）体位护理：头部抬高 $15°\sim30°$，头部取中轴位，更换体位时保证头部及整个身体同时移动，避免压迫颈动脉，尽量少搬动患儿。

（3）合理喂养：保证热量供给。喂养前评估患儿吸吮、吞咽能力，必要时给予管饲。喂养时观察生命体征、面色，有无呕吐及胃食管反流。

（4）加强基础护理：加强眼睛、口腔、脐部及臀部的基础护理。

2. 对症护理，重在预防　对于 HIE 的患儿目前仍主张"三支持、三对症"治疗。

（1）三支持：①维持良好的通气、换气功能。②维持各脏器血流灌注，保持血压、心率在正常范围，避免血压剧烈波动。③维持血糖水平在正常高值（5mmol/L），以保持神经细胞代谢所需能量，及时监测血糖，调整静脉输入葡萄糖浓度，一般 $6\sim8mg/(kg\cdot min)$，必要时可达 $8\sim10mg/(kg\cdot min)$。

（2）三对症：①控制惊厥，首选苯巴比妥。负荷量为 20mg/kg，于 15~30min 内静脉滴入，若惊厥不能控制，1h 后可加 10mg/kg。12~24h 后给予维持量，每日 3~5mg/kg。顽固性抽搐者加用地西泮，每次 0.1~0.3mg/kg 静脉推注。②降低颅内压，对明显颅内高压者可用甘露醇，每次 0.25~0.5g/kg，每 6~12h 静注 1 次，使用甘露醇时要保证在 30min 内输入,并严防渗出造成局部皮肤坏死。控制每日入液量在 60~80ml/kg,预防脑水肿。③亚低温治疗,是目前中、重度 HIE 治疗过程中疗效及安全性得到国内外认可的方法,包括选择性头部亚低温治疗及全身亚低温治疗。

3. 密切观察病情变化 监测生命体征,尤其是体温及呼吸情况,监测血糖,注意观察面色、神志、前囟张力、肌张力、有无惊厥等症状及药物不良反应,发现异常及时报告医生进行处理。

4. 康复训练

(1)抚触:患儿病情稳定后,给予抚触护理,一般对患儿的面部、头部、胸部、腹部、四肢、背部等进行抚触。

(2)运动训练:主要包括肢体训练及视听训练,以促进脑功能恢复。肢体训练即帮助患儿进行前臂、下肢的屈伸运动以及上臂交叉运动等。视听训练主要是利用色彩鲜艳、带声音的物体刺激患儿的视觉及听觉,促进视听觉的发育。

5. 健康教育

(1)向患儿家长解释本病有关知识,以取得合作。

(2)对可能有后遗症的患儿,要向家长讲解康复治疗方法及其重要性,以尽可能减轻后遗症。

(3)指导家长在患儿出院后坚持定期随访以及在康复科进行康复干预。

(四)护理评价

1. 经过治疗和护理,患儿呼吸是否平稳。

2. 各项检查结果是否逐渐正常。

3. 家长是否了解有关疾病的治疗和预后等方面的知识,恐惧程度是否减轻,能否配合治疗和护理。

4. 患儿伤残程度能否降至最低限度。

二、新生儿颅内出血

新生儿颅内出血(intracranial haemorrhage of the newborn)是新生儿期最严重的脑损伤,早产儿发病率高,病死率高,存活者常留有神经系统后遗症。新生儿颅内出血根据出血部位分为:脑室周围 - 脑室内出血、硬膜下出血、蛛网膜下腔出血、脑实质出血、小脑出血及丘脑、基底核部位出血等。

(一)护理评估

1. 健康史

(1)出生史:详细询问病史,是否有缺氧、产伤因素存在;了解有无医源性损伤,如在出生后快速输注高渗液体、机械通气不当等;评估患儿的病情,观察有无兴奋或抑制症状等。

（2）家庭史：询问患儿母亲有无出血性疾病病史及母亲孕期是否曾使用过苯巴比妥、利福平、阿司匹林等药物。

2. **身体状况**　主要与出血部位和出血量有关，轻者可无症状，大量出血者可在短期内死亡。注意观察患儿有无脑性尖叫、呕吐、前囟隆起、血压增高、惊厥、角弓反张等颅内压增高症状；有无呼吸增快或减慢、不规则或呼吸暂停；有无激惹、嗜睡或昏迷等意识改变；有无双眼凝视、斜视、眼球上转困难、眼球震颤等眼征；瞳孔是否等大，对光反射是否消失；肌张力是否增高、减弱或消失；有无不明原因的苍白、贫血或黄疸。

3. **心理 - 社会状况**　询问家长对新生儿颅内出血的病因和防护知识的了解程度，以及家长是否有恐惧、焦虑、悲伤、担忧、失望等不良心理反应，甚至有遗弃孩子的可能；评估患儿居住环境及家庭经济状况。

（二）护理问题

1. **低效性呼吸型态**　与呼吸中枢受损害有关。

2. **潜在并发症**：颅内压增高、脑疝等。

3. **有窒息的危险**　与惊厥、昏迷有关。

4. **体温调节无效**　与感染、体温调节中枢受损有关。

5. **焦虑**　与家长缺乏疾病相关知识及担心患儿预后有关。

（三）护理措施

1. **一般护理**

（1）休息和环境：室内保持清洁卫生，定时通风，室温 24~26℃、湿度 60%~65% 之间为佳。保持病室安静，可将患儿头肩部抬高 15°~30°，尽可能避免或减少搬动、刺激性操作，各项治疗、护理操作尽量集中进行。

（2）合理用氧：根据缺氧程度用氧。病情轻者可选择鼻导管吸氧法，流量为 1~2L/min。病情重者或鼻导管吸氧后不改善者宜采用头罩吸氧法，流量为 4~8L/min，浓度为 40%~75%，并持续吸氧，病情好转后改为间断吸氧至停止吸氧。

（3）保持呼吸道通畅：及时清除呼吸道分泌物，避免外在因素如奶瓶、被子遮盖等压迫患儿影响呼吸，维持正常呼吸型态。

（4）维持体温稳定：体温维持在 36.5~37℃。如出现体温过低，及时采用暖床或暖箱保温，如出现发热应及时予温水擦浴，必要时给予药物治疗。

（5）预防感染：严格执行无菌操作，做好手卫生和消毒隔离措施，避免交叉感染。

2. **密切观察病情变化**　注意观察生命体征、意识状态、活动、肌张力，以及瞳孔对光反射和各种神经反射等变化，注意前囟是否隆起、有无惊厥等。维持液体平衡，维持血压稳定，维持 PaO_2、$PaCO_2$、pH、渗透压和灌注压等均在正常范围内。

3. 合理喂养 患儿出现惊厥持续状态时应禁食,危重患儿应通过静脉补充营养物质。当症状得到控制、病情稳定后开始喂奶,喂奶时头偏向一侧,以免呛奶后引起窒息,少量多餐,喂奶时间根据病情而定。喂奶时切忌将患儿抱起,无吸吮力的患儿应采用滴管喂养或管饲。

4. 降低颅内压 发现患儿出现精神萎靡、脑性尖叫、肌张力改变等症状时及时报告医生处理。如有脑水肿应选择应用地塞米松和呋塞米。由于颅内出血患儿早期可能有继续出血的可能性,使用强脱水药物甘露醇会加重症状,因此应谨慎使用。出现惊厥时遵医嘱使用镇静剂,可应用 10% 的水合氯醛 0.5ml/kg 灌肠或肌内注射苯巴比妥(鲁米那)15~20mg/kg。

5. 用药护理 遵医嘱给予维生素 K_1、酚磺乙胺控制出血;给予地西泮或苯巴比妥等镇静、解痉;给予地塞米松、甘露醇进行脱水治疗。静脉输注高渗性液体前应先稀释,输液速度不宜过快,避免快速扩容增加脑血管内压力使出血加重,造成神经系统损害。

6. 健康教育

(1)向家长讲解本病的严重性、预后及可能出现的后遗症,取得患儿家长的理解和信任,并给予支持和安慰,减轻其紧张和恐惧心理,改变家庭应对能力。

(2)建议家长尽早进行新生儿行为测定,早期发现脑损伤引起的异常。

(3)及早进行功能锻炼和智能开发,可减轻后遗症症状,教会家长对患儿进行功能训练,增强战胜疾病的信心。

(四)护理评价

1. 经过治疗和护理,营养摄入是否均衡,患儿体重是否正常。

2. 患儿意识、生命体征、前囟等是否恢复正常。

3. 家长是否了解本病的发生、发展及预后过程,心理状态是否平稳。

三、新生儿化脓性脑膜炎

新生儿化脓性脑膜炎(neonatal purulent meningitis)指出生后 4 周内化脓菌引起的脑膜炎症。早产儿多见,常继发于新生儿败血症。病原菌常为大肠埃希菌、葡萄球菌。

(一)护理评估

1. 健康史

(1)出生史:了解患儿生产史和脐部情况以及患病前有无呼吸道、消化道和皮肤等感染史;了解患儿有无颅脑外伤及先天性神经或皮肤缺陷;有无造成机体免疫力低下的因素等。

(2)家庭史:了解患儿家庭成员中是否发生过此疾病。

2. 身体状况 不同病原菌所致的脑膜炎的临床表现相似,注意观察患儿是否出现发热、烦躁、精神萎靡甚至感染性休克等感染中毒症状;有无进行性加重的意识障碍,行为异常、运动障碍如惊厥或肢体瘫痪,感觉异常如肢体麻木、痛觉过敏等急性脑功能障碍症状;有无吐奶、尖叫或颅缝分离等颅内压增高症状以及脑膜刺激征症状;评估患儿是否出现硬膜下积液、脑室管膜炎、脑积水等并发症。

3. 心理 - 社会状况　评估患儿家长对疾病的认知,对治疗护理知识的了解程度,对患儿疾病的预后期望;评估患儿家长的心理情绪状态,有无焦虑、抑郁或内疚等心理反应;评估患儿家庭环境、家庭经济状况和社会支持情况等。

（二）护理问题

1. 体温过高　与细菌感染有关。

2. 有受伤的危险　与惊厥发作和意识障碍有关。

3. 营养失调:低于机体需要量　与摄入不足、机体消耗增多有关。

4. 潜在并发症:脑疝。

5. 知识缺乏:家长缺乏疾病护理和康复知识。

（三）护理措施

1. 维持体温稳定　体温 38.5℃以下者给予降低暖箱内温度,严密监测体温,必要时遵医嘱使用降温贴进行物理降温。体温超过 38.5℃的患儿给予头部冷敷或根据医嘱给予药物降温,每 30min 测肛温 1 次并记录,直至体温正常,同时注意观察患儿反应、四肢肢端温度。必要时给予药物降温,以防高热惊厥。及时更换被汗液浸湿的衣被,保持皮肤清洁干燥。

2. 密切观察病情变化　密切观察生命体征及面色、意识、瞳孔、囟门等变化。如出现意识障碍、囟门及瞳孔的改变、躁动不安、频繁呕吐、四肢肌张力增高为惊厥发作先兆,及时报告医生处理。若呼吸节律深而慢或者不规则,瞳孔忽大忽小或两侧不等大,对光反应迟钝,血压升高,警惕脑疝及呼吸衰竭的发生。密切监测硬膜下积液、脑积水、脑室管膜炎等并发症的发生,并做好急救准备工作。

3. 加强基础护理

（1）口腔护理:2.5% 碳酸氢钠溶液及生理盐水清洗口腔,每天 2 次。

（2）脐部护理:脐带未脱落前每天沐浴后消毒局部,保持脐部清洁干燥。

（3）臀部护理:更换尿布动作轻柔,大便后用湿巾擦净,发生红臀的患儿可用温水洗净创面后给予高流量氧气吹干再用康复新液湿敷。

4. 合理喂养　给予母乳喂养,必要时添加配方奶,防止低血糖。注意观察患儿进奶情况,对吸吮力差的患儿给予定时管饲,喂奶后抬高患儿头部,取右侧卧位,1h 内尽量避免刺激患儿,防止发生溢奶。护士交接班时应详细交接患儿进奶量及吸吮力情况,对不能完成奶量或频繁呕吐的患儿,要报告医生及时处理,按医嘱给予静脉补液,维持水、电解质平衡和保证热卡供给。

5. 防止外伤及意外　协助患儿取舒适体位,定时翻身。呕吐时防止误吸及窒息,惊厥发作时需去枕平卧,头偏向一侧,保持呼吸道通畅。适当约束防止躁动受伤或坠床。

6. 腰椎穿刺的护理　协助医生进行腰椎穿刺的准备工作,在两餐喂奶间进行穿刺,以免患儿哭闹时发生吐奶而引起窒息。术后去枕平卧6h,严密观察患儿反应、意识、瞳孔及生命体征变化和穿刺处有无渗液、渗血,保持敷料干燥,24h内禁止沐浴,防止颅内椎管发生感染。

7. 用药护理　了解各种药物的使用要求及不良反应,注意静脉用药的配伍禁忌。遵医嘱分次按时使用抗生素,确保血液、脑脊液中药物的有效浓度。注意观察药物不良反应。

8. 健康教育　讲解化脓性脑膜炎的预防知识,积极治疗上呼吸道、消化道、脐部等感染性疾病。恢复期及有神经系统后遗症患儿,需指导家长制订适合患儿情况的康复方案,并协助实施,从而改善患儿预后、提高生活质量。关心安慰家长,给予心理支持。患儿出院时要向家长做好出院的宣教工作,交代出院后的注意事项,嘱家长定期带患儿来院随访。

(四)护理评价

1. 经过治疗和护理,患儿体温是否维持在正常范围内。
2. 能否维持正常的颅内压,有无并发症发生。
3. 住院期间患儿是否发生安全事故。
4. 患儿营养状况是否良好。
5. 患儿家长能否说出本病护理和康复的主要内容。

(余立平)

第九节　血液系统疾病护理规范

血液系统由血液和造血器官及组织所组成。血液系统疾病一般分为红细胞疾病、粒细胞疾病、单核细胞和吞噬细胞疾病、淋巴细胞和浆细胞疾病、造血干细胞疾病、脾功能亢进、出血性及血栓性疾病。血液系统疾病的护理主要包括症状护理、预防感染和出血,合理用氧和正确输血,同时需要密切观察病情变化。

一、新生儿贫血

贫血是指血红蛋白浓度降低和/或红细胞数量减少导致的血液携氧的能力降低,组织获得的氧气减少。出生后2周静脉血Hb ≤ 130g/L,毛细血管Hb ≤ 145g/L,2周~1个月Hb < 120g/L即可诊断为贫血。新生儿贫血原因众多,有生理性及病理性之分。病理性贫血往往由失血、溶血、红细胞生成障碍等引起。

（一）护理评估

1. 健康史

（1）出生史：了解患儿的胎龄及分娩史，了解 Apgar 评分及有无胎盘早剥等疾病；了解有无早产、多胎等先天储血不足；了解患儿的喂养方法，有无长期乳类喂食；了解患儿有无长期腹泻、感染等症状。

（2）家庭史：了解患儿母亲有无孕期贫血。

2. 身体状况

（1）评估患儿贫血程度，观察皮肤、黏膜颜色及伴随症状如气促、呼吸暂停、黄疸情况，注意出血部位、出血量、血压、末梢灌注情况。贫血严重时注意有无心率加快、心脏扩大或心力衰竭。

（2）根据外周血含量或红细胞数量，可将新生儿贫血分为轻、中、重、极重四度，轻度贫血 Hb 水平为 144~120g/L；中度贫血 Hb 水平为 120~90g/L；重度贫血 Hb 水平为 90~60g/L；Hb < 60g/L 为极重度贫血。

3. 心理 - 社会状况　评估患儿家长对本病的病因及防护知识的了解程度以及家庭经济状况、家长的心理状态等。

（二）护理问题

1. 活动无耐力　与贫血致组织器官缺氧有关。

2. 营养失调：低于机体需要量　与喂养知识缺乏、营养摄入不足有关。

3. 有感染的危险　与机体免疫力下降有关。

4. 知识缺乏：家长缺乏本病的相关知识。

（三）护理措施

1. 休息　保持病室安静，减少不必要的刺激，各项操作集中进行，避免剧烈哭闹增加耗氧量甚至诱发心力衰竭，必要时遵医嘱适量使用镇静剂。

2. 合理用氧　对临床症状明显者，在输血前可给予吸氧，尤其在进行护理和诊疗操作时，呼吸暂停者及时给予足底刺激，必要时给予球囊加压呼吸等处理。

3. 合理喂养　少量多餐，提倡母乳喂养，喂养困难者可给予管饲喂养。定期测量身长、头围、体重，了解营养及生长发育情况。

4. 输血疗法

（1）输血指征：①出生 24h 内，静脉血红蛋白 < 130g/L。②急性失血 ≥ 10% 总血容量。③静脉采血所致失血 ≥ 5%~10% 总血容量。④患儿有肺部疾病或先天性心脏病如室间隔缺损，有大量左向右分流者，应维持其血红蛋白 ≥ 130g/L，但应注意输血可加重心力衰竭出现。⑤与贫血有关的症状，如气急、呼吸困难、呼吸暂停、心动过速或过缓、进食困难或淡漠等，输血后症状可减轻。

（2）血源选择：一般首选新鲜全血，如有血容量减少而全血一时不能得到，可给"O"型血或血浆、清蛋白、右旋糖酐或生理盐水 20ml/kg 以维持血容量。

（3）输血量计算：输红细胞 2ml/kg 可使 Hb 浓度提高 10g/L，输浓缩红细胞血 3ml/kg 或全血 6ml/kg 可使 Hb 浓度提高 10g/L。计算公式为：所需全血量（ml）= 体重（kg）×[预期达到的 Hb 浓度（g/L）– 实际 Hb 浓度（g/L）]× 0.6。如输浓缩红细胞，为所需要全血量的一半。

（4）输血要求：遵医嘱正确输血，血量在 4~6h 输入。当输血量较大时，可分次输入或输入 1/2 量时予呋塞米 0.5~1mg/kg，以预防心力衰竭。输血过程中加强巡视，避免血液渗出，并观察输血反应。有外科指征的失血性贫血，及时做好手术止血准备。

5. 用药护理　遵医嘱正确服用铁剂、叶酸、维生素 C、维生素 E 等多种维生素及微量元素。口服铁剂对胃肠道黏膜有刺激，宜在餐后或两餐之间服用。

6. 密切观察病情变化　监测血常规和血细胞比容；观察有无气急、心力衰竭及呼吸暂停等情况；有无感染的症状及体征；观察治疗效果。

7. 预防感染　接触患儿前洗手，治疗护理用品专人使用，住院期间应减少家长探视，防止交叉感染。

8. 健康教育　向患儿家长讲解饮食营养的重要性，提倡母乳喂养，生后 2周便可给予铁剂预防。介绍本病的表现和预防措施，强调积极预防的重要性，提供有关营养方面的资料。定期体检，发现贫血及时治疗。

（四）护理评价

1. 经过治疗和护理，患儿精神是否好转，营养状况有无改善。

2. 患儿感染是否得到控制，体温是否恢复正常。

3. Hb 数量是否逐渐升高。

4. 患儿住院期间是否发生并发症。

二、新生儿出血性疾病

新生儿出血性疾病指生理性止血、凝血或抗凝血机制发生障碍，机体发生出血倾向或发生血栓。常见的新生儿出血性疾病分为：①血管壁功能失常，可由于缺氧、感染、营养不良或维生素 C 缺乏等导致。②血小板减少或功能异常，常见原因有免疫性、感染性、先天性或遗传性血小板减少，血小板功能异常常见于先天性血小板无力症及血小板因子的缺陷。③凝血因子缺陷或抗凝作用增强，包括先天性及后天性凝血障碍。

（一）护理评估

1. 健康史

（1）出生史：评估患儿用药史。

（2）家庭史：母亲患病史（感染特发性血小板减少性紫癜、红斑狼疮），母亲既往妊娠出血史,母亲用药史。

2. 身体状况　评估患儿出生后皮肤、黏膜、关节肌肉等部位有无自发性反复出血的表现,出血可呈广泛性或局限性。评估出血部位、出血量以及重点观察有无颅内出血的表现。

3. 心理 - 社会状况　评估患儿家长对疾病的病因和防护知识的了解程度,是否能积极配合治疗和护理。

（二）护理问题

1. 有出血的危险　与凝血因子缺乏等有关。

2. 组织完整性受损　与皮肤、黏膜、关节或深部组织出血性损害有关。

3. 潜在并发症:颅内出血。

4. 知识缺乏:家长对疾病的认识不足。

（三）护理措施

1. 休息　保持室内温湿度适宜,各种治疗、护理操作尽可能集中进行,减少搬动,以免加重出血,局部出血者注意压迫止血。

2. 合理喂养　有呕血、便血等消化道出血症状应报告医生,遵医嘱禁食,给予肠外营养支持,待出血症状消失后遵医嘱开奶。

3. 密切观察病情变化　观察生命体征、意识、皮肤黏膜瘀斑、瘀点增减情况及血肿消退情况;注意观察并记录排泄物的颜色、量及性状;及时发现内脏出血及颅内出血,并组织抢救。

4. 用药护理　新生儿出生后常规肌内注射维生素 K_1 2mg,以预防维生素 K 依赖性出血的发生。患儿出血时肌内注射维生素 K_1 1mg,可以改善出血症状。严重出血时可使用新鲜全血或冰冻血浆,以迅速补充凝血因子和纠正贫血。

5. 皮肤护理　做好口腔护理、会阴部及肛周皮肤护理,保持皮肤清洁干燥。尽量减少穿刺次数,尽可能选用细小针头,穿刺后适当延长局部压迫时间,减少出血。

6. 健康教育　指导家长采取预防性措施,减少或避免损伤出血,为患儿提供安全的家庭环境;教会患儿家长识别出血征象和必要的应急措施,如局部止血方法;一旦出血,应立即就诊。

（四）护理评价

1. 患儿的出血症状是否得到控制,出血是否停止或减轻。

2. 住院期间皮肤黏膜是否完整,有无并发症发生。

3. 患儿家长是否了解疾病的相关知识,积极配合治疗。

三、新生儿红细胞增多症

新生儿红细胞增多症（neonatal polycythemia）是由于各种原因导致的血液

浓度及黏滞度增加,影响全身各器官系统的血流速率,导致全身器官组织缺氧、酸中毒以及营养供应减少的一系列综合征。本病的发生与红细胞生成增多、脱水所致的继发性血液浓缩及某些医源性因素有关。

（一）护理评估

1. 健康史

（1）出生史:了解患儿的胎龄及分娩史,评估 Apgar 评分及有无胎盘早剥等疾病。

（2）家庭史:了解患儿母亲有无糖尿病、严重心脏病等产科高危因素,是否属于高危妊娠。

2. 身体状况　评估患儿皮肤颜色是否正常;有无心率加快、心脏扩大、充血性心力衰竭;有无气促、发绀及呼吸暂停、肺出血;有无淡漠、吸吮力差、不易唤醒、醒后激惹、肌张力低、震颤、惊跳、呕吐、对光反射差,甚至抽搐;有无拒食、腹胀、腹泻、血便、肝大、黄疸等;有无尿少、血尿、蛋白尿、急性肾衰竭、阴茎勃起、睾丸梗死;有无高胆红素血症、红细胞增多症、血小板减少及弥散性血管内凝血;是否出现低血糖、酸中毒等。

3. 心理 - 社会状况　注意评估患儿家长对本病的了解程度（治疗、护理、预防与预后等）、经济状况、心理状态,以及患儿家长是否能积极配合治疗和护理等。

（二）护理问题

1. 有出血的倾向　与红细胞增多、血液黏稠淤滞有关。

2. 有皮肤完整性受损的危险　与皮肤组织缺血缺氧以及某些治疗操作有关。

3. 焦虑　与患儿病情严重、家长担心预后等有关。

4. 知识缺乏:家长缺乏本病相关知识。

（三）护理措施

1. 环境　室内温湿度适宜,保持安静,24h 专人看护。

2. 合理用氧　根据缺氧程度给予不同的氧疗方式,观察有无呼吸窘迫及呼吸暂停的发生,维持 SpO_2 在 90% 以上,防止低氧损害。

3. 皮肤护理　早期新生儿尤其是极低和超低出生体重儿皮肤娇嫩及有红细胞增多症的患儿,由于皮肤组织缺血缺氧更容易发生皮肤完整性受损,若合并鼻塞吸氧,胶布固定气管插管导管,胶布固定静脉导管、管饲管道以及经皮氧饱和度探头更换时更容易发生皮肤受损。护士应具备高度的皮肤完整性保护意识,可使用水胶体敷料保护骨突出部位,以及使用褓褓套包裹患儿防止指趾端的损伤。经皮血氧饱和度探头每 4h 更换 1 次。做好会阴部及肛周护理,防止会阴部及肛周皮肤糜烂。

4. 维持水、电解质平衡　如果存在脱水但无红细胞增多症的症状和体征，可在 6~8h 内纠正脱水，根据日龄及血清电解质情况决定补液的性质，一般给予 130~150ml/（kg·d）。每 6h 重新测定血细胞比容。

5. 换血治疗　注意以下问题：①静脉血血细胞比容；②患儿是否有临床症状；③患儿日龄。一般静脉血血细胞比容在 0.65~0.70，而无症状的患儿应密切观察，如已有症状或虽无临床症状，但血细胞比容＞0.70，应给予换血治疗。此外，新生儿在生后最初 2~12h 血细胞比容上升，在决定换血治疗时要考虑新生儿的日龄。

（1）放血疗法：仅用于有血容量增多，尤其是合并心力衰竭时，可从静脉放血 5~8ml/kg。

（2）部分换血疗法：即移去若干量全血，代之以等量的新鲜冰冻血浆或清蛋白，使静脉血血细胞比容降至安全值 0.55~0.60。

1）换血部位：可采用脐静脉或周围血管，国内多采用周围小动脉抽血，周围小静脉输入血浆或清蛋白。

2）换血量计算方法：换血量 = 总血容量 ×（实际血细胞比容 - 预期血细胞比容）/ 实际血细胞比容。新生儿血容量计算为 85ml/kg，极低体重儿为 100ml/kg，预期血细胞比容静脉血按 0.60 计算，毛细血管血按 0.65 计算。现普遍观点认为，按公式计算换血量偏大，采用实际换血量为公式计算量的 30%~50% 的少量换血法，大部分 24h 内恢复正常，8h 后临床症状改善不明显或者 24h 化验结果改善不满意者酌情给予第二次换血。少量换血在一定范围内是可行的，对减少贫血有益。但在有些情况下完全按公式计算换血量仍是必要的，例如当血细胞比容＞0.80，临床症状明显，血液黏滞度高，组织供氧障碍严重时，应及时增加换血量，但一次换血量应 ≤ 28ml/kg。抽血量与输入的稀释液量相等，尽量同步进行。

3）稀释液：当前国际上许多新生儿中心都主张用晶体液（生理盐水）代替清蛋白或血浆进行部分换血，以避免发生胃肠道并发症和血源性感染的危险。

4）换血前保暖，禁食，排空胃内容物，监测生命体征，监测血糖，术后仍需禁食 2~4h，注意有无腹胀与便血，防止坏死性小肠结肠炎发生。

6. 密切观察病情变化　观察生命体征变化，30~60min 巡视 1 次，重点观察有无发绀、呼吸暂停、烦躁和末梢循环不良情况的发生。观察皮肤情况，多血质貌有无加重，皮肤有无出血点。监测血压及心率，观察四肢及外阴部有无水肿。光疗过程中应定时口服葡萄糖液，观察体温、尿量及大便有无异常，如有缺氧症状或呼吸暂停情况及时报告医生。

7. 健康教育　为患儿家长讲解疾病知识，讲解本病的病程、治疗、预后等。出院后定期随访，定期做血象检查，一旦出现异常及时回院检查治疗。做好与患儿家长的有效沟通,给予心理支持,缓解焦虑、恐惧等心理反应。

（四）护理评价

1. 患儿住院期间皮肤黏膜是否完整,有无并发症发生。

2. 患儿家长能否说出本病护理和康复的主要内容。

3. 患儿的各种症状体征是否得到控制,血常规检查红细胞数值是否恢复正常。

（余立平）

第十节　营养代谢和内分泌系统疾病护理规范

适当的应激反应有利于提高机体的适应能力,而过度或持久的应激反应可造成内环境紊乱,进一步加重机体的损害。糖代谢紊乱是新生儿最易发生的内环境紊乱表现之一。低血糖和高血糖均可造成大脑损害,若反复发作且不及时纠正,可致永久性脑损伤。体内的电解质包括钠、钾、钙、镁等,电解质紊乱是危重新生儿内环境紊乱的表现之一,可危及生命。掌握新生儿内环境紊乱的病因及临床表现、给予恰当的治疗和护理极为重要。

内分泌功能与生长发育密切相关,严重影响小儿体格和智力发育,早期关注、早期诊断与治疗、早期护理可以降低死亡率,改善生理、心理发育及神经发育预后。

一、新生儿糖代谢紊乱

【新生儿低血糖】

不论胎龄和日龄,全血葡萄糖< 2.2mmol/L 可诊断为新生儿低血糖,当血糖< 2.6mmol/L 即需临床干预。当新生儿血糖值< 1.7mmol/L 时,发生脑损伤的可能性很大。当新生儿血糖< 2.6mmol/L 时,脑损伤随着低血糖持续时间延长而增大。

（一）护理评估

1. 健康史

（1）出生史：了解患儿胎龄、日龄、体重、分娩方式及 Apgar 评分情况；有无新生儿窒息、低体温、严重感染、硬肿症等；有无先天性内分泌或遗传代谢性疾病、中枢神经系统先天畸形、红细胞增多症、溶血病、严重全身性疾病等；开始喂养时间、奶量、喂奶间隔时间、喂养是否耐受。

（2）家庭史：了解母亲有无胎膜早破,是否使用 β 受体兴奋剂,有无糖尿病、妊娠高血压疾病等。

2. 身体状况

（1）有无反应差、嗜睡、淡漠或激惹、颤抖、眼球震颤、肌张力异常、惊厥等神经系统症状。

（2）是否有面色苍白、多汗、呼吸暂停、哭声异常、喂养困难。

3. 心理 - 社会状况　评估家长对本病的了解程度和对患儿的关注程度。

（二）护理问题

1. 营养失调：低于机体需要量　与摄入不足、消耗增加有关。

2. 潜在并发症：呼吸暂停、脑损伤。

（三）护理措施

1. 纠正低血糖

（1）无症状性低血糖：可给予进食 10% 葡萄糖，正常新生儿生后 1h 即可喂母乳或配方奶，患儿血糖＜ 2.6mmol/L，应静脉输入葡萄糖液，速度为 6~8mg/（kg·min）。

（2）症状性低血糖：立即静脉注射 10% 葡萄糖液 2ml/kg，速度为 1ml/min，随即静脉持续输入 10% 葡萄糖液，以 6~8mg/（kg·min）的速度维持，根据血糖监测结果调整输液速度。

（3）持续低血糖的处理：如果输入葡萄糖的速度＞ 12mg/（kg·min），血糖仍不能维持正常，可加用氢化可的松 5~10mg/（kg·d），或结合病情选择胰高血糖素肌内注射、二氮嗪口服等。

2. 输液治疗

（1）尽快开通静脉通路，输注葡萄糖液时严格执行输注量及速度，可用输液泵控制并每小时观察记录 1 次。

（2）依据血糖值随时调整输液量、速度，防止治疗过程中发生医源性低血糖或高血糖。

3. 密切观察病情变化

（1）依据患儿胎龄、日龄、体重、体温情况，给予合适的中性环境温度，加强保暖，减少能量消耗。

（2）观察患儿神志、哭声、呼吸、肌张力及抽搐情况，如发现呼吸暂停，立即给予叩背、弹足底等初步处理。

（3）每小时监测 1 次微量血糖，如症状消失，血糖正常 12~24h，逐渐减少至停止输注葡萄糖，并及时喂奶。严密观察喂养耐受情况，如奶量、胃内潴留量、腹部情况、大小便。准确记录出入液量。

4. 健康教育

（1）尽早开奶，保证热量的供给；不能经胃肠道喂养者，给予静脉滴注葡萄糖。避免可预防的高危因素，如寒冷损伤等。

（2）低血糖发生神经损害会导致脑损伤,应定期回院随访,进行后期康复治疗。

（四）护理评价

1. 患儿血糖是否恢复正常。

2. 患儿是否出现并发症。

3. 患儿营养摄入是否能够满足生长发育需求,体重是否增长。

4. 患儿家长能否给予正确的照护。

【新生儿高血糖】

新生儿高血糖是指血浆血糖 > 8.12~8.40mmol/L（145~150mg/dl）或全血血糖 > 7.0mmol/L（125mg/dl）。临床上主要有医源性高血糖、应激性高血糖。新生儿真性糖尿病也可出现短暂性或持续性高血糖症,但临床非常少见。

（一）护理评估

1. 健康史

（1）出生史:了解患儿出生时的胎龄和体重,是否用过高渗葡萄糖、肾上腺素、氨茶碱及长期应用糖皮质激素等药物。

（2）家庭史:了解母亲分娩前是否用过糖和糖皮质激素。

2. 身体状况

（1）有无窒息缺氧、感染、寒冷。

（2）有无脱水、体重下降、多尿、烦躁、哭闹等不安表现。

3. 心理 - 社会状况

（1）了解家长对疾病的心理反应及应对方式、对疾病的防治态度等。

（2）了解家长对疾病预后的认知。

（二）护理问题

1. 营养失调:高于机体需要量　与摄入过多有关。

2. 体液不足　与高血糖致渗透性利尿、脱水、电解质紊乱有关。

3. 有皮肤完整性受损的危险　与多尿、糖尿有关。

4. 知识缺乏:家长缺乏疾病相关知识。

（三）护理措施

1. 预防高血糖　合理给予静脉营养及补糖是预防新生儿高血糖的主要措施。输液方案、速度个体化,尤其是对低出生体重儿。严格执行输注量及速度,可用输液泵控制并每小时观察记录 1 次。密切监测血糖,根据血糖水平调整输液速度。

2. 当葡萄糖浓度降低至 5%,输注速度降至 4mg/（kg·min）时,空腹血糖浓度 > 14mmol/L,尿糖阳性或高血糖持续不见好转可使用胰岛素,注意输液管道预先以胰岛素溶液冲洗,每 30min 监测血糖 1 次,以调节胰岛素输注速度,胰岛素滴注期间需监测血钾水平。

3. 密切观察病情变化

（1）使用静脉营养液的患儿、血糖有波动的患儿需严密监测血糖。

（2）观察患儿尿量、饮食及体重变化。

（3）遵医嘱及时补充电解质溶液，以纠正电解质紊乱。

4. 做好臀部皮肤护理，勤换尿布，保持会阴部皮肤清洁干燥。

5. 健康教育

（1）向家长讲解新生儿高血糖症的疾病特点及常规护理知识。

（2）注意喂养卫生，奶瓶每次使用前应消毒，做到按需哺乳。

（3）保持患儿脐部、臀部等皮肤清洁，及时更换尿布。

（四）护理评价

1. 是否解除了医源性、药物性及应激性血糖升高因素。

2. 患儿血糖维持是否稳定。

3. 患儿补液量是否充足，电解质紊乱是否纠正。

二、新生儿电解质代谢紊乱

【钠代谢异常】

钠代谢异常包括低钠血症和高钠血症。低钠血症是指血清钠低于130mmol/L，可由各种原因所致钠缺乏、体内水总量增加或由于水和钠的代谢均异常引起。高钠血症是指血清钠超过150mmol/L，常为钠的积聚过多或水的排出量大于相应的钠排出量所致。严重高钠血症可引起神经系统并发症，可有严重后遗症，重者死亡。

（一）护理评估

1. 健康史

（1）低钠血症：①了解患儿是否为早产儿，有无先天性泌尿道畸形、肾发育不良或发育不全；有无坏死性小肠结肠炎、呕吐、腹泻、肠瘘、外科引流和长期应用利尿剂等；患儿生后有无窒息史、颅内出血、气胸、充血性心力衰竭、应用呼吸机等情况。②孕母是否服用低盐饮食及分娩前应用利尿剂致胎儿体内钠总量减少，是否分娩前输入过多的葡萄糖溶液，是否使用吲哚美辛等药物。

（2）高钠血症：①评估患儿生后有无失水失液过多，有大量不显性失水而补液量却不足的情况，补液浓度是否过高，补液速度是否过快。②是否为母乳喂养，有无高渗奶喂养。③有无肾功不全、肾衰竭等。④有无腹泻、引流等丢失。

2. 身体状况

（1）低钠血症：观察皮肤弹性、心率、血压、尿量、有无休克症状。观察是否出现嗜睡、前囟膨隆、惊厥及水肿症状,有无中枢神经系统损伤。

（2）高钠血症:观察头部有无因分娩造成的挤压伤,有无腹泻、中枢神经系统损伤、脑室内出血等。

3. 心理-社会状况　评估家长对本病的了解程度、治疗态度及家庭经济状况。

（二）护理问题

1. 体液不足　与失钠引起低渗性脱水有关。

2. 神志改变　与中枢神经系统损伤或血清钠纠正速度过快有关。

3. 有皮肤完整性受损的危险　与体液量过多、组织水肿有关。

4. 潜在并发症:颅内出血、血栓形成。

5. 知识缺乏:家长缺乏疾病及其治疗、护理相关知识。

（三）护理措施

1. 维持水、电解质平衡

（1）低钠血症尽可能口服缓慢纠正,可在每次奶中添加10%NaCl溶液,如果必须静脉补充,注意纠正速度,纠正过快可致中枢神经系统损伤。所需总钠（mmol）=（目标钠－实测钠）×体重（kg）×0.70。

（2）对于细胞外液正常或减少的高钠血症,应增加补水的速度;通过观察细胞外液变化的体征来调整钠的入量。对于细胞外液增加的高钠血症,通过减少液体中的钠含量来减少钠摄入或限制液体进入速率。纠正高钠血症不能过快,以免引起脑水肿和惊厥。

2. 密切观察病情变化

（1）观察生命体征、意识状态、皮肤弹性,记录体温、心率、血压波动情况,谨防因脱水发生休克。急性高钠血症早期即出现神经系统症状,应密切观察有无发热、烦躁、嗜睡、昏睡、昏迷、震颤、腱反射亢进、颈项强直、尖叫、惊厥等表现。

（2）记录出入液量,监测体重变化、血清电解质、血气、血浆及尿渗透压、尿比重、尿钠含量等,发现异常及时通知医生处理。

（3）注意减少不显性失水,如暖箱保持适宜湿度,光照疗法患儿注意补充液体。

3. 健康教育　向家长讲解造成钠代谢异常的原因及其可能的后果,给予疾病相关知识指导。注意观察患儿精神状态、每日出入量等,如有异常及时就诊。

（四）护理评价

1. 患儿生命体征是否平稳,脱水症状是否缓解。

2. 患儿尿量是否正常,出入液量是否平衡,体重是否增长。

3. 患儿神经系统症状有无减弱或消失。

4. 患儿皮肤是否完整,有无损伤。

5. 患儿有无并发症,并发症是否及时处理。

6. 患儿家长是否了解本病,焦虑是否缓解。

【钾代谢异常】

当血清钾 < 3.5mmol/L 时为低钾血症。低钾可引起心律失常、肠麻痹、肾浓缩功能障碍和新生儿反应低下。当血清钾 > 5.5mmol/L 时称高钾血症,当血清钾 > 6.0mmol/L 时常出现临床症状。血清钾增高常反映体内钾总量过多,但当存在细胞内钾向细胞外液转移的情况,如代谢性酸中毒、溶血等时,体内钾总量亦可正常或降低。

（一）护理评估

1. 健康史

（1）低钾血症:①评估患儿有无原发性失钾性肾病,如先天性肾上腺皮质增生症、醛固酮增多症,有无肾功能异常或长期应用排钾利尿药,有无家族性周期性麻痹等。②有无因高血糖使用胰岛素治疗。③有无因疾病而长期禁食或进食量少。④有无呕吐、腹泻等消化系统症状,有无酸碱平衡紊乱。

（2）高钾血症:①评估患儿胎龄、日龄及体重。②有无肾功能异常,如肾上腺皮质功能不全、肾上腺出血、肾衰竭等。③是否长期应用保钾类利尿剂,静脉输入大量青霉素钾盐或库存过久的全血。④有无缺氧、组织损伤、头颅血肿、颅内出血、大量溶血等情况。⑤是否为假性高钾血症,如采集血标本过程不顺致血样本溶血,另外白细胞增多症和血小板增多症都可引起血样本体外溶血。

2. 身体状况

（1）低钾血症:①是否出现反应低下、腱反射减弱、腹胀或肠麻痹。②是否出现心率快、心音低顿、心律失常的表现。心电图有无出现特异性波形（T 波增宽、低平或倒置,出现 U 波,Q-T 间期延长,ST 段下降等）。

（2）高钾血症:①是否出现低体温、严重脱水、血容量减少、代谢性酸中毒等休克表现。②是否出现心率缓慢、心音低顿、心律失常的表现,心电图有无显示高耸的 T 波、P 波消失或 QRS 波群增宽。③有无恶心、呕吐、腹痛等消化系统症状。

3. 心理 - 社会状况　评估家长对本病的了解程度、治疗态度及家庭经济状况。

（二）护理问题

1. 活动无耐力　与严重肌无力、疲乏甚至软瘫有关。

2. 潜在并发症:心律不齐、心室纤颤、心脏骤停。

3. 知识缺乏:家长缺乏钾代谢异常的病因、治疗等有关知识。

4. 焦虑　与家长担心钾代谢异常会引起严重后果及担心预后有关。

（三）护理措施

1. 对症处理

（1）低钾血症：治疗原发病，去除病因，防止血钾进一步丢失。遵医嘱予补钾，一般每天可补钾 3~4mmol/kg，严重低钾者每天可补钾 4~6mmol/kg。补钾原则：①见尿补钾。②补钾一般需持续 4~6d。③静脉输注液体中钾浓度不能超过0.3%。④静滴时间不应短于 8h。⑤切忌静脉推注，以免发生心肌抑制致死亡。静脉补钾时应精确计算补充的速度与浓度，对于可经口进食的患儿可将静脉补钾改为口服补钾。

（2）高钾血症：①积极治疗原发病的同时停用所有含钾补液、口服补钾、其他隐性的钾来源。②临床常用 10% 葡萄糖酸钙对抗高钾的心脏毒性作用，稳定心脏传导系统。③对于脱水患儿，予以合理补液纠正高血钾。④静脉应用 5%碳酸氢钠溶液碱化细胞外液，促进钾离子向细胞内转移。⑤应用胰岛素刺激细胞膜上的 Na^+-K^+-ATP 酶，促进细胞对钾的摄取，同时密切监测血糖情况。⑥常用呋塞米静脉注射，增加钾的排出。⑦上述治疗无效病情严重者可用腹膜透析或血液透析。

2. 密切观察病情变化

（1）治疗期间密切监测血清钾水平，根据血气分析结果调整治疗方案。

（2）监测体温、体重、尿量及其他各项生命体征，尤其对于高钾血症应用钙剂者予心电监护，应用胰岛素者评估血糖水平。

（3）观察患儿反应、心率、心律、心音、血压、腱反射、肠鸣音等，发现异常及时通知医生做好抢救准备。

3. 杜绝医源性原因

（1）对于低钾血症可能存在摄入不足或应用利尿剂的患儿，应定期监测血电解质，及时补充。

（2）对于高钾血症应注意有无隐形钾的来源，如抗生素、肠外营养、前列腺素 E 等。

4. 健康教育　向家长讲解造成钾代谢异常的原因及可能的后果，讲解疾病相关知识。做好患儿的相关生活护理。

（四）护理评价

1. 患儿反应状态有无好转，心电图波形有无恢复正常。

2. 患儿有无并发症，并发症有无及时处理。

3. 患儿家长是否了解本病，焦虑是否缓解。

【低钙血症及低镁血症】

当血清钙总量低于 1.8mmol/L（7.0mg/dl）或血清游离钙低于 0.9mmol/L（3.5mg/dl）时称低钙血症，是新生儿期惊厥的常见原因。血清镁低于 0.6mmol/L

（1.5mg/dl）时称为低镁血症。低镁血症与低钙血症在临床表现上难以区分，且低镁血症常伴发低钙血症。若静脉缓注 10% 葡萄糖酸钙后症状仍不见好转，应考虑有低镁血症，应肌注 25% 硫酸镁 0.2~0.4ml/kg 或静注 2.5% 硫酸镁 2~4ml/kg，观察用药后效果。

（一）护理评估

1. 健康史

（1）出生史：评估患儿是否为早产儿、足月小样儿、难产儿，有无产伤、窒息史及感染；评估发病时间；有无维生素 D 缺乏及先天性甲状旁腺功能减低；是否应用未改良的乳制品或其他代乳品，有无钙摄入不足如乳制品中钙含量低。

（2）家庭史：评估患儿母亲怀孕期间有无糖尿病、妊高征、甲状旁腺功能亢进等疾病。

2. 身体状况　是否出现神经肌肉激惹表现，如惊跳、惊厥、肌肉抽搐、手足抽搐等表现。有无心动过缓、呼吸暂停、心律失常等。

3. 心理 - 社会状况　评估家长对此病的了解情况、应对态度及家庭经济状况。

（二）护理问题

1. 抽搐　与低血钙有关。

2. 有窒息的危险　与低血钙造成喉痉挛有关。

3. 有局部组织钙化或坏死的危险　与钙剂损伤血管引起外渗有关。

4. 知识缺乏：家长缺乏育儿相关知识。

（三）护理措施

1. 防止抽搐发作

（1）鼓励母乳喂养，保证钙的摄入。

（2）监测血钙浓度，及时补钙，观察用药效果。口服补钙时应在两次喂奶间给药，禁忌与奶同服，以免影响钙的吸收。

（3）观察患儿生命体征、精神状态、面色、反应、肌张力、抽搐表现等，有无烦躁不安、肌肉抽动及震颤、手腕内屈、肌张力增强。

（4）备好吸引器、氧气、气管插管等急救物品，做好抢救准备。

2. 用药护理

（1）症状严重的低钙血症才需要静脉补钙，使用 10% 葡萄糖酸钙静脉滴注时用 5%~10% 葡萄糖溶液稀释至少 1 倍，缓慢注入，速度 < 1ml/min，并予以心电监护。

（2）静脉补钙过程中应确保输液通畅，最好选择大血管重新穿刺，输注钙剂时密切监测心率，为防止监护仪显示延迟，可护士一边注射，医生一边用听诊器听心率，如心率 < 100 次 /min 应停药。输液结束后立即推注生理盐水 2~3ml 将

留置针内残留钙剂冲净。建议使用中心静脉导管用输液泵控制钙的输入。

（3）一旦发现液体外渗应立即停止注射,局部用25%硫酸镁湿敷或用透明质酸酶对症处理。

3. 健康教育 讲解育儿知识,鼓励母乳喂养,多晒太阳。在不允许母乳喂养的情况下应给予母乳化配方奶喂养,保证钙的摄入,或者喂养期间加服钙剂和维生素 D。

（四）护理评价

1. 患儿抽搐是否缓解。

2. 患儿呼吸是否顺畅,窒息风险有无解除。

3. 患儿有无钙剂外渗、外渗后是否处理得当。

三、新生儿先天性甲状腺功能减低症

新生儿先天性甲状腺功能减低症简称甲减,是由于先天因素或遗传因素引起甲状腺发育异常,激素合成障碍,分泌减少,靶器官反应低下而致患儿生长发育缓慢、智能发育障碍的疾病,是导致儿童智力发育迟缓的常见疾病之一,由于该症所致智力障碍是可预防性的,早期的诊断和治疗尤为重要。

（一）护理评估

1. 健康史

（1）出生史:了解患儿的胎龄、体重。

（2）家庭史:家族中是否有类似疾病,询问母亲的妊娠史、饮食习惯,有无甲状腺疾病史及药物治疗史。

2. 身体状况

（1）体格检查:①测量患儿体重、身长,评估是否有体格发育落后。②有无体温低、肌张力低、少动、少哭、生理性黄疸消退延迟、目光呆滞、吸吮缓慢无力、喂养困难、便秘、腹胀、胎便排出延迟。③呼吸道黏膜黏液性水肿:鼻塞、呼吸困难、口周发绀或呼吸暂停,可伴肺透明膜病。④骨成熟障碍:前后囟大、颅缝宽。⑤其他:有无鼻梁低,鼻周、唇周发绀,巨舌、头发多、脐膨隆、脐疝,皮肤干燥、有斑纹等。

（2）是否出现以肺动脉狭窄、房间隔缺损及室间隔缺损为主的先天性心脏病。

（3）生后 2~3d 采足跟血检测促甲状腺激素（TSH）浓度作为初筛,若结果＞15~20mU/L,可疑先天性甲状腺功能减低症,再检测血清 T_4、TSH 以确诊,如 T_4 仍低、TSH 仍高即可确诊。

3. 心理 - 社会状况 了解家长是否掌握与本病有关的知识,特别是服药方法和副作用观察,家庭经济及环境状况以及父母的心理状态,是否存在焦虑。

（二）护理问题

1. 营养失调：低于机体需要量　与喂养困难、食欲差有关。

2. 便秘　与肌张力低下、肠蠕动减慢、活动量减少有关。

3. 生长发育迟缓　与甲状腺素合成不足有关。

4. 知识缺乏：家长缺乏有关本病的知识。

（三）护理措施

1. 预防感染　注意适时增减衣物，避免受凉。重视皮肤护理，勤洗澡，防止发生皮肤感染。避免与感染性疾病或传染性疾病患儿接触。

2. 合理喂养

（1）注意喂养方法，对吸吮困难、吞咽缓慢者要耐心喂养，必要时用滴管喂养或管饲，保证生长发育需要。

（2）保证充足的液体入量，按摩腹部，保证排便通畅。

3. 用药护理

（1）口服 L-甲状腺素钠片时可将药物与水混合，喂奶前半小时按剂量服用。

（2）甲状腺制剂作用缓慢，用药 1 周左右方达最佳效果，服药后监测体温、心率、身高、体重及血清 T_3、T_4、TSH 值变化情况，随时调整药物剂量。

（3）甲状腺制剂用量过小影响智力及体格发育，用量过大可引起烦躁、多汗、发热、体重减轻、呕吐、腹痛、腹泻、心率增快等甲状腺功能亢进表现，出现上述情况应及时报告医生，调整用药剂量。

4. 健康教育

（1）宣传新生儿筛查及早期诊断的重要性，如出生前未发生严重甲状腺功能减退、生后 1 个月内开始治疗者，智商可达到正常。

（2）由于甲减患儿需要长期服药，医护人员应告知家长相关疾病及护理知识，使家长了解终身用药的必要性，坚持长期服药，不能随意中断，掌握药物的服用方法及注意事项。

（3）治疗过程中应注意随访，治疗开始时每 2 周随访 1 次，血清 TSH、T_4 正常后每 3 个月随访 1 次，服药 1~2 年后每 6 个月随访 1 次。

（四）护理评价

1. 患儿体温是否保持正常。

2. 患儿营养是否均衡，排便是否通畅，体重是否增长，生长发育是否正常。

3. 家长是否掌握正确的服药方法及注意事项。

四、新生儿肾上腺皮质增生症

先天性肾上腺皮质增生症是一组由于肾上腺皮质激素合成过程中所需酶的缺陷所引起的疾病，属常染色体隐性遗传病。发病常有家族性，在同一家族中常表现为同一类型的缺陷。

（一）护理评估

1. 健康史　评估患儿是否发育过快,身材矮小。了解家族中是否有类似疾病。

2. 身体状况

（1）观察有无性征异常,尤其是外生殖器,男性阴茎大或尿道下裂、隐睾,女性外生殖器男性化;皮肤黏膜有无色素沉着;有无拒乳、呕吐、腹泻等失盐症状;血压是否升高;测量身高、体重,监测生长发育情况。

（2）通过染色体检查评估性别。

（3）进行血清离子及血糖检查,观察是否有高钠、高钾血症。

（4）17-羟孕酮（17-OHP）是21-羟化酶缺乏症（21-OHD）较可靠的诊断指标。17-酮类固醇（17-KS）是反映肾上腺皮质分泌雄激素的重要指标。典型失盐型肾上腺皮质增生症患儿,皮质醇水平明显降低,单纯男性化型患儿,皮质醇水平可在正常范围或低于正常,而促肾上腺皮质激素（ACTH）不同程度升高,非典型患儿可正常。21-羟化酶缺乏症的患儿出生后17-OHP水平较高,12~24h后可降至正常。

3. 心理-社会状况　了解患儿家长是否掌握与本病有关的知识、服药方法及药效观察,了解家庭状况,家长是否有焦虑。

（二）护理问题

1. 体液不足　与醛固酮严重缺乏、水及电解质丢失过多及补充不足有关。

2. 营养失调:低于机体需要量　与摄入不足及丢失过多有关。

3. 知识缺乏:家长缺乏有关疾病、治疗及家庭护理的信息。

4. 预感性悲哀　与家长担心雄激素增多致患儿性征异常有关。

5. 潜在并发症:休克、肾上腺皮质危象。

（三）护理措施

1. 一般护理

（1）及时纠正水、电解质代谢紊乱:迅速建立有效静脉通道,首先扩容、纠正酸中毒,遵医嘱静脉补充液体。对于病情稳定的失盐型患儿,可在每顿奶中加入10%NaCl补充盐分。

（2）补充盐皮质激素及糖皮质激素:扩容同时给予醋酸脱氧皮质酮（DOCA）肌注,高钾血症患儿首选盐皮质激素治疗,忌用含钾溶液及库存血。确诊前尽量不给糖皮质激素,病情严重需给予氢化可的松24h内静滴。

（3）输液及用药过程中及时评估脱水程度,监测血气及电解质结果,根据病情调整输液速度及量,观察用药效果。

（4）对于出现低血糖的患儿可给予10%葡萄糖溶液静脉注射,随后给予葡萄糖溶液静脉滴注,保持血糖正常。

（5）避免受凉,防止交叉感染。遇有感染、缺氧等应激情况时需增加氢化可的松剂量。

2. 用药护理

（1）根据 ACTH 的夜间分泌高峰节律,维持治疗用的氢化可的松每日量宜分 2 次口服,总量的 1/3 晨服,余 2/3 夜间睡前服用。

（2）避免皮质醇过量:注意 0.1mg 氟氢可的松相当于 0.5mg 氢化可的松,使用时应将其用量计算于皮质醇用量中。

（3）肌内注射 DOCA 应用 1ml 注射器精确抽取药物,注射部位宜深并每次更换注射部位,防止局部硬结形成。

（4）静脉输注氢化可的松时切忌补钾盐。

3. 合理喂养　对于拒乳患儿要耐心喂养,必要时用滴管或管饲,尽可能满足生理需要。

4. 密切观察病情变化

（1）如患儿出现神志淡漠、嗜睡甚至昏迷、高热、呕吐、腹痛、腹泻、心率加快、四肢厥冷、血压下降、循环衰竭、少尿、无尿及电解质紊乱（低血钠、高血钾等）的表现,需立即通知医生,遵医嘱迅速补充盐水、肾上腺皮质激素,纠正低血压和休克,详细记录出入液量。

（2）若患儿出现服药后呕吐,应根据呕吐量予以适当补充。密切观察药物反应,如类库欣综合征、消化性溃疡等。

（3）抬高床头,头偏向一侧,防止窒息,及时清除呕吐物,更换衣被和尿布,做好口腔护理。

（4）感染、创伤、手术或由于盐缺失、腹泻或呕吐引起的脱水等应激状态时可表现原有症状加重,并出现发热、惊厥、昏迷,甚至休克,即肾上腺危象时可加大氢化可的松剂量,待应激消除后,迅速减量到原来水平。

5. 健康教育

（1）由于本病患儿需要长期服药,且女性假两性畸形患儿需要在 2~6 个月时手术治疗,家长会有焦虑情绪。护理人员应多与家长沟通,鼓励其表达自己的情感和想法,并告知疾病相关知识,说明手术不影响女性的性功能,解除他们思想顾虑。

（2）指导家长掌握正确的服药剂量、服药途径和服药时间及药物不良反应,切忌不遵医嘱随意增减剂量。发生肾上腺危象时及时就医。告知家长患儿如治疗得当,两性均可有正常的青春发育和生育功能,使家长主动配合,坚持治疗。

（3）定期随访,治疗监测需 3 个月 1 次。定期测定血 17-OHP、睾酮含量、血电解质、血压等指标,每年测定骨龄 1 次。

（4）宣传产前诊断及新生儿筛查重要性。发现有先天性肾上腺皮质增生症的患儿母亲,对于第二次妊娠应做产前诊断。

（四）护理评价

1. 患儿水、电解质紊乱是否纠正。

2. 患儿营养供给是否满足需求。

3. 患儿经激素治疗后各症状有无改善。

4. 有无出现休克、肾上腺危象等并发症,是否及时处理。

5. 家长是否掌握疾病相关知识,焦虑是否缓解。

五、早产儿代谢性骨病

早产儿代谢性骨病指早产儿生后骨骼矿化障碍,导致骨密度降低或骨质疏松,严重者可导致佝偻病、骨折。

（一）护理评估

1. 健康史

（1）出生史:评估患儿出生时胎龄、日龄、体重、喂养方式。评估患儿营养状况,有无营养摄入量不足、长期肠外营养和全肠道喂养建立延迟、母乳未强化。有无肠道、肝脏、胰腺和肾脏疾病。有无慢性疾病（如支气管肺发育不良、坏死性小肠结肠炎）,胆汁淤积,钙、磷、维生素 D 缺乏等情况。患儿是否应用利尿剂、碳酸氢钠、苯巴比妥等可增加钙磷排泄或影响肝肾功能的药物。是否使用糖皮质激素、氨茶碱等影响骨吸收和骨形成的过程。

（2）家庭史:评估患儿母亲孕期有无缺钙及维生素 D 缺乏情况,有无感染病史,是否患有子痫等导致胎盘功能异常的疾病。

2. 身体状况 临床特征为佝偻病、骨质软化和骨质疏松,早期仅表现血液生化异常和超声检查骨矿含量减少,X 线改变多出现于出生后 4~20 周。胸部、肢体 X 线检查确定是否存在骨质缺乏、佝偻病和骨折。

3. 心理 - 社会状况 评估家长对本病的了解程度和对患儿的关注程度及家庭经济状况。

（二）护理问题

1. 有受伤的危险 与自发性骨折及医务人员操作不当有关。

2. 疼痛 与自发性骨折有关。

3. 躯体活动障碍 与疼痛、骨折有关。

（三）护理措施

1. 一般护理 护理动作轻柔,切勿因操作不当致患儿骨折,尤其对于胎龄体重较小的早产儿。观察有无受累肢体的疼痛表现,予以安抚,减轻疼痛。如果存在骨折,应夹板固定或镇痛药止痛。

2. 合理喂养

(1)早期注重补充钙和磷。钙磷不可同时服用,间隔4~6h较好,不能口服的患儿需每天静脉注射钙剂。

(2)钙磷缺乏所致的早产儿代谢性骨病每天补充400~800IU维生素D。对危重患儿,需在乳品中关注钙磷成分,给予强化母乳或改良早产儿配方奶。

3. 健康教育

(1)母亲在孕后期和哺乳期间应暴露于足够的日光,摄入钙和维生素D均衡的膳食。从妊娠28周开始每日摄入1000IU维生素D,哺乳期继续服用。哺乳期妇女推荐每天摄入钙1000~1500mg。

(2)早产儿需根据不同情况选择合适的肠内营养强化方案,纯母乳喂养需添加母乳强化剂,不能母乳喂养者需选择早产儿配方奶,并及时补充钙、磷、维生素D等。早产儿每天给予800IU维生素D,直至生后3个月后改为每天400IU。适当的日光照射可增加内源性维生素D含量。

(3)告知家长患儿出院后仍要保持矿物质丰富的饮食且在出院后定期进行实验室指标的监测。

(4)婴儿抚触能够减少早产儿出生后骨碱性磷酸酶的增加程度,增加骨钙素水平,增加骨矿化及骨形成,增强早产儿骨密度及骨强度,促进骨增长。可指导家长进行物理治疗和锻炼,对早产儿每天进行被动肢体活动,可增加体重及骨矿物质含量。

(四)护理评价

1. 患儿是否发生自发性骨折及骨折有无及时处理。

2. 患儿躯体活动障碍情况有无改善。

3. 患儿有无疼痛或是否舒适。

(范　玲　杨　凡)

第十一节　感染性疾病护理规范

新生儿感染性疾病是指新生儿期由于致病微生物侵入机体引起的炎症性疾病。新生儿重症感染如新生儿败血症是引起新生儿死亡的重要原因之一。由于新生儿免疫功能低下,是感染的高发人群,感染表现缺乏特异性,容易被忽略,需要密切观察。护理人员需掌握常见感染性疾病的临床表现及防治措施,正确实施护理,做好消毒隔离,才能避免严重并发症的发生。

一、新生儿败血症

新生儿败血症系病原体侵入新生儿血液循环并在其中生长繁殖、产生毒素所造成的全身性感染。常见病原体为细菌，也可为真菌、病毒或其他病原体等。细菌以金黄色葡萄球菌、大肠埃希菌为主。其发病率和病死率较高，尤其以早产儿、极低出生体重儿及长期住院者多见。

（一）护理评估

1. 健康史

（1）出生史：评估患儿是否为早产；出生时有无复苏抢救史，是否接受过损伤性操作；近期有无皮肤黏膜破损，有无脐炎、脓疱疹等。

（2）家庭史：有无宫内、产时和产后感染史，如母亲有无产前发热、胎膜早破、产程延长、羊水混浊。

2. 身体状况

（1）观察面色及肤色、反应、哭声、吃奶、体温、体重情况。

（2）有无感染性病灶，特别是脐部和皮肤有无破损或化脓。

（3）有无呕吐、腹胀、腹泻、气促、发绀、呼吸暂停、黄疸和肝脾肿大、硬肿、出血倾向、肢端冷、心率快、皮肤花纹及休克等。

（4）有无神经系统阳性体征。

3. 心理 - 社会状况　评估家长有无焦虑及家长对该病的认识程度、护理新生儿知识和技能的掌握程度、家庭的卫生习惯和居住环境等。

（二）护理问题

1. 体温失调：体温升高或低于正常　与感染有关。

2. 皮肤完整性受损　与皮肤破损或感染性病灶有关。

3. 营养失调：低于机体需要量　与吸吮无力、摄入量不足及疾病消耗增加有关。

4. 潜在并发症：感染性休克、DIC、化脓性脑膜炎等。

5. 知识缺乏：家长缺乏疾病护理及新生儿护理知识。

（三）护理措施

1. 血培养采集

（1）使用抗生素之前或发热及体温不升时应进行细菌学培养，采集血培养最好有 1 名医护人员协助固定患儿体位，防止皮肤消毒后因患儿不配合而污染。采血部位尽量避免股静脉、腋静脉等皮肤褶皱部位。抽血时严格无菌操作，对静脉穿刺部位采取 75% 乙醇擦拭 30s 以上，消毒范围大于 5cm，再用碘酒消毒 30s 以上，最后使用 75% 乙醇擦拭 30s 以上进行脱碘，皮肤必须完全干燥后方可采血。

（2）血培养瓶的消毒：采用复合碘消毒剂消毒2遍血培养瓶橡皮塞，同时保证注入血液前干燥。当有多种血标本需采集时，优先注入血培养瓶。如用采血针采集，则先注入需氧瓶，再注入厌氧瓶。如用注射器采集，则先注入厌氧瓶，再注入需氧瓶。注射器采血，当采血量不充足，优先少量注入厌氧瓶，剩余注入需氧瓶，保证需氧瓶血量充足。采集血培养后需将培养瓶颠倒混匀，抗凝。标本采集后2h内送检，不能放入冰箱或冷冻。血培养瓶避光保存，发现瓶底颜色变化后不可使用。

2. 控制感染

（1）及时处理局部感染病灶，如脐炎、鹅口疮、脓疱疮、皮肤破损等，防止感染继续蔓延扩散。脐炎的护理措施详见本章"新生儿脐炎"。皮肤小脓疱可用无菌针头从底部刺破，减少疱液残留（刺破前后用0.5%络合碘消毒）。口腔溃疡时用4%硼酸水清洗，并多喂开水。

（2）病室每天定时通风，保证室内空气新鲜。每天擦拭消毒暖箱，更换灭菌注射用水。新生儿所用物品保证一人一用，每周彻底消毒1次。感染患儿应单独隔离，隔离标志醒目，专人护理。

3. 维持体温稳定

（1）体温偏低或体温不升时予以保暖，如加盖包被、暖箱。体温过高时予调节室温、松解包被、洗温水浴，以物理降温为主。

（2）观察体温：当体温波动较大时，每1~2h测体温1次，体温平稳后每4h测体温1次，并做好记录。

4. 合理喂养　根据患儿体重、日龄、病情等给予合理喂养，观察喂养是否耐受，必要时可行管饲喂养及静脉营养。必要时输注新鲜血、血浆等。每日测量体重1次。

5. 用药护理

（1）抗生素现配现用，遵医嘱正确给药，准时分次使用，以维持抗生素有效血浓度。注意不良反应及配伍禁忌。

（2）本病治疗疗程长，需长期用药，应提高静脉穿刺成功率。合理保护并有计划地使用静脉。对于血培养持续阳性或并发化脓性脑膜炎等抗生素使用达2周以上者应尽早行中心静脉置管。

6. 做好基础护理　在常规护理基础上发现患儿出现眼炎、口炎、脐炎、臀炎时予以加强局部护理。每天沐浴1次，病情较重患儿视情况行床上擦浴，每天1次，沐浴更衣时观察皮肤褶皱处有无红疹、破损，有无皮肤压伤。

7. 密切观察病情变化

（1）监测各项生命体征及血氧饱和度。

（2）观察神志、意识、哭声，有无呼吸暂停，有无脑性尖叫、双目凝视、前囟隆起、惊厥、颅内压增高等脑膜炎表现。

（3）观察喂养、排便情况，有无腹胀、胃潴留、咖啡样胃内容物、呕吐、腹泻、黏液血便等坏死性小肠结肠炎表现，必要时禁食，腹胀明显者予胃肠减压、肛管排气。

（4）观察有无面色青灰、周身大理石样花纹、四肢厥冷、脉搏细速、心音低弱、皮肤出血点等感染性休克或 DIC 表现。

（5）观察皮肤黄染情况，有无黄疸加重、拒食、嗜睡、肌张力减退等胆红素脑病表现。

8. 健康教育　及时与患儿家长沟通病情，提供心理支持，增加家长信心。提供良好的生活环境，指导家长正确护理患儿，掌握新生儿沐浴、皮肤、口腔、眼部、脐部、臀部的基础护理，保持皮肤清洁，指导预防脐炎的方法，学会识别新生儿感染的异常表现。注意营养供给，提高免疫力。

（四）护理评价

1. 患儿生命体征是否平稳。

2. 患儿皮肤是否完整，局灶感染是否控制。

3. 患儿喂养是否耐受，体重是否增长。

4. 有无并发症发生或并发症是否及时处理。

5. 患儿家长是否掌握护理知识，学会识别感染的表现。

二、新生儿先天性梅毒

新生儿先天性梅毒是梅毒螺旋体由母体经胎盘进入胎儿血液循环所致的感染。可引起胎儿宫内感染，受累胎儿约 50% 发生早产、流产、死胎或死产。存活婴儿 2 岁以前发病者为早期梅毒，2 岁以后为晚期梅毒。

（一）护理评估

1. 健康史

（1）出生史：评估患儿出生胎龄及体重，是否为早产儿、低出生体重儿或小于胎龄儿。了解患儿发病时间。

（2）家庭史：了解患儿父母亲有无梅毒，有无不洁性生活史。询问母亲在妊娠期间有无经过正规的梅毒治疗。

2. 身体状况

（1）全身症状：发育不良、营养障碍、消瘦；是否有哭声嘶哑、易激惹、烦躁；是否有发热、贫血、黄疸、肝脾大、肝功能异常或全身淋巴结肿大。

（2）局部症状：①皮肤黏膜损害，占 30%~60%。皮疹多出现在生后 2~3 周，为散发或多发，初为粉红、红色多形性环疹，如圆形、卵圆形或彩虹状，以后变为棕褐色，并有细小脱屑，多见于口周、鼻翼、肛周，重者全身分布，掌、跖部还可见梅毒性天疱疮。可出现不同特征的皮损,如红斑水疱、脓疱、糜烂或皲裂等。口周病损呈放射状裂痕,极具特征性。②骨损害,多发生在生后数周,主要为长骨多发性、对称性损害,可因剧烈疼痛形成"假性瘫痪",表现为四肢呈弯曲状态,张力高,不能自然放松伸直,伴哭闹、烦躁不安、牵拉时尖叫等剧烈疼痛的表现。③梅毒性鼻炎,观察有无鼻塞、张口困难或有脓血样分泌物。④中枢神经系统损害,较少见。⑤眼损害,早期新生儿梅毒可出现三种眼损害:脉络膜视网膜炎、青光眼以及葡萄膜炎。⑥其他,非免疫性水肿、肺炎、心肌炎、紫癜、出血倾向、血小板减少、腹泻和吸收不良综合征、指甲炎或甲沟炎等。

3. 心理 - 社会状况　评估家长的心理与社会支持系统及对疾病的认知程度。

(二)护理问题

1. 皮肤完整性受损　与梅毒螺旋体损伤皮肤黏膜有关。

2. 疼痛　与梅毒致骨损害有关。

3. 潜在并发症:非免疫性水肿、肺炎、心肌炎、腹泻等。

4. 焦虑　与家长缺乏疾病的相关治疗、预后知识有关。

(三)护理措施

1. 控制感染

(1)将梅毒患儿单间隔离或与其他梅毒患儿同处一室,实行保护性和接触隔离,床头贴有明显梅毒接触隔离标志。减少探视时间及次数,防止交叉感染。

(2)治疗、护理等操作集中进行,严格执行手卫生规范,进出隔离病室穿好工作服、工作鞋,戴好口罩帽子。有可能接触患儿血液、体液等工作时必须戴手套,手部皮肤破损时戴双层手套。操作完毕,脱去手套后立即洗手,必要时进行手消毒。使用具有安全性能的注射器、输液器等。禁止用手直接接触使用后的锐器。

(3)给患儿准备专用的治疗与护理所需用品,所有患儿专用物品均有明确标志。梅毒患儿尽可能使用一次性医疗器械和用具,用后的血压计、听诊器要用75%的乙醇擦拭消毒。体温计、奶嘴用 1000mg/L 含氯消毒剂浸泡消毒 30min,奶嘴经消毒剂浸泡后冲洗再煮沸消毒。患儿周围物品表面每天清洁消毒,遇污染时应及时清洁与消毒。患儿出院时应进行终末消毒。

(4)隔离病室的抹布、拖布分区使用,使用后彻底清洗消毒,使用 1000~2000mg/L 含氯消毒剂浸泡消毒 30min,再用水清洗干净,悬挂晾干备用。

(5)隔离房间内所有垃圾包括生活垃圾及弃用的物品包装均视为医疗废物,每天定时清理,贴好感染性废物标签。

(6)病室空气消毒首选通风方式,至少每天 30min,也可以使用集中空调通风系统、循环风紫外线空气消毒器或静电吸附式空气消毒器进行空气消毒。

（7）患儿用过的衣服、被服打包后待集中回收消毒处理。

2. 用药护理

（1）青霉素为治疗新生儿梅毒的首选药物，青霉素应足量、按时使用，疗程足，治疗期间中断 1d 以上，整个疗程需重新开始。

（2）遵医嘱采用苄星青霉素 G 单次肌注，或者水剂青霉素 G 肌注（或静脉滴注的方式）给药。因新生儿皮下脂肪薄弱，肌内注射时易引起局部皮肤硬结甚至坏死，应特别注意观察注射部位情况。用药后加强巡视，注意观察药物的作用和副作用，如皮疹的消退情况、有无过敏反应等。青霉素过敏者可用红霉素。

3. 皮肤护理

（1）新生儿梅毒的皮肤护理至关重要。入院后可置患儿于暖箱，便于观察皮肤损伤情况。保持全身皮肤清洁干燥，皮肤溃破处垫治疗巾，在无菌技术操作下，先以 0.5% 碘伏消毒，再涂擦抗生素软膏，4 次 /d。皮肤干裂处涂抹鱼肝油，防止皮肤裂伤。对躁动的患儿及时安抚，用纱布包裹足跟和双手，保护患儿骨隆突处，以防压伤，必要时镇静。

（2）静脉穿刺时避开皮疹部位，动作轻柔，防止刺破皮疹，加强基础护理。

（3）因患儿常出现鼻部脓血样分泌物，故应加强鼻部护理，可予生理盐水清洗鼻腔，再予鱼肝油润湿鼻部。

4. 维持有效呼吸　观察患儿呼吸情况及皮肤颜色，保持呼吸道通畅，及时清除分泌物。根据病情遵医嘱选择适宜的给氧方式。

5. 梅毒假性麻痹护理　在治疗、护理时动作轻柔，不采取强行体位。治疗和护理集中进行，适时安抚患儿，尽量减少疼痛和不必要的刺激。

6. 密切观察病情变化　加强对患儿的一般情况及生命体征的观察。注意观察皮肤黏膜、心、肝、脾、肺等器官及神经系统、血液系统等。及时发现皮疹、红斑、水疱及脱皮现象或其他皮肤变化。观察鼻腔脓血样分泌物情况，是否有鼻塞、张口呼吸、声嘶的症状出现。有无黄疸、贫血、"假瘫"，有无颈强直、惊厥、呕吐、前囟张力增高等神经系统症状。注意监测血糖变化。

7. 健康教育

（1）一旦确诊此病，多数家长会产生恐惧、焦虑心理，同时担心患儿预后情况。护士应安慰鼓励患儿家长，给予心理支持。

（2）经治疗患儿全身症状好转，皮肤斑丘疹完全消失，体检后予以接种乙肝疫苗和卡介苗。指导定期复查，进行追踪观察血清学试验，以保证患儿得到正确的、全程的、彻底的治疗。

（3）治疗后 1、2、3、6、12 个月时应进行随访，治疗成功时快速血浆反应素试验（RPR）在 3 个月时滴度下降，6~12 个月时转阴。若 1 岁时滴度仍未降低或升高,应再次进行正规治疗(10~14d)。神经梅毒患儿应每6个月进行脑脊液检查直至细胞数正常、性病研究实验室实验阴性。

(四)护理评价

1. 患儿皮肤黏膜破损处是否逐渐好转。

2. 患儿体位是否舒适,疼痛有无减轻。

3. 患儿是否出现并发症,并发症是否及时处理。

4. 患儿家长是否了解疾病的相关知识,焦虑是否缓解。

5. 消毒隔离措施是否执行到位。

三、新生儿脐炎

新生儿脐炎是由于断脐时或出生后脐部处理不当,脐残端被细菌入侵、繁殖所引起的局部炎症,也可由于脐动、静脉置管或换血时被细菌污染所致发炎。可由任何化脓菌引起,最常见的是金黄色葡萄球菌,其次为大肠埃希菌、铜绿假单胞菌、溶血性链球菌等。

(一)护理评估

1. 健康史 评估患儿的营养状况、大小便情况、睡眠情况及皮肤完整性。询问家长断脐方式,脐部护理方法、次数及使用药品、敷料情况。

2. 身体状况

(1)局部症状:评估脐部红肿范围和程度、脐窝脓性渗液量,是否有臭味,观察有无脐部赘生物,脐带脱落时间。

(2)全身症状:是否有其他伴随症状,有无发热、腹胀、腹肌紧张、腹部触痛、少吃、少哭、少动等。

3. 心理 - 社会状况 评估家长对该病病因、后果、治疗方法和脐部护理方法,可能导致并发症的认知程度。

(二)护理问题

1. 皮肤完整性受损 与断脐创面和脐部感染有关。

2. 潜在并发症:败血症、腹膜炎等。

(三)护理措施

1. 标本采集 入院后在脐部护理及使用抗生素之前采集脐部分泌物做培养和药敏试验,同时采集血培养标本。

2. 脐部护理

(1)轻症:局部可用2%碘酒及75%的乙醇消毒,每日2~3次。

(2)重症:除局部消毒处理外再辅以抗生素治疗。若有波动感应及时切开引流。

(3)慢性肉芽肿:可予10%的硝酸银溶液涂擦,较大肉芽肿可用电灼、激光治疗或手术切除。

（4）脐部护理时应先洗手，注意腹部保暖。避免爽身粉进入未愈合的脐部。

（5）保持脐部清洁干燥，勤换尿布，尿布不能覆盖脐部，避免大小便污染，沐浴后及时做脐部护理。

3. 用药护理　严格执行医嘱，正确应用抗生素，注意观察药物不良反应。

4. 密切观察病情变化

（1）每日测量四次体温，监测体温变化。

（2）观察脐部潮湿、红肿、脓性分泌物好转与进展情况。

（3）如出现体温异常、少吃、少哭、少动等可能为败血症。腹胀、腹肌紧张、腹部触痛可能为腹膜炎。

5. 健康教育

（1）向家长讲解脐部正确的消毒方法，必须从脐带的根部由内向外环形彻底清洁消毒，保持局部干燥。

（2）告知家长脐炎表现，出现炎症积极治疗，防止发生败血症。

（3）告知患儿家长脐炎已治愈且脐残端已脱落、脐窝干燥则不必再处理。若出院后脐部残端未脱落或虽已脱落但脐部仍潮湿或仍有轻度红肿、渗液则应继续做好脐部护理。

（四）护理评价

1. 患儿脐部炎症表现有无减轻。

2. 患儿是否出现并发症，并发症是否及时处理。

四、新生儿鹅口疮

新生儿鹅口疮是白色念珠菌感染引起的口腔黏膜的炎症。在新生儿期常见，一般无全身症状。极少数可向深部蔓延至咽喉、气管、肺、食管、肠道或侵入血循环。新生儿可经产道、不洁的乳头或使用污染的奶具而感染。多见于新生儿，营养不良、腹泻、长期使用广谱抗生素、肾上腺皮质激素的患儿。

（一）护理评估

1. 健康史

（1）出生史：患儿有无全身性疾病，如营养不良、长期腹泻等病史。有无长期使用广谱抗生素、糖皮质激素、免疫抑制剂。

（2）家庭史：询问家长卫生条件及卫生习惯，是否不恰当地给小儿擦拭口腔，有无奶具消毒习惯。

2. 身体状况　观察口腔黏膜、舌面或舌边缘有无乳白色斑块以及斑块出现的时间与范围。检查乳白色斑块是否不易拭去，以免与口腔残留奶块混淆。

3. 心理 - 社会状况　评估家长对该病的病因、护理方法的了解程度。

（二）护理问题

1. 口腔黏膜完整性受损　与口腔黏膜白色念珠菌感染有关。

2. 舒适的改变　与口腔黏膜感染有关。

3. 潜在并发症：真菌性肺炎、肠炎或败血症。

4. 知识缺乏：家长缺乏鹅口疮预防及护理知识。

（三）护理措施

1. 口腔护理　保持口腔清洁，每次吃奶前后用 2% 碳酸氢钠溶液清洗口腔。口腔黏膜可用 10 万 ~20 万 IU/ml 制霉菌素鱼肝油混悬溶液涂擦，每天 2~3 次，制霉菌素鱼肝油混悬溶液冰箱保存，使用前注意将药物搅匀，吃奶后涂敷。

2. 用药护理　长期应用抗生素者应适当补充 B 族维生素，以维持正常菌群。

3. 预防感染　新生儿进食的乳具清洗干净后再煮沸消毒，防止疾病传播。

4. 密切观察病情变化

（1）若出现声音嘶哑、吞咽困难、吐奶、呛咳，甚至出现呼吸困难、发绀者应考虑为咽喉部或肺部念珠菌感染。

（2）若出现大便次数增多，黄色稀便、泡沫较多或带黏液，有时可见豆腐渣样细块者应考虑为真菌性肠炎。

5. 健康教育

（1）做好孕期保健，产妇有阴道霉菌病时应积极治疗，切断传染途径。哺乳期的母亲在喂奶前应用温水清洗乳晕和乳头，应经常洗澡、勤换内衣、剪指甲。

（2）告知家长提高患儿免疫力是预防鹅口疮的关键，合理喂养，增强新生儿体质，提高免疫力。养成良好的卫生习惯及饮食习惯，保持婴儿口腔清洁，做好口腔清洁卫生，喂奶后再喂少许温水，人工喂养时防止奶液过热，以免引起口腔黏膜受伤，降低局部组织抵抗力而导致鹅口疮的发生。忌强行大力擦洗口腔。

（3）注意定期采用煮沸法进行奶具消毒，新生儿的被褥和玩具要定期拆洗、晾晒，新生儿的洗漱用具尽量和家长的分开，并定期消毒。

（4）接触新生儿必须认真洗手，做好手卫生，防止发生感染。减少亲朋探视，避免交叉感染。

（四）护理评价

1. 患儿口腔黏膜内的乳白色斑块有无减轻或消失。

2. 患儿喂养时是否舒适。

3. 患儿是否出现并发症，并发症是否及时处理。

4. 患儿家长是否掌握了鹅口疮的预防与护理知识。

五、新生儿破伤风

新生儿破伤风是由破伤风梭状杆菌侵入脐部而引起的一种急性严重感染性疾病。常在生后 7d 左右发病,临床上以全身骨骼肌强直性痉挛及牙关紧闭为特征。

(一)护理评估

1. 健康史

(1)出生史:询问接生史,接生时有无消毒不严,是否曾用未经严格消毒的剪刀、线绳断脐结扎或不洁敷料包裹脐部。了解患儿脐带脱落时间,痉挛出现的时间、状况。

(2)家庭史:评估其居住地环境、生活习惯、卫生状况。

2. 身体状况

(1)观察患儿神志、生命体征、哭闹程度及脐部情况。

(2)观察痉挛发作时间、持续时间、强度、频率。

(3)有无牙关紧闭、苦笑面容、角弓反张、口腔充满唾液。有无呼吸困难、青紫、窒息。有无尿潴留和便秘。

3. 心理 - 社会状况 了解家长对本病病因、预后认知程度及心理接受能力。

(二)护理问题

1. 有窒息的危险 与呼吸肌、喉肌痉挛有关。

2. 有受伤的危险 与反复抽搐有关。

3. 皮肤完整性受损 与脐部残端感染破伤风梭状杆菌有关。

4. 营养失调:低于机体需要量 与张口困难、不易喂养及肌肉痉挛消耗量过大有关。

5. 潜在并发症:肺炎、呼吸衰竭、营养不良。

(三)护理措施

1. 一般护理

(1)将患儿置于安静、光线暗淡、隔音的单独病室,戴避光眼罩,外耳道置无菌干棉球,禁止一切不必要的刺激,各种治疗及护理操作集中进行。可在止痉剂发挥最大效应时进行,动作轻快。

(2)每日监测患儿体温,体温过高时给予物理降温,必要时给予药物降温。

2. 预防窒息

(1)建立有效静脉通道:保持输液通畅,保证抗生素和药物顺利进入体内,遵医嘱应用破伤风抗毒素(TAT)、镇静止痉剂(首选地西泮)等。

(2)保持呼吸道通畅:患儿取头颈部轻度仰伸位,头肩部稍抬高,及时清除口腔分泌物,使用止痉剂后,清除呼吸道分泌物。

(3)合理用氧:有缺氧、发绀者可采用头罩给氧的方式间歇用氧,避免鼻导管吸氧,因为鼻导管的插入和氧气直接刺激鼻黏膜可使患儿不断受到不良刺激,加重骨骼肌痉挛。氧流量至少5L/min,不宜过低,避免引起CO_2潴留。

3. 合理喂养　患儿早期痉挛发作频繁,应暂禁食,给予肠外营养,保证能量供应。病情允许情况下,给予胃管喂养,根据患儿耐受情况,逐渐增量。病情好转后可用奶瓶经口喂养,以训练患儿吸吮力及吞咽功能,由少量开始逐渐增加,最后撤离胃管。喂奶时要耐心、细致,避免发生窒息。

4. 密切观察病情变化

(1)专人护理,观察并记录生命体征变化,惊厥发生次数、持续时间及伴随症状,尤其注意有无窒息发生。

(2)注意有无并发肺炎、营养不良、呼吸衰竭等情况。一旦发生异常及时通知医生处理。

(3)观察镇静后的用药效果和不良反应。

(4)急救物品准备:床旁备必要的急救物品,如氧气、复苏用物、吸引用物、气管插管用物等。

5. 预防感染

(1)脐部护理:用消毒剪刀减去残留脐带的远端并重新结扎,用3%过氧化氢或1:4000高锰酸钾液清洗后涂以碘酒,遵医嘱用破伤风抗毒素3000U做脐周封闭,保持脐部清洁干燥,接触过脐部的敷料应焚烧。

(2)口腔护理:及时清理未能咽下的唾液,保持口腔清洁,口唇应涂唇油保持滋润。

(3)皮肤护理:用纱布包裹足跟和双手,保护患儿骨隆突处,定时翻身,预防压疮及坠积性肺炎。患儿由于骨骼肌痉挛,易发热、出汗,及时擦干汗渍、保持患儿皮肤清洁干燥。

6. 健康教育

(1)对于基层助产人员推广无菌接生法。对脐带处理不当的婴儿应于生后24h内剪除脐带远端部分,重新消毒结扎,近端用过氧化氢或高锰酸钾溶液清洗后涂以碘酒,并肌内注射破伤风抗毒素,密切观察病情变化。

(2)告知家长患儿恢复期肌肉紧张状态要持续数月,所以在恢复期可多泡、多洗温水澡。尽早对患儿肢体进行按摩,以减轻患儿痛苦,促进功能恢复。

(四)护理评价

1. 患儿发绀、呼吸困难症状是否缓解,血氧饱和度是否正常。

2. 患儿有无受伤。

3. 患儿皮肤是否完整,破损处是否妥善护理。

4. 患儿吞咽功能是否恢复,喂养是否困难,营养失调是否纠正。

5. 患儿是否出现并发症或并发症是否及时处理。

六、新生儿结膜炎

新生儿结膜炎是指新生儿眼睛有脓性分泌物排出,最常见的致病微生物为球菌和衣原体。大多系生产时通过被感染的产道所获得。常见有淋球菌性结膜炎、急性卡他性结膜炎、衣原体结膜炎。

(一)护理评估

1. 健康史

(1)出生史:有无胎膜早破病史。

(2)家庭史:评估父母亲有无细菌感染、衣原体感染病史。

2. 身体状况　观察患儿发病时间、发病范围、病程长短,患儿眼睑水肿及结膜充血程度,分泌物出现的时间、性状及量,有无结膜下出血斑点,角膜有无溃疡情况,有无结膜瘢痕、眼睑粘连、角膜下结缔组织沉积。了解眼分泌物涂片及细菌培养结果。

3. 心理-社会状况　评估家长对疾病的病因及眼部护理的认知程度。

(二)护理问题

1. 开睑困难　与眼睑充血水肿、眼睑脓性分泌物结痂有关。

2. 有传播感染的危险　与病原菌播散有关。

3. 潜在并发症:角膜溃疡、失明;关节炎、肺炎;结膜瘢痕、眼睑粘连、角膜下结缔组织沉积等。

(三)护理措施

1. 用药护理

(1)及时清除眼分泌物,遵医嘱按时滴入眼药水。急性卡他性结膜炎可用0.25%氯霉素、0.3%庆大霉素、0.5%新霉素或0.5%泰利必妥等;淋球菌性结膜炎可用5000~10 000U/ml青霉素溶液;衣原体结膜炎使用红霉素眼药水。

(2)滴眼药水前先用蘸湿生理盐水的无菌棉签将双眼分泌物擦拭干净,动作轻柔,避免挤压双眼。若为一眼发病,注意保护另一眼,患儿应取患侧卧位,以防患眼分泌物流入健眼。滴眼药水时,眼药水瓶口距眼球应保持3cm左右的安全距离。防止瓶口接触睫毛或眼睑,造成药物污染,防止瓶口擦伤、划伤角膜,损伤眼睛。点眼后,用手指压迫鼻梁根部的泪囊处2~3min,避免或减少药液被鼻黏膜吸收。急性卡他性结膜炎为防止睫毛粘连,临睡前可涂抗生素眼膏。

(3)遵医嘱及时正确应用抗生素,保持静脉通畅,维持抗生素的有效血药浓度,观察药物疗效及有无不良反应。

2. 预防感染　患儿物品专人专用,用过的棉签、纱布、治疗巾、敷料集中放置,统一处理。急性卡他性结膜炎主要通过接触方式传播,对患儿应进行隔离,物品专人专用,与患儿接触过的毛巾、手帕等用具都应进行消毒。

3. 密切观察病情变化 观察患儿双眼红肿及脓性分泌物情况,观察淋球菌性结膜炎有无并发角膜溃疡,已并发角膜溃疡者须警惕角膜穿孔。观察急性卡他性结膜炎有无结膜下出血斑点。衣原体结膜炎有无结膜瘢痕、眼睑粘连、角膜下结缔组织沉积等。

4. 健康教育

(1)注重新生儿结膜炎的预防,做好产前检查,发现有淋球菌等感染者及时治疗。患有淋病的妇女应彻底治疗后方可怀孕,以免感染新生儿。

(2)新生儿出生后如发现双眼分泌物过多等眼部问题,应立即到医院进行诊治,以免延误病情。

(3)注意个人卫生,家庭用毛巾、脸盆等生活用品不要混用。

(四)护理评价

1. 患儿眼睑开合是否正常。

2. 患儿双眼红肿症状有无减轻,分泌物有无减少。

3. 有无出现并发症或并发症是否及时处理。

七、新生儿皮下坏疽

新生儿皮下坏疽是指新生儿期皮下组织急性坏死性炎症,短时间内迅速出现皮下组织变性坏死,是一种严重的皮下组织的急性感染。好发于腰骶、臀部和背部,多见于生后 1 周左右。

(一)护理评估

1. 健康史

(1)出生史:患儿出生时有无复苏抢救史,是否接受过损伤性操作。近期有无皮肤黏膜破损,有无感染性病灶等。

(2)家庭史:有无宫内、产时和产后感染史。

2. 身体状况

(1)观察患儿是否长期处于仰卧位,压迫局部皮肤以致营养障碍。

(2)皮肤破损处有无红肿、软化、坏死,皮肤与皮下组织是否分离呈漂浮感,有无局部皮肤发黑坏死,有无大片溃疡及脓性分泌物。

(3)观察患儿反应、哭声、体温情况,有无发绀、呼吸困难、腹泻、呕吐、腹胀及周身散在出血点等并发败血症的表现,有无黄疸。

(4)白细胞计数及 C- 反应蛋白是否升高,了解患儿血细菌培养结果。

3. 心理 - 社会状况 评估家长对该病的认识程度、心理反应及应对方式,对新生儿护理知识和技能的掌握程度、家庭的卫生习惯和居住环境等。

（二）护理问题

1. 皮肤完整性受损　与局部皮肤长期受压且存在感染性病灶有关。

2. 体温过高　与炎症扩散有关。

3. 疼痛　与皮肤破损有关。

4. 潜在并发症：败血症、中毒性休克、弥散性血管内凝血、呼吸衰竭、肾衰竭。

5. 知识缺乏：家长缺乏护理新生儿的知识和技能。

（三）护理措施

1. 预防感染

（1）将患儿安置于隔离病房，保持空气流通，定时开窗通风，注意适当保暖，避免受凉。每天消毒擦拭暖箱内外、监护仪、输液泵及听诊器等用物。接触患儿时穿好隔离衣，戴口罩、帽子。接触患儿前后洗手，以防交叉感染。患儿使用的包被及床单需高温高压灭菌。

（2）患儿由于长时间的发热及大量抗生素的治疗，易致体内菌群失调，口腔内正常菌群受抑制，易引起霉菌性口腔炎。用生理盐水加强口腔护理，注意观察口腔黏膜的变化，预防口腔炎发生。

2. 疼痛管理　诊疗及护理操作可集中进行，避免刺激患儿，患儿疼痛时应给予安抚，避免因哭闹影响伤口愈合。

3. 维持体温稳定　首选物理降温，予松解包被、洗温水浴或予冷水袋冷敷，降温后半小时复测体温，并做好记录。

4. 皮肤护理

（1）病变初期应早期切开引流，术后的创面需精心护理，每日换药2~3次，无菌纱布有渗血、渗液时及时更换，并称重记录为出量。

（2）如发现创面扩散，应及时做切口引流，并保持引流通畅。

（3）为预防再次感染，每日更换被褥，保持床单元及皮肤清洁。

（4）多数患儿的坏疽部位主要位于头背部、腰骶部，可采用俯卧位和侧卧位相交替，每隔2h更换1次体位，以切口不受压为原则。可采用鸟巢，使患儿更有安全感，同时也利于伤口的愈合。

5. 用药护理

（1）根据细菌培养及药敏试验结果尽早选用有效的抗生素，准时分次使用，以维持有效血药浓度。

（2）万古霉素对组织刺激性大，宜采用静脉输入，注意配液浓度及输注速度，每次给药时间大于1h。密切观察药效及不良反应。

（3）病重患儿应及时补液或输血，每日输入血浆30~50ml，注意补充热量和维生素及静脉营养。

6. 健康教育

（1）向家长讲解病情，安抚情绪，使其积极配合治疗及护理。

（2）指导患儿母亲注意休息，保持愉快心情，以保证患儿充足的营养来源。

（四）护理评价

1. 患儿破损皮肤是否均已护理，有无逐渐好转。

2. 患儿体温是否恢复正常。

3. 患儿疼痛有无缓解，能否安静入睡。

4. 是否出现并发症或并发症是否及时处理。

5. 患儿家长是否掌握新生儿护理的知识和技能。

（范　玲　杨　凡）

第十二节　新生儿遗传与免疫系统疾病护理规范

遗传性疾病在新生儿学中占有特殊重要的地位，分子遗传学新技术的应用使很多遗传病的诊断、产前诊断得以解决。由于多数遗传病缺乏有效治疗方法，需要早期预防、筛查和诊断，及时治疗和正确护理，从而帮助患儿改善预后，提高生存质量。

新生儿的免疫系统发育不够成熟，功能不完善，对病原体的易感性、病程经过与治疗反应等方面都具有独特表现。有些免疫功能不足属生理现象，但也确实存在一些少见的病理性的免疫缺陷，做好新生儿的医疗保健工作，避免宫内外感染，改进治疗措施，了解免疫系统的发育和成熟过程、掌握新生儿时期的免疫特点至为重要。

一、新生儿遗传代谢疾病

【苯丙酮尿症】

苯丙酮尿症（phenylketonuria，PKU）是一种最常见的遗传代谢病，属常染色体隐性遗传，因患儿尿中排出大量苯丙酮酸而得名。由于苯丙氨酸羟化酶缺乏或活性减低使苯丙氨酸不能正常代谢，过量的苯丙氨酸及其代谢产物蓄积体内，影响神经系统发育而导致患儿智力低下。临床表现为智力发育落后，皮肤、毛发色素浅淡和鼠尿样体味。若能在新生儿期筛查发现，并及时给予低或无苯丙氨酸饮食治疗可避免智能障碍的发生。

（一）护理评估

1. 健康史　了解父母是否近亲婚配；家族中有无类似的患儿；患儿有无做新生儿疾病筛查。

2. 身体状况

（1）观察患儿有无兴奋不安、多动、行为异常或嗜睡,萎靡、惊厥、肌张力改变等神经系统症状。

（2）有无毛发、皮肤和虹膜颜色变浅;有无皮肤干燥伴湿疹;有无呕吐、喂养不耐受。

（3）脑电图有无异常。

3. 心理 - 社会状况　评估家长对疾病和治疗的认知程度、对患儿的态度、家庭的经济状况,有无悲观和焦虑情绪。

（二）护理问题

1. 生长发育迟缓　与苯丙氨酸代谢异常有关。

2. 有皮肤完整性受损的危险　与尿液、汗液刺激有关。

3. 知识缺乏:家长缺乏本病饮食治疗相关知识。

4. 焦虑　与家长担心患儿疾病预后有关。

（三）护理措施

1. 新生儿筛查　新生儿哺乳 3d 后,采集足跟血进行实验室筛查,测定苯丙氨酸浓度,当苯丙氨酸浓度 > 1200μmol/L 则为典型的 PKU,轻度 PKU 为 60~1200μmol/L。

2. 饮食护理

（1）一经确诊,立刻开始饮食控制,限制苯丙氨酸摄入量,既要满足患儿生长发育需求,又不能超过一定范围。可予患儿低或无苯丙氨酸的配方奶粉,待血浓度降至理想浓度时,可逐渐少量添加天然饮食,以母乳最佳,因母乳不仅营养丰富,而且苯丙氨酸含量低,仅为牛乳的 1/3。故可给予患儿低或无苯丙氨酸的配方奶粉加适量母乳喂养。

（2）注意补充其他必需氨基酸、维生素、矿物质及微量元素,以保证营养物质的均衡摄入。

（3）虽然限制苯丙氨酸,但应维持正常高的水平,无神经毒性为宜。

3. 皮肤护理　部分患儿可出现湿疹,常位于皮肤褶皱处,如颈部、腋下、腹股沟,婴幼儿期多见。每次洗澡后可涂保护油,避免接触刺激性物品,勤换尿布,保持皮肤干燥清洁。轻者,经过饮食控制后可自行消退,重者可配以药物治疗。

4. 密切观察病情变化　观察患儿喂养耐受情况,是否出现呼吸困难、低血糖、惊厥的表现,结合实验室结果,对症处理。

5. 健康教育

（1）向家长介绍疾病相关知识,告知早期饮食治疗的重要性,告知家长治疗越早,效果越好。确诊后立即进行饮食治疗,可避免脑损害,使智力得以正常发育,饮食治疗至少要持续到青春期以后,终身治疗对患儿更有益。协助患儿家长制订合理有效的饮食食谱,鼓励母乳喂养并延长母乳喂养时间,在严格限制苯丙氨酸摄入的同时,要满足机体对营养的需要,保证患儿的正常发育。添加辅食建议喂淀粉、蔬菜、水果等植物性低蛋白食物,可选用大米、小米、白菜、土豆、菠菜等,既限制了苯丙氨酸的摄入,又能保证病儿的营养的需要。推荐蛋白质摄入量: < 1 岁, 2.0~2.5g/(kg·d); 1~3 岁, 1.8~2.0g/(kg·d); 4~6 岁, 1.5~1.8g/(kg·d); > 6 岁, 1.0~1.5g/(kg·d)。

(2)指导家长早期进行智能训练,以患儿现有的智龄水平为训练起点。以家庭训练为主,动员家庭成员参与。强调生活技能的训练,将训练项目分解成细小步骤以促进患儿智力发展。

(3)告知家长随访苯丙氨酸浓度的重要性。在出生后 6 个月以内,应每周测苯丙氨酸 2 次,以后每月测 1~2 次。当浓度出现异常时应该每周监测 1 次。同时注意监测患儿生长发育情况,身高、体重及智能发育等。

(四)护理评价

1. 患儿体格发育、智能发育有无异常。

2. 患儿皮肤是否完整,有无损伤。

3. 家长是否掌握对患儿的家庭照护。

4. 家长焦虑是否缓解。

【半乳糖血症】

半乳糖血症是由于半乳糖代谢途径中酶的先天缺陷所造成的代谢性疾病,属常染色体隐性遗传。根据缺陷酶的不同,临床可分为 3 种亚型,其中半乳糖 -1- 磷酸尿苷酰转移酶缺乏最为常见,也最严重。主要临床表现为患儿生长发育迟缓、智能发育落后、白内障、肝实质病变等。

(一)护理评估

1. 健康史　询问患儿出生时情况,采取何种喂养方式,是否为母乳喂养,出现症状与喂养的关系,患儿体格与智力发育情况。

2. 身体状况　观察患儿有无呕吐、拒乳、腹泻等喂养不耐受表现;有无体重不增、生长迟缓;有无黄疸、肝功能异常、低血糖的表现;有无肝脏肿大、白内障、严重感染等。

3. 心理 - 社会状况　评估家长对疾病的认知程度、对患儿的治疗态度、家庭经济状况、有无焦虑等。

(二)护理问题

1. 喂养困难　与呕吐、拒食有关。

2. 生长发育迟缓　与乳糖代谢异常致器官功能受损有关。

3. 知识缺乏:家长缺乏本病的饮食护理知识。

4. 焦虑　与家长担心疾病的治疗及预后有关。

（三）护理措施

1. 合理喂养

（1）饮食治疗是最重要的治疗措施，生后 2 周内治疗者预后较好。一经确诊，需终生禁食含有乳糖成分的食物。改用无乳糖配方奶和其他无乳糖饮食，如豆浆、米粉等喂养，并辅以维生素、脂肪等营养必需物质，以满足生长发育需求。

（2）避免一切可能含有乳糖的食品，在喂养过程中，如患儿出现多汗、面色苍白、精神差等情况应警惕低血糖的发生，必要时静脉输注葡萄糖、新鲜血浆，补充电解质。

2. 健康教育

（1）注意评估家长对疾病的认识程度，向他们介绍疾病治疗的相关进展，以减轻其心理负担，给予心理支持。

（2）向家长介绍发病机制，解释早期饮食治疗的重要性，强调不宜进食含乳糖的食物，如人乳、牛乳、羊乳等。6 个月以上需适量添加蛋黄、肉松或鱼肉等优质蛋白，满足生长发育需要。告知家长饮食若控制不当易引起病情的反复及加重，需禁食含有乳糖的蔬菜和水果，如西瓜、西红柿等。需终生坚持饮食控制，定期随访。

（3）告知家长即使饮食控制良好者，智力发育仍可受影响。故无论发现早晚，都应加强智能、体格训练，促进体格、智力发展。协助家长为患儿制订智能、体格训练计划。

（4）定期随访，监测血中半乳糖和红细胞半乳糖 -1- 磷酸。

（5）本病下一胎再现率高，对有家族史的家庭应采用羊水检测方法对胎儿进行产前诊断，高危孕妇需在妊娠期限制食物中的乳糖，如牛奶及奶制品的摄入。

（四）护理评价

1. 患儿喂养情况有无改善。

2. 患儿生长发育有无异常。

3. 家长是否掌握患儿饮食护理的相关知识。

【糖原贮积症】

糖原贮积症是一组由于先天性酶缺陷所造成的糖代谢障碍疾病。其共同的生化特征为肝、肌、心、肾等组织中糖原贮存量增加，或其糖原分子结构异常。根据临床表现和受累器官，分为肝糖原贮积症和肌糖原贮积症。依据缺陷酶的不同可分为 12 型，其中 I 型最多见。

（一）护理评估

1. 健康史　了解家族有无遗传性疾病、家族中有无类似的患儿。

2. 身体状况　观察患儿有无生长发育迟滞的表现；有无肝脏极度增大；有无出现反复低血糖的表现；有无酸中毒、呼吸困难、出血倾向；有无骨龄落后、骨质疏松。

3. 心理 - 社会状况　了解家长对疾病的认识程度、心理反应及应对方式。

（二）护理问题

1. 活动无耐力　与酶缺乏致低血糖有关。

2. 生长发育迟缓　与糖代谢异常有关。

3. 有感染的危险　与免疫力低下有关。

4. 有受伤的危险　与骨质疏松和血小板功能不良有关。

（三）护理措施

1. 合理喂养　合理饮食，预防低血糖。可增加母乳喂养的次数，母乳不足的患儿，可喂服以葡萄糖、葡萄糖多聚体为唯一碳水化合物来源的配方奶。乳类可根据不同年龄、病情、血糖浓度灵活掌握，保证必需营养物质供给。

2. 预防酸中毒　低脂肪饮食可减少酮体与血脂的产生，防止酸中毒发生。因患儿存在高乳酸血症，故常用碳酸氢钠纠正酸中毒，禁用乳酸钠，用药时应防止外溢，以免引起组织坏死。

3. 预防感染　避免患儿接触同病室感染的患儿，定期监测血糖、血常规、凝血功能、生化功能、肝肾功能等，一旦发现感染征象及时治疗，以免诱发低血糖和酸中毒。

4. 健康教育　由于此病目前无法根治，且患儿会出现发育迟缓的表现，患儿家长会产生焦虑、恐惧等不良心理，告知家长此病经长期坚持治疗后患儿的生长发育状况、生存质量可明显改善，不影响智力发育，增强家长信心，取得家长配合。

（四）护理评价

1. 患儿活动是否自如。

2. 患儿生长发育迟缓有无改善，体重有无增长。

3. 患儿是否出现感染征象或感染有无及时处理。

4. 患儿是否受伤。

【21- 三体综合征】

21- 三体综合征又称唐氏综合征，为常染色体畸变引起，是儿童染色体病种最常见的一种。其主要临床特征为特殊面容、智能低下、体格发育迟缓，并可伴有多种畸形。

（一）护理评估

1. 健康史　了解家族中是否有类似患者；询问父母是否近亲结婚；母亲是否高龄妊娠、多胎、多年不育后妊娠；妊娠早期是否患过病毒（EB 病毒、流行性腮腺炎病毒、风疹病毒、肝炎病毒等）感染性疾病；有无接触放射线及某些化学药物（抗代谢药物、抗癫痫药物、苯、农药等）。

2. 身体状况

（1）患儿出生时有无明显特殊面容，包括眼裂小、眼距宽、双眼外眦上斜、鼻梁低平、外耳小、舌常伸出、流涎多、前囟大且闭合延迟、表情呆滞伴喂养困难等。

（2）有无智能落后，这是本病最突出、最严重的临床表现。

（3）有无身材矮小、四肢短、骨龄落后、肌张力低下、运动及性发育延迟等生长发育迟缓表现。

（4）手掌及脚趾有无特征性皮纹，如通贯手、第5小指内弯且短，仅有1条横纹等。

（5）有无先天性心脏病、消化道畸形、脐疝、隐睾等。

3. 心理 - 社会状况　了解家长对该疾病的认知程度和治疗态度，父母角色是否称职，家庭经济及环境状况。

（二）护理问题

1. 喂养困难　与吸吮无力、易疲劳有关。

2. 生长发育迟缓　与智力、体格发育障碍有关。

3. 有感染的危险　与患儿免疫力低下有关。

4. 知识缺乏：家长缺乏本病相关的预防和护理知识。

5. 焦虑　与家长担心疾病治疗及预后有关。

（三）护理措施

1. 加强生活护理

（1）合理喂养：患儿因肌张力低、吸吮无力、易疲劳，应少量多餐、间歇喂养，以防误吸。

（2）皮肤护理：患儿长期流涎，应及时擦干，保持口腔、鼻腔清洁，勤换衣物，定期洗澡，抹润肤油，防止皮肤溃烂，保持皮肤清洁干燥。

2. 预防感染　患儿抵抗力低，应避免与患感染性疾病的患儿接触，防止交叉感染。病室每日通风，保持空气新鲜。注意无菌操作。

3. 健康教育

（1）家长面对缺陷患儿常会有严重的情绪反应，难以接受并表现出忧伤、自责，应给予心理支持，帮助家长建立信心。为家长提供家庭照护的相关知识，尽快适应疾病带来的影响。

（2）向患儿家长介绍发病原因、诱发因素，解释体格锻炼和教育的意义。与患儿家长一起制订各年龄阶段的教育、训练计划。从小开始，循序渐进训练运动能力，如抬头、翻身、坐位、爬行、站立、行走等；训练生活自理能力，如进食、控制大小便、穿脱衣服、梳洗等；同时还应进行语言能力、智力开发的训练，使患儿逐步生活自理,并从事简单活动。

（3）35 岁以上妇女妊娠后做羊水细胞检查,孕期避免接触放射线,不要滥用药物,预防病毒感染。

（四）护理评价

1. 患儿喂养是否耐受,喂奶后有无呛咳,体重有无增长。

2. 患儿是否出现感染症状。

3. 患儿家长是否掌握患儿家庭照护的基础知识。

4. 患儿家长焦虑是否缓解。

二、原发性免疫缺陷病

原发性免疫缺陷病（primary immunodeficiency diseases, PID）是指一组免疫器官、组织、细胞或分子缺陷,导致机体免疫功能不全的疾病。临床上以抗感染能力低下,反复严重感染为主要特征,病死率高。新生儿时期由于受母体抗体保护,临床表现一般无特异性。早期发现和诊断原发性免疫缺陷病有助于早期合理有效的治疗。

（一）护理评估

1. 健康史

（1）接种史:卡介苗接种后的患儿是否出现异常反应。

（2）家庭史:询问母亲孕史,包括年龄、胎次、产次;有无遗传性疾病,有无习惯性流产史,怀孕期间有无定期产检等;询问家族中有无明确诊断为原发性免疫缺陷病的患者,家族中有无因疾病早期夭折的患儿。

2. 身体状况

（1）观察患儿出生后有无反复严重感染,呼吸道感染、胃肠道感染、皮肤感染及全身感染。如严重肺炎、腹泻、败血症、脑膜炎等,有无特殊难解释及难治疗的感染。

（2）有无营养障碍、发育迟缓,有无局部或全身淋巴结肿大等。评估患儿有无过敏反应、免疫力低下。

（3）异常体征:①生理缺陷,如面部异常、小头畸形。②局部白化病、毛发异常、严重湿疹、皮炎。③毛细血管扩张、共济失调。④牙龈炎、口腔溃疡。⑤伤口愈合异常。⑥缺乏免疫组织,如缺乏淋巴结、扁桃体。⑦脏器肿大。⑧杵状指。⑨血管炎。

（4）通过简单的实验室方法或基因分析技术对患儿家族成员进行遗传学评估。

3. 心理 - 社会状况　评估患儿家长对疾病的心理反应及防治态度,了解患儿的家庭经济状况等。

(二)护理问题

1. 有感染的危险 与免疫功能缺陷、免疫力低下有关。

2. 焦虑 与患儿反复感染、病程迁延不愈、家长担心预后差有关。

(三)护理措施

1. 预防感染

(1)采用保护性隔离,单间隔离,最好为层流洁净病房,联合免疫缺陷病住院患儿宜安置在基本上无菌的层流室。避免患儿与其他感染性疾病患儿接触。

(2)病室内每日通风,保持空气新鲜,避免发生呼吸道感染。

(3)各项操作前应洗手、穿隔离衣、戴口罩,严格执行无菌技术。

2. 用药护理

(1)建立静脉通道,由于病程长,可予患儿选用外周中心静脉置管,注意监测有无导管相关血流感染的发生。

(2)根据药敏试验结果遵医嘱应用抗生素,清除或预防细菌、真菌等感染。输注血制品时应注意观察有无不良反应,另外,所有免疫系统缺陷者忌用新鲜血制品,最好使用库存血,需先经过 X 线照射,使血内淋巴细胞丧失增殖能力,如输血浆,需经 X 线照射或先冻融 2~3 次,破坏残留的血浆内的淋巴细胞。先天性胸腺发育不全症患儿的低钙血症,应补充钙剂及维生素 D 或甲状旁腺激素。当血清免疫球蛋白低于 2.5g/L,应静脉补充免疫球蛋白。若患儿改为肠内营养,则应尽量选用母乳,因为母乳中含有抗体,可提升患儿免疫力,按需补充静脉营养。

3. 皮肤护理 加强对口、眼、脐、臀的局部护理,保持皮肤清洁干燥,避免皮肤破损增加感染风险,如患儿出现皮肤破损应加强皮肤护理。

4. 密切观察病情变化

(1)监测体温、心率、血压、血氧饱和度等情况,观察有无新的感染征象,观察各器官组织有无出血表现。

(2)长期应用免疫球蛋白的患儿应注意观察有无过敏反应,一旦发生病情变化立即处理。

5. 健康教育

(1)向患儿家长介绍预防感染的护理知识,强调其重要性,增强家长对抗疾病的信心。注意评估家长对疾病的认识程度,向他们介绍疾病治疗的相关进展,以减轻其心理负担。

(2)指导合理喂养,以提高机体抵抗力。

(3)对于家族成员中有遗传免疫缺陷患者的家庭,建议进行遗传学咨询,对曾生育过免疫缺陷患儿的孕妇,指导其早期进行基因诊断。

(4)对于抗体缺陷和 T 细胞缺陷的患儿,所有灭活疫苗是安全的,严重免疫缺陷患儿禁忌接种活疫苗或活菌苗,以防诱发严重的感染。且建议患儿能接触到的所有家庭成员均需进行正规的灭活疫苗接种。

(四)护理评价

1. 患儿已存在的感染是否得到有效控制,是否出现新的感染征象,是否进行了及时处理。

2. 家长是否掌握疾病相关知识及护理,焦虑是否缓解。

(范　玲　杨　凡)

第十三节　新生儿皮肤疾病护理规范

皮肤是机体最大的器官,具有保护和调节功能,但新生儿体表面积较大,皮肤比较脆弱,容易受到不同程度的损伤,从而引发其他系统疾病。因此充分认识新生儿皮肤疾病的特点,给予正确的治疗和护理方法显得尤为重要。

一、新生儿脓疱病

脓疱病是新生儿时期常见的一种皮肤感染性化脓性疾病,是由第Ⅱ噬菌体组71型金黄色葡萄球菌引起,以出现周围无红晕的薄壁水脓疱为特点的皮肤炎症。其传染性很强,容易发生自身接触感染和互相传播,常在新生儿室造成流行。

(一)护理评估

1. 健康史　评估发生脓疱病的病因和诱因,了解患儿衣物、盖被、尿布是否柔软。询问家长护理患儿的相关方法。

2. 身体状况　观察患儿腋下、颈部、腹股沟等处的皮肤情况,水疱、红疹的颜色数量,有无破溃等情况。

3. 心理-社会状况　评估家长对疾病的认知程度,是否掌握相关的护理知识。

(二)护理问题

1. 皮肤完整性受损　与脓疱疹破溃有关。

2. 潜在并发症:腹泻、败血症、肺炎、脑膜炎等。

3. 知识缺乏:家长缺乏脓疱疹护理的相关知识。

(三)护理措施

1. 皮肤护理　保持患儿皮肤清洁干燥,衣服要以全棉宽松为主,每天要进行更换消毒处理。在护理皮肤的时候要着重针对患儿的腋下、颈部等皱褶部位进行护理。新生儿脓疱病早期症状不明显,如果出现大疱,甚至出现脓疱逐渐增多,要减少摩擦,防止脓疱破裂,造成继发感染。避免创面受压,尽量暴露。局部可外涂2%甲紫溶液、0.5%新霉素软膏或2%莫匹罗星软膏等。

2. 预防感染　对患儿的衣服、毛巾等物品进行消毒处理,做好房间的消毒隔离。

3. 用药护理　及早给予有效抗生素,如青霉素、红霉素。

4. 密切观察病情变化　监测体温,观察体表脓疱疹、水疱、红疹发展变化,观察病变处是否扩散,是否有脓液渗出、异味及感染征兆。

5. 健康教育　告知患儿家长新生儿脓疱症护理的相关知识,并检查护理是否到位。并告知家长做好隔离。

(四)护理评价

1. 患儿皮肤情况是否好转。

2. 家长是否掌握新生儿脓疱疹护理的相关知识。

3. 患儿体温是否在正常范围内。有无出现腹泻、败血症、脑膜炎等并发症或并发症是否得到及时处理。

二、新生儿硬肿症

新生儿硬肿症以皮下脂肪硬化和水肿为特征。新生儿硬肿症是新生儿由寒冷损伤、感染或早产引起的一种综合征,其中以寒冷损伤最为多见,称寒冷损伤综合征。硬肿首先出现在下肢、臀部、面颊和下腹部,然后至上肢和全身。重型硬肿症可发生休克、肺出血和弥散性血管内凝血。

(一)护理评估

1. 健康史　了解患儿胎龄、日龄、体重、分娩史及 Apgar 评分情况;了解患儿分娩时环境温度及出生后具体保暖措施;询问是否有感染史。

2. 身体状况　观察患儿吸吮和吞咽能力、体温、脉搏、呼吸,硬肿的部位、面积及程度,哭声、肌张力、尿量及四肢末梢循环;评估实验室检查的结果,有无代谢性酸中毒、尿素氮升高及血糖的变化;评估是否出现感染、肺出血等并发症或并发症是否及时处理。新生儿硬肿症病情分度见表 3-3。

表 3-3　新生儿硬肿症病情分度

程度	硬肿面积	体温	器官功能变化
轻度	< 20%	体温 ≥ 34℃	无明显变化
中度	20%~50%	30~34℃	明显功能受损
重度	> 50%	< 30℃	功能衰竭、DIC、肺出血

(出处:赵正言. 实用儿科护理 [M]. 北京:人民卫生出版社,2009,173.)

3. 心理 - 社会状况　评估家长是否掌握居家的保暖措施,了解家长对疾病的认知程度。

（二）护理问题

1. 体温过低　与早产、寒冷等因素有关。

2. 皮肤完整性受损　与皮肤硬化、水肿，局部血液供应不良有关。

3. 营养失调：低于机体需要量　与吸吮无力、热量摄入不足有关。

4. 有感染的危险　与免疫功能低下有关。

5. 潜在并发症：肺出血　与严重微循环障碍有关。

（三）护理措施

1. 维持体温稳定　正确复温，密切监测体温变化。

（1）如肛温在 30~34℃，腋 - 肛温差为正值的轻、中度患儿，足月儿一般用温暖的襁褓，包裹置于 25~26℃室温环境中，早产儿置于 30℃的暖箱中保暖复温。

（2）如肛温 < 30℃，腋 - 肛温差为负值的重度患儿，先将患儿置于比体温高 1~2℃的暖箱中复温，每小时监测肛温、腋温 1 次，并提高暖箱温度 1℃，根据患儿胎龄和体温恢复情况，将箱温调至适中温度。轻、中度患儿体温于 6~12h 恢复正常，重度患儿体温于 12~24h 恢复正常。

2. 合理喂养　能吸吮者可经口喂养，吸吮无力者用管饲或静脉营养。

3. 预防感染　加强消毒管理，严格遵守操作规范，保持患儿皮肤的完整性。

4. 密切观察病情变化　发生病情变化时及时有效地进行抢救并做好护理记录。严格控制补液速度，防止输液速度过快引起心力衰竭和肺出血。

5. 健康教育　从新生儿硬肿症的观察、预防和护理方面对患儿家长进行全面教育，了解其掌握程度。

（四）护理评价

1. 患儿是否恢复正常体温。

2. 患儿皮肤情况是否好转。

3. 家长是否掌握新生儿硬肿症护理的相关知识。

4. 是否出现感染、肺出血等并发症或并发症是否及时处理。

三、新生儿大疱表皮松解症

大疱性表皮松解症由 Koebner 在 19 世纪晚期首次提出，用以描述一种不留瘢痕的水疱性皮肤病。随后用于描述一组以皮肤和黏膜对机械损伤易感并以形成大疱为特征的多基因遗传性皮肤病，为一组典型的侵及皮肤基底膜区的疾病。内脏器官也可累及。大疱性表皮松解分为先天性和获得性两种，遗传性大疱性表皮松解症（epidermolysis bullosa, EB）依据发病部位不同可分为三类：单纯性表皮松解症（水疱发生在表皮内）；交界性大疱性表皮松解症（水疱发生在透明膜层）；营养不良性大疱性表皮松解症（水疱发生在致密下层）。

（一）护理评估

1. 健康史

（1）出生史：皮肤损伤出现的时间、部位、变化的过程。患儿皮肤损伤的治疗和处理的过程。了解患儿的用药和护理方法，以及效果。

（2）家庭史：有无遗传性疾病、过敏性疾病、传染性疾病等。

2. 身体状况

（1）生命体征：评估体温、呼吸、心率、血压，评估患儿病情危重程度。

（2）营养状况：进食、大小便等情况，水、电解质平衡状况。

（3）皮肤黏膜情况：观察患儿体表、口腔、会阴皮肤情况，水疱的颜色、数量、大小、有无破溃等情况。

3. 心理 - 社会状况　评估家长对疾病的心理反应及应对方式，对疾病的防治态度以及经济承受能力等。

（二）护理问题

1. 皮肤完整性受损　与皮肤水疱、水疱溃破、糜烂有关。

2. 体液不足　与表皮缺损，水分挥发有关。

3. 舒适的改变：疼痛　与表皮缺损、黏膜受刺激有关。

4. 营养失调：低于机体需要量　与机体消耗量过大有关。

5. 潜在并发症：休克、感染。

6. 知识缺乏：家长缺乏大疱表皮松解症的治疗及护理的相关知识。

（三）护理措施

1. 皮肤护理

（1）创面护理：将患儿裸体置于暖箱内充分暴露创面，每日用 38~40℃的 1：5000 高锰酸钾溶液进行浸泡清洗。再用 3% 硼酸溶液湿热敷，擦干后予维生素 E 的混合剂涂抹。保持创面清洁，必要时每天或隔天清洁创面，外用抗炎霜剂。慢性感染的创面可外用 2% 莫匹罗星软膏。保护创面疱疹，减少摩擦。应用无菌棉垫做衬垫，保持衬垫及皮肤干燥，勤换衬垫。患儿疱疹分布在双下肢及足背部时，应采用双足悬空法，防止摩擦。避免拖、拉、推、拽等动作。必要时给予镇静剂。

（2）口腔、会阴护理：食物温度适宜，避免刺激口腔黏膜引起疼痛。口腔感染予 3% 碳酸氢钠溶液进行口腔清洁。会阴部皮肤予 0.02% 碘伏湿敷，每次便后清洁会阴部。

2. 预防感染

（1）病室整洁，空气清新，温湿度适宜。

（2）严格执行无菌操作规程。

（3）采取静脉留置针或 PICC，敷贴选择粘贴在皮肤完好处。

3. 合理喂养

（1）由于大疱破溃，渗液渗出增多，病程长，抵抗力低，易致体液不足和低蛋白血症，应加强营养支持，维持水、电解质、酸碱平衡。

（2）根据患儿情况行母乳喂养。

4. 健康教育　向患儿家长讲解新生儿大疱表皮松解症的发生、发展、治疗及皮肤护理和预防感染等相关知识，并检查是否掌握相关护理知识。

（四）护理评价

1. 患儿的皮损是否及时得到有效的处理。

2. 患儿的营养状况是否良好，有无水、电解质失衡。

3. 家长是否掌握新生儿大疱表皮松解症的治疗及护理的相关知识。

4. 是否出现休克、感染等并发症，并发症是否及时处理。

四、新生儿先天性鱼鳞病

先天性鱼鳞病为发生于新生儿的重症鱼鳞病，包括胶样婴儿和胎儿鱼鳞病，前者最终可能转化为性连锁鱼鳞病、板层状鱼鳞病或显性遗传先天性鱼鳞病样红皮病，后者多在出生后不久死亡。胶样婴儿（火棉胶婴儿）：出生时婴儿即被一层发亮的胶状膜包裹，以致婴儿肢体被限制在一个特殊位置，并引起睑外翻。胶状膜干燥，呈棕黄色，毛发贯穿其中。出生后 24h 内，包被的薄膜开始出现裂隙或脱落，膜下为表皮深层，潮湿、高低不平，呈红斑样。脱屑自皲裂部位开始，于 15~30d 内累及全身，头颅和肢端最晚脱屑。鳞屑和红斑累及全身。

（一）护理评估

1. 健康史

（1）出生史：了解患儿分娩情况，是否有抢救。

（2）家庭史：询问母亲孕期的检查结果，了解有无家族史。

2. 身体状况　观察皮肤黏膜情况，有无硬化、皲裂、断裂、脱屑及感染等现象，口眼能否闭合，有无合并结膜炎、角膜干燥症。

3. 心理 - 社会状况　评估家长对疾病的认知、心理反应及对疾病的防治态度等。

（二）护理问题

1. 皮肤完整性受损　与皮肤发硬、脱屑有关。

2. 营养失调：低于机体需要量　与皮肤损伤不显性失水、创面渗液有关。

3. 疼痛　与皮肤改变受刺激有关。

4. 潜在并发症：感染、眼结膜炎、角膜干燥症等。

（三）护理措施

1. 预防感染　将患儿安置在隔离室，专人护理。工作人员进入隔离室前必须戴口罩、帽子,穿隔离衣,接触患儿时使用无菌手套,严格执行无菌操作。

2. 维持体温稳定　全裸置于暖箱中,预防感染。治疗护理操作均集中在暖箱中进行。

3. 皮肤护理　每日用 1∶5000 高锰酸钾溶液药浴 1 次,预防或治疗皮肤感染。浸泡时轻轻揉搓使胶质皮肤变软剥脱,浴后用无菌毛巾蘸干水分,全身涂鱼肝油软膏,软化皮肤、保护创面。皮肤破损处,特别是皮肤褶皱部位,如颈、腹股沟、臀部,每日 3~4 次外涂莫匹罗星软膏(百多邦)。

4. 眼部及口唇护理　部分患儿眼睑外翻、眼闭不合,因黏膜外露易感染,每日用无菌生理盐水滴眼 4 次,用无菌油纱布遮蔽双眼,直至双眼闭合。若有脓性分泌物可用氧氟沙星滴眼液及红霉素眼膏交替使用。用生理盐水擦拭口腔及唇周进行口腔护理,保持湿润。口唇外翻者,加用油剂擦拭,直至皮肤松解,口唇回缩。

5. 合理喂养　部分患儿口唇外翻,面部肌肉活动受限,吸吮困难,给予管饲配方奶。口唇完全回缩正常后,停管饲改用奶瓶喂养。

6. 健康教育　向患儿家长讲解先天性鱼鳞病的相关知识及其相应的护理措施,了解家长的掌握程度。

(四)护理评价

1. 患儿皮肤情况是否好转。

2. 患儿的营养状况是否良好,有无水、电解质失衡。

3. 有无感染、眼结膜炎、角膜干燥症等并发症出现或并发症是否及时处理。

五、新生儿湿疹

新生儿湿疹是一种变态反应性皮肤病。主要原因是对食入物、吸入物或接触物不耐受或过敏所致。起初皮肤发红、出现皮疹,继之皮肤发糙、脱屑。按皮肤损伤表现分为急性、亚急性、慢性三期。

(一)护理评估

1. 健康史　询问患儿皮肤治疗和处理的过程;了解用药和护理方法、观察疗效;询问患儿的喂养方式。了解患儿近期有无感染症状、传染病接触史及有无进食加重病情的食物;评估病因和诱因,了解患儿衣物、盖被、尿布是否柔软;了解患儿家长护理患儿皮肤的方法是否正确。

2. 身体状况　湿疹出现的时间、部位,变化的过程。

(1)局限性湿疹:仅发生在特定部位,如手部湿疹、会阴湿疹、阴囊湿疹、耳部湿疹、乳房湿疹、肛周湿疹、小腿湿疹等。

(2)泛发性湿疹:皮损多,泛发或散发于全身多个部位,如钱币性湿疹、自身敏感性湿疹、乏脂性湿疹。

3. 心理 - 社会状况　了解家长对新生儿湿疹的认知程度及防治态度。

（二）护理问题

1. 舒适的改变 与皮肤瘙痒、变态反应有关。

2. 皮肤完整性受损 与皮肤瘙痒有关。

3. 知识缺乏：家长缺乏湿疹的相关知识。

4. 有感染的危险 与皮肤多形性损害及搔抓有关。

（三）护理措施

1. 去除致病因素 寻找发病原因，家里尽量不养宠物。使用柔软浅色棉质的衣物和床上被褥，衣服要宽松。经常更换衣物、枕头、被褥等。避免接触羽毛、兽毛、花粉、化纤等过敏物质。避免受外界刺激，注意环境温度及湿度变化。湿疹发作时不做预防接种，以免发生不良反应。

2. 合理喂养

（1）湿疹严重的母乳喂养患儿可以暂停母乳喂养，食用不易过敏的食物。推迟添加蛋白类辅食。

（2）如因食用某种配方奶出现湿疹，尽量避免再次给患儿进食此配方奶。可用豆浆、羊奶等代替。

（3）人工喂养出现湿疹的患儿可将牛奶煮沸几分钟以降低过敏性。

3. 皮肤护理 用温水和不含碱性物质的沐浴剂进行皮肤清洁。避免抓破皮肤发生感染，修短指甲，可用约束带约束双手，减少抓伤的机会。急性湿疹可用 3% 硼酸水湿敷。亚急性期湿疹用 3% 硼酸水洗澡，皮损处维生素 B_6 和尤卓尔乳膏混合外用。慢性湿疹用 3% 硼酸水洗澡，皮损处艾洛松或丙酸倍氯米松混合外用。

4. 健康教育 告知患儿家长如何识别、避免过敏原及新生儿湿疹的相关护理知识。留意环境温度及湿度的变化。

（四）护理评价

1. 患儿瘙痒感是否减轻。

2. 患儿全身皮肤多处散在抓痕是否干燥结痂。

3. 家长是否予患儿正确服药，是否了解本病常用药物的相关知识。

六、新生儿外科伤口、造口

肠造口是一种常见的外科治疗手段，是将小肠或结肠在腹壁做成人工肛门，以解除肠梗阻，恢复肠道通畅，或使粪便暂时不进入远侧结肠，避免病变或手术处肠段受粪便污染，以减少感染机会。新生儿造口多为结肠或小肠造口，偶有泌尿造口或食管造口。

（一）护理评估

1. 健康史 了解患儿术前相关检查结果、手术时间、手术方式。询问是否有家族史,了解胎儿期的检查结果。

2. 身体状况　了解患儿的病情、意识、手术切口周围皮肤组织有无异常,手术伤口愈合及造口情况;了解患儿的排便情况;观察造瘘口肠黏膜的血液循环;评估患儿是否有营养不足及酸碱失衡现象。

3. 心理-社会状况　评估家长对疾病的认知程度,对疾病的防治态度及经济承受能力,是否掌握造口的护理知识等。

(二)护理问题

1. 疼痛　与手术创伤、粪便刺激切口有关。

2. 营养失调:低于机体需要量　与禁食、机体高代谢有关。

3. 潜在并发症:切口感染、吻合口瘘、有关造口的并发症。

4. 知识缺乏:家长缺乏疾病治疗及护理的相关知识。

(三)护理措施

1. 密切观察病情变化

(1)观察生命体征,保持胃肠减压有效。

(2)观察伤口有无渗血、渗液,敷料有无松脱情况,腹胀及尿潴留情况。

(3)根据新生儿的疼痛评估量表判断患儿疼痛程度,必要时遵医嘱予药物止痛。

(4)严密观察造口情况:肠造口黏膜的正常颜色应为红色或粉红色,表面光滑湿润。

(5)观察排便情况:乙状结肠或降结肠造口的排泄物为糊状,固体。横结肠造口的排泄物为半固体。回肠造口的排泄物为液态状,富含消化酶,对造口周围皮肤刺激性强。造口袋内有排泄物后及时处理,避免刺激手术切口引起疼痛。

2. 术后予静脉营养治疗,待胃肠功能恢复可予少量多餐母乳或配方奶喂养。

3. 造口袋的更换　当造口袋有1/2~2/3满或胀气时要及时放气,以免底盘脱落,造口袋5~7d更换1次,造口袋有漏液时随时更换。观察造口黏膜的情况,检查造口周围皮肤是否有红疹、皮损、溃烂、过敏,观察排泄物的颜色、性质、量及气味。

4. 术后并发症的预防

(1)严格执行消毒隔离制度,防止交叉感染。

(2)切口感染:手术伤口及时换药,避免被粪便污染。

(3)吻合口瘘:观察患儿有无腹胀、腹痛、腹膜刺激征等。如发现吻合口瘘及时禁食,请小儿外科急会诊。

(4)造口相关并发症:①刺激性皮炎,如果造瘘口周围皮肤发红、糜烂可用皮肤保护剂,如造口粉,液体敷料等。随时清除造瘘口周围消化液或渗液。②皮肤机械性损伤,注意观察造瘘口肠黏膜的血液循环,若造口黏膜色泽暗紫或发黑是肠管血运障碍所致,应及时汇报医生。

5. 健康教育　告知患儿家长造口袋更换相关知识,并检查是否掌握。向其讲解如何观察造口的情况、大便的状态,识别及应对相关并发症。

(四)护理评价

1. 患儿家长焦虑是否减轻。

2. 患儿的营养状况是否良好,有无水、电解质失衡。

3. 患儿有无并发症发生,是否及时发现与处理并发症。

4. 患儿家长是否掌握造口的护理知识。

七、新生儿臀红

新生儿臀红是婴儿臀部皮肤长期受尿液、粪便以及漂洗不净的湿尿布刺激、摩擦或局部湿热(用塑料膜、橡皮布等),加之尿液中的尿素经细菌分解产生大量的氨,或腹泻时碱性物质刺激使臀部皮肤变红逐渐出现丘疹或疱疹,融合成片,严重者局部皮肤发生糜烂、出血,继发细菌、真菌感染。

(一)护理评估

1. 健康史　了解患儿的喂养方式及频次,大便的次数、量及性质。了解患儿尿布的种类、吸水程度及更换频率,了解患儿家长臀部护理方法是否正确。评估患儿居住环境的室温、箱温情况。

2. 身体状况

(1)评估患儿大便的次数、量及性质。

(2)肛周皮肤情况,红疹的范围,有无糜烂、出血、感染等情况。臀红分度如下:

1)轻度:皮肤血管充血、发红。

2)重度:①Ⅰ度,局部潮红并伴有少量皮疹。②Ⅱ度,皮疹破溃并伴有脱皮。③Ⅲ度,皮肤局部发生较大面积糜烂。

3. 心理 - 社会状况　了解家长对疾病的认知,对疾病的防治态度,是否掌握臀部护理的正确方法。

(二)护理问题

1. 皮肤完整性受损　与肛周皮肤破损有关。

2. 疼痛　与肛周皮肤破损及受大小便、尿布摩擦有关。

3. 潜在并发症:感染　与肛周皮肤破损、出血及大便污染有关。

4. 知识缺乏:家长缺乏新生儿臀红护理的相关知识。

(三)护理措施

1. 皮肤护理

（1）轻度臀红：保持患儿臀部清洁干燥。每2h更换尿布1次，并用温水纱布擦拭臀部，特别是腹股沟、会阴部、阴囊下、肛周皮肤皱褶处需擦拭干净。患部不宜用肥皂、沐浴液，也不宜用热水洗烫。可外用液体敷料、纳米银、鞣酸软膏、炉甘石洗剂等。

（2）重度臀红：除了常规护理还应注意暴露法和药物措施的应用，同时加强基础护理和饮食护理。

（3）暴露法：患儿裸身置于已预热的暖箱中，取侧卧或俯卧位，臀下铺尿布，充分暴露臀部。红外线照射臀部，灯泡距患处30~40cm，每日2次，每次15~20min。照射时应观察局部情况，以防烫伤。

2. 用药护理　根据患儿臀红的程度选择敷料和药物。

（1）赛肤润：主要成分为过氧化脂肪酸酯，具有营养皮肤，改善局部血液循环，增加皮肤抵抗力，促进皮肤更新、代谢、修复等作用。

（2）3M液体敷料：可形成一层保护膜，全面隔离尿液等有害物质对患儿皮肤的侵害。

（3）炉甘石洗剂：具有消炎、止痒、吸湿、收敛、保护皮肤等作用。

3. 预防感染　严格执行消毒隔离制度，接触患儿前后洗净双手，防止交叉感染。

4. 密切观察病情变化　对腹泻患儿、光疗患儿、肥胖儿等护理人员要及时观察患儿的病情变化并仔细记录患儿臀红的程度、排便次数及大便的颜色、性状、量。

5. 健康教育　告知患儿家长新生儿臀红发生的原因以及发生后的护理相关知识。

（四）护理评价

1. 患儿肛周皮肤是否好转。

2. 患儿是否出现肛周感染及其他感染。

3. 家长是否掌握新生儿臀红护理的相关知识。

（李素萍）

第十四节　新生儿外科疾病护理规范

新生儿外科是小儿外科最具特点的分支专业，新生儿外科疾病多为先天性疾病，部分为感染性疾病，在护理过程中需要照护人员具有专业护理知识和技能，包括新生儿基础护理知识和外科相关护理知识，应以新生儿解剖和生理特点为依据，做好病情观察，及时发现并解决复杂的并发症，有针对性的护理，从而降低病死率，改善患儿预后。

一、新生儿气漏综合征

新生儿气漏综合征也称新生儿肺气漏,新生儿在自主呼吸或机械通气时,突然出现呼吸困难、呼吸暂停、心动过缓、一侧呼吸音减低应考虑新生儿肺气漏,包括肺间质气肿、纵隔气肿、气胸、心包积气、气腹及皮下气肿等。气漏的发生均起源于间质性肺气肿,临床上显著的肺气漏常易在有肺部实质性病变的婴儿中发生。

(一)护理评估

1. 健康史

(1)出生史:了解患儿的胎龄、产次、分娩方式,有无胎膜早破,羊水、脐带、Apgar评分、复苏抢救等情况。

(2)家庭史:了解母亲的血型,有无心肺疾患、糖尿病、高血压等。

2. 身体状况

(1)生命体征:评估体温、呼吸、心率、血压,患儿病情危重程度。

(2)皮肤黏膜情况:观察患儿皮肤是否出现发绀、青灰色、花纹、苍白、黄染情况。

(3)胸部情况:评估患儿胸廓的形状、有无畸形、两侧是否对称,吸气时是否存在"三凹征",听诊双肺呼吸音是否对称。

(4)辅助检查:血气分析、X线检查、超声等。

3. 心理-社会状况　评估家长对新生儿气漏综合征了解的程度,对疾病的防治态度及经济承受能力等。

(二)护理问题

1. 低效性呼吸型态　与气体经肺间质漏出或肺膜腔内积气压迫肺脏导致的限制性通气功能障碍有关。

2. 疼痛　与脏层胸膜破裂或引流管置入有关。

3. 活动无耐力　与呼吸困难、氧供不足有关。

(三)护理措施

1. 密切观察病情变化　无肺部基础疾病、无呼吸困难或其他症状、无持续性气漏者仅需密切观察,监护生命体征,漏出气体常于24~48h减轻或吸收,呼吸窘迫者应予以禁食。

2. 合理用氧　重症患儿可吸入80%~100%氧气,从而促进气肿的吸收,并密切监测血气分析结果,预防氧中毒。

3. 排气减压　对有大量积气已发生呼吸、循环衰竭的严重病例,应立即采取排气减压措施,可于患侧锁骨中线第2肋间行胸腔穿刺或置入导管减压排气。纵隔气胸、心包积气气体过多,可分别采用胸骨后穿刺及心包穿刺,用50ml注射器抽出气体。

4. 健康教育　向患儿家长讲解新生儿气漏综合征发生的原因及治疗和护理的相关知识,取得配合。

(四)护理评价

1. 患儿自主呼吸功能是否改善,血氧饱和度是否正常。

2. 患儿有无疼痛或是否舒适。

3. 是否出现并发症或并发症是否得到及时处理。

二、新生儿气胸、脓胸、乳糜胸

气胸是指任何原因使胸膜破损,空气进入胸膜腔。少量气胸(肺压缩<30%)者可不作处理。大量气胸(肺压缩>30%)者可按需要进行胸腔穿刺术或胸腔闭式引流术。

脓胸是指胸膜腔内有脓液积聚,故又称为化脓性胸膜炎,在婴幼儿最多见,一般胸腔穿刺液在试管内静置沉积 24h 后,1/10~1/2 应为固体成分,少于 1/10 则称为胸腔积液。金黄色葡萄球菌所致脓胸占主要地位,链球菌或肺炎球菌肺炎并发脓胸,目前在我国已很少见。革兰阴性杆菌混合菌种感染也可见到。

乳糜胸又称淋巴胸,任何原因(包括疾病和损伤)引起胸导管和胸腔内大淋巴管破裂阻塞时,淋巴液(乳糜状)漏入胸腔,都可造成乳糜胸。根据病因可分为:先天性乳糜胸、创伤性乳糜胸、手术后乳糜胸、栓塞性乳糜胸、自发性乳糜胸。

(一)护理评估

1. 健康史

(1)出生史:了解患儿出生前的情况及出生时的详细记录,包括胎龄、产次、分娩方式、有无胎膜早破、羊水、脐带、Apgar 评分、复苏抢救等情况。患儿出生时有无复苏抢救史,是否接受过损伤性操作。

(2)家庭史:询问母亲的血型、有无心肺疾患、糖尿病、高血压等。

2. 身体状况

(1)皮肤黏膜情况:观察患儿皮肤是否出现发绀、青灰色、花纹、苍白,口唇、甲床的颜色等情况,评估有无缺氧。

(2)胸部情况:评估患儿胸廓的形状、有无畸形、两侧是否对称,吸气时是否存在"三凹征"。听诊双肺呼吸音是否对称。

(3)辅助检查:血培养的结果,有无败血症。胸片或 CT 检查,气管有无向健侧移位,有无胸腔积液,以及胸腔穿刺液的生化、常规、培养等结果。

3. 心理-社会状况　评估家长对新生儿气胸、脓胸、乳糜胸的认知程度,对疾病的防治态度及经济承受能力等。

（二）护理问题

1. 体温过高　与胸腔积脓张力大、大量毒素吸收有关。

2. 气体交换受损　与胸腔积液（脓液或乳糜液）对肺脏的压迫有关。

3. 疼痛　与胸腔积液（脓液或乳糜液）对肺脏的刺激有关。

（三）护理措施

1. 一般护理　执行新生儿一般护理规范，做好基础护理。

2. 对症护理

（1）气胸的护理：①持续监测生命体征，保持呼吸道通畅。②密切观察病情变化：注意观察患儿是否有气促、发绀、呼吸困难等症状，注意患儿的呼吸频率、节律、幅度及缺氧情况，有无气管移位、皮下气肿等。③根据胸片情况协助医生行胸腔闭式引流术，做好胸腔闭式引流的护理。

（2）脓胸的护理：①体位护理，将床头抬高 20°~30°，利于呼吸和引流。②胸腔闭式引流护理：保持胸腔闭式引流管通畅，定时挤压引流管，随时调整位置，如有阻塞可用生理盐水低压冲洗。③胸部体征的观察，应观察胸廓活动度、呼吸频率，听诊双肺呼吸音。观察有无突然出现呼吸困难、发绀、休克等张力性脓气胸的症状。④控制感染，遵医嘱正确使用抗生素。

（3）乳糜胸的护理：①营养支持，可喂中链甘油三酯或脱脂奶，乳糜胸水增多时应予禁食，给予胃肠外静脉营养。②预防感染，遵医嘱正确使用抗生素。③反复胸腔穿刺，注意严格无菌操作，防止发生感染。④胸腔闭式引流，做好引流管的护理，妥善固定，引流通畅。

3. 手术治疗　保守治疗无效时应积极给予手术治疗，并做好手术的相关护理。

4. 健康教育　告知家长疾病发生的原因及治疗和护理的相关知识，例如如何避免感染、如何观察呼吸情况等，取得患儿家长配合。

（四）护理评价

1. 患儿呼吸功能是否改善，血氧饱和度是否正常。

2. 患儿有无疼痛或是否舒适。

3. 是否出现并发症或并发症是否及时处理。

三、新生儿食管气管瘘、食管闭锁

食管从咽喉到胃的通路上任何一处发生闭锁称为食管闭锁。食管与气管之间有一个不正常的通道形成瘘管，称为食管气管瘘。先天性食管闭锁和气管食管瘘简称"先天性食管闭锁"。食管闭锁和食管气管瘘可以同时存在，也可分别发生。

（一）护理评估

1. 健康史

（1）出生史：患儿出生时评分，出生后是否有口腔分泌物增多、口吐泡沫及经常出现发绀的情况，有无呕吐，了解呕吐性质及排便情况。

（2）家庭史：了解孕母是否有羊水过多或糖尿病史。

2. 身体状况

（1）评估呼吸道分泌物的量，观察有无气促、呼吸困难、发绀及腹部情况等。

（2）评估疾病分型：一般用 Gross 五型分类法。①Ⅰ型：食管上下两段成为盲端各不相连并不与气管相通。②Ⅱ型：食管上段与气管相通，下端呈盲端。③Ⅲ型：食管上段为盲管，下段与气管相通。④Ⅳ型：食管上下段分别与气管相通。⑤Ⅴ型：无食管闭锁，但有瘘管与气管相通。

3. 心理 - 社会状况　了解家长的心理情况及家庭经济状况。

（二）护理问题

1. 有误吸的危险　与呼吸道分泌物过多无法正常排出有关（手术前）；与麻醉清醒前吞咽反应较弱有关（手术后）。

2. 焦虑　与家长担心手术治疗的效果及预后有关。

3. 有感染的风险　与手术切口存在有关。

4. 营养失调：低于机体需要量　与手术后禁食、营养需求增加有关。

（三）护理措施

1. 术前护理

（1）按新生儿常规护理。

（2）禁食。留置深静脉管道，应用肠外营养，遵医嘱静脉补液纠正酸中毒，维持电解质平衡，严格控制入量和速度。

（3）床头抬高 20°~30°，建议采取侧卧位，有利于胃的排空及减少胃内容物反流入气管，防止误吸引起肺炎。

（4）保持呼吸道通畅，食管近端留置多侧孔的吸痰管，接吸引器以 100mmHg 负压持续有效地吸引，以免滞留分泌物吸入呼吸道，引起呼吸困难和肺炎。

（5）根据缺氧程度选择不同的氧疗方式。

（6）不完全闭锁的患儿可留置胃管，应妥善固定胃管并保持管道通畅，持续胃肠减压。

2. 术后护理

（1）按新生儿术后和麻醉后护理常规护理。

（2）辐射台保暖，保持头高位 20°~30°。

（3）加强呼吸道管理，保持呼吸道通畅。

（4）持续胃肠减压，妥善固定胃管并做好醒目标志，如有脱出应通知医生处理（护士切勿重插胃管，以免损伤食管吻合口）。记录引流液的颜色、性状、量。术后前期禁食，予肠外营养，记录出入量。遵医嘱喂养，喂养时做到循序渐进，逐渐加量,注意观察有无呛咳、呕吐、面色发绀等症状。

(5)术后第2d可根据患儿情况每2h进行胸部物理治疗,包括叩击、振动、体位引流和吸引。

(6)胸腔引流管牢固固定,按胸腔引流常规护理。有胃造瘘者,按胃造瘘常规护理。

(7)警惕术后相关并发症,并及时采取相应措施。

3. 健康教育　告知家长疾病的手术治疗及术前、术后护理的相关知识,取得配合。

(四)护理评价

1. 患儿有无误吸的发生。

2. 分泌物是否得到及时清理,呼吸道是否保持通畅。

3. 并发症是否被及时发现,并采取有效措施。

四、新生儿先天性肥厚性幽门狭窄

肥厚性幽门梗阻是由于幽门环肌肥厚、增生,使幽门管腔狭窄而引起的机械性幽门梗阻,是新生儿、婴幼儿常见病之一,且多为足月儿。早期症状即是呕吐,多于出生后2~3周出现,少数病例生后即出现呕吐,吐出物为奶块,不含胆汁。

(一)护理评估

1. 健康史

(1)出生史:患儿的营养状况、喂养史、呕吐的性质以及呕吐物的形状。

(2)家庭史:询问家长是否有家族史。

2. 身体状况　患儿水、电解质及酸碱失衡的症状和体征及其改变。患儿是否出现蠕动波及右上腹部是否扪及橄榄状肿块,钡餐X线摄片结果。

3. 心理 - 社会状况

(1)家长对疾病和手术的心理反应和对知识的理解能力。

(2)家长是否得到和疾病相关的护理知识及家庭喂养的健康指导。

(二)护理问题

1. 体液不足　与反复呕吐、禁食和胃肠减压有关。

2. 营养失调　与呕吐、禁食有关。

3. 潜在并发症:窒息　与全麻后咳嗽反射减弱有关。

4. 有感染的危险　与抵抗力低下、营养不良、手术切口有关。

(三)护理措施

1. 术前护理

(1)术前补液2~3d,纠正水、电解质失衡。

（2）患儿术前如有营养不良、贫血或低蛋白血症，术前应给予支持疗法，严重消瘦者可提供肠外营养支持。

（3）术前患儿可有喷射性呕吐，喂奶时要少量多餐，并抱起使患儿头处于高位，喂奶后给患儿拍背至胃中气体溢出，并给予抬高床头、右侧卧位，减少呕吐，防止窒息。

（4）喂奶前注意按时应用解痉剂，如阿托品，可起到松弛幽门括约肌、使食物顺利进入胃内的作用。

（5）术前 4h 停止喂奶和喂水，留置胃管并抽出胃内容物。

（6）观察记录呕吐物及胃肠减压流出物的颜色、性状、量。

2. 术后护理

（1）体位：术后予以去枕平卧位，头偏向一侧，肩下垫一小枕以使呼吸道保持通畅，吸氧，观察有无舌后坠及呼吸困难情况。

（2）合理喂养：一般术后禁食 6~12h 或次日晨开始进食。先喂 15ml 糖水，以后每隔 3~4h 喂奶 1 次，如无呕吐可逐渐增加量，直至正常奶量。

（3）保持胃肠减压通畅，观察并记录引流液的颜色、性状、量。

（4）预防感染：保持室内温湿度适宜，定期予以紫外线照射消毒空气；加强营养；观察切口情况，保持敷料清洁、干燥。

3. 健康教育　告知家长术前术后护理的相关知识，取得配合。让家长掌握该病喂养的相关知识，避免相关并发症。

（四）护理评价

1. 患儿是否出现体液不足，酸碱失衡有无及时得到纠正。

2. 患儿住院期间是否出现感染。

3. 患儿术后是否出现窒息等并发症。

五、新生儿膈疝、膈膨升

先天性膈疝是新生儿先天性横膈缺陷的一种疾病，指腹腔内部分脏器穿过先天发育不全的膈肌缺损处进入胸腔，为新生儿常见的畸形之一，按其发生部位可分为胸腹裂孔疝、食管裂孔疝和胸骨后疝三种。先天性膈膨升是因膈肌发育不良发生膈膨升。膈膨升为全膈膨升，中间膈肌无中断，可与膈疝鉴别。

（一）护理评估

1. 健康史

（1）出生史：了解患儿出生前的情况及出生时的详细记录，包括胎龄、产次、分娩方式、有无胎膜早破、羊水、脐带、Apgar 评分，是否有复苏抢救等情况。

（2）家庭史：询问母亲孕期时胎儿的相关检查是否正常。

2. 身体状况

（1）呼吸系统症状：呼吸困难，面色青紫，在哭闹或进奶时加剧。听诊呼吸音是否有减弱或消失。

（2）消化系统症状：伴有肠旋转不良的患儿可有呕吐、腹胀。

（3）循环系统障碍：有无心衰症状。

（4）监测酸碱平衡指标和血气分析结果，评估 X 线检查。

3. 心理 - 社会状况

（1）家长对疾病和手术的心理反应，以及对知识的理解能力。

（2）家长是否得到和疾病相关的护理知识，以及家庭喂养的健康指导。

（二）护理问题

1. 低效型呼吸形态　与膈疝所致腹腔内脏疝入胸腔影响肺扩张有关。

2. 有误吸的风险　与疾病所致呕吐有关（手术前）；与小儿全麻术后、清醒前吞咽反射较弱有关（手术后）。

3. 有感染的危险　与手术切口存在有关。

4. 焦虑　与家长担心手术治疗的效果有关。

5. 潜在并发症：肠粘连、肠梗阻、肺炎。

（三）护理措施

1. 手术前护理

（1）卧位：抬高床头 30°，稍卧于患侧，有利于健侧肺功能。

（2）胃肠减压护理：持续胃肠减压，以减少因胃肠道积气、积液而加重肺部压迫的症状。

（3）保暖：将患儿置于辐射台，密切监测体温的变化。

（4）保持呼吸道通畅：给予鼻管或气管插管氧气吸入，切勿用面罩加压给氧，以免使胃部膨胀而加重缺氧、呼吸困难的症状。

（5）建立静脉通道：合理应用抗生素，控制感染。补充液体纠正酸中毒，给予肠外营养支持。

（6）遵医嘱做好术前各项准备。

2. 手术后护理

（1）注意保暖，监测生命体征及血氧饱和度。

（2）保持胃肠减压是否通畅、有效，密切观察腹胀、呕吐、排气、排便情况。

（3）保持呼吸道通畅，定时翻身、叩背、吸痰，随时清理呼吸道分泌物。

（4）严密观察有无气胸，如放置胸腔闭式引流，做好胸腔闭式引流管护理。一般术后 24~48h 肺膨胀良好即可拔管。

（5）合理喂养：胃肠功能恢复后可管饲，有吞咽困难时可延长管饲时间至 1 周左右。

（6）观察术后并发症，包括张力性气胸、呼吸功能不全、疝复发、腹壁切口裂开和肠梗阻。

3. 健康教育 告知家长新生儿膈疝、膈膨升的疾病状况及手术治疗方案，讲解术前术后护理的措施，取得配合。

（四）护理评价

1. 患儿体位是否舒适。

2. 患儿的营养状况是否良好，有无水、电解质失衡。

3. 患儿是否出现误吸等并发症。

4. 患儿手术切口恢复是否良好，有无感染。

六、新生儿胃穿孔、胃扭转

新生儿胃穿孔是因多种原因引发的胃肠壁全层破裂，是新生儿常见的外科急腹症，新生儿胃肠道穿孔多见于早产儿、低体重儿。新生儿胃扭转是一种先天性畸形，可能与小肠旋转不良有关，使脾胃韧带或胃结肠韧带松弛而致胃固定不良。

（一）护理评估

1. 健康史

（1）出生史：了解患儿出生时的情况，询问是否有过早开奶的情况。

（2）家庭史：询问母亲孕期时胎儿的相关检查是否正常。

2. 身体状况

（1）生命体征：评估体温、呼吸、心率、血压，患儿病情危重程度。

（2）消化系统：评估呕吐的频次，肠麻痹是否加重，肠鸣音情况，有无腹胀、便秘等。胃扭转严重者，胃内难以插入胃管。

（3）辅助检查：判断有无消化道大出血，了解 X 线钡餐造影、内镜检查等。胃穿孔患儿腹部立位片可见到两侧膈肌上升，膈下大量游离气体。腹腔穿刺术可见腹腔内有游离气体。

3. 心理 - 社会状况

（1）评估家长对疾病和手术的心理反应，对知识的理解能力、经济承受能力。

（2）是否得到疾病相关的护理知识及家庭喂养的健康指导。

（二）护理问题

1. 疼痛 与内脏器官受刺激、手术创伤有关。

2. 体液不足 与禁食、胃穿孔失血、术中失血、引流液丢失有关。

3. 清理呼吸道无效 与咳嗽吞咽反射减弱、麻醉插管、咳嗽无力有关。

4. 营养失调：低于机体需要量 与手术创伤、长期禁食有关。

5. 有感染的危险 与手术创伤、机体抵抗力下降有关。

6. 有皮肤完整性受损的危险 与长期卧床、营养低下有关。

（三）护理措施

1. 术前护理

（1）急性穿孔的患儿立即禁食、禁水，予胃肠减压，监测生命体征、腹痛、腹膜刺激征及肠鸣音等变化。做好急诊手术前的准备工作。

（2）用药护理：按时应用减少胃酸分泌、解痉及抗酸的药物，并观察药物疗效。

（3）溃疡出血患儿的护理：严密观察呕血、便血情况，并判断、记录出血量，监测生命体征变化，观察有无四肢发冷、尿少等循环不足的表现。遵医嘱及时输血、补液、应用止血药物，以纠正贫血和休克。

2. 术后护理

（1）一般护理：患儿术后取平卧位，血压平稳后取头高位。

（2）患儿禁食期间，应维持水、电解质平衡。术后根据患儿情况遵医嘱循序渐进地进行肠内营养。

（3）密切观察病情变化：监测生命体征，针对患儿疼痛的性质，适当应用止痛药物。

（4）引流管的护理：保持引流管通畅，妥善固定胃肠减压管和其他引流管。观察并记录引流液的颜色、性状、量。

（5）注意术后胃出血、胃排空障碍、吻合口破裂或瘘、肠梗阻等并发症的观察。如果患儿出现烦躁、阵发性啼哭、腹胀、肠型等情况，及时通知医生对症处理。

3. 健康教育　告知家长患儿疾病的现状、治疗措施、术前术后及出院后护理相关知识，取得住院期间的配合。

（四）护理评价

1. 患儿的体液是否平衡，血压是否稳定，有无贫血、酸碱失衡、电解质紊乱。

2. 患儿的呼吸道是否通畅，有无窒息、肺部感染的发生。

3. 患儿血糖是否维持在正常范围内，体重是否有变化。

4. 是否出现并发症或并发症是否及时处理。

七、新生儿胆道闭锁

胆道闭锁是指在妊娠末期、出生时或出生后肝外胆管的一部分或全部发生闭塞，胆汁不能向胆道排泄的一种疾病，是新生儿胆管疾病中常见而难治的外科疾病。进行性加重的不可逆的黄疸，是胆道闭锁最明显的特征，患儿粪便为陶土色，尿为深茶色。

（一）护理评估

1. 健康史

（1）出生史：了解患儿出生前的情况及出生时的详细记录，包括胎龄、产次、分娩方式、有无胎膜早破、羊水、脐带、Apgar 评分、复苏抢救等情况。

（2）家庭史：询问母亲孕期时胎儿的相关检查是否正常。

2. 身体状况

（1）皮肤黏膜情况：观察患儿皮肤、巩膜黄染情况。

（2）腹部情况：触诊患儿有无肝脾肿大及肝脾肿大的程度。

（3）患儿大小便的情况：颜色、性状、量、成分等。

（4）辅助检查：实验室检查血清胆红素情况。B 超检查胆囊小而皱缩多提示胆道闭锁，回声均匀、无管腔为诊断胆道闭锁的直接证据。腹腔镜用于胆道闭锁的早期确诊，确诊率 100%。

3. 心理 - 社会状况　了解患儿家长对疾病的心理反应及应对方式，对疾病的治疗态度，经济承受能力等。

（二）护理问题

1. 营养失调：低于机体需要量　与营养物质的吸收障碍、胃肠功能紊乱有关。

2. 清理呼吸道低效　与全麻后痰液黏稠和体质虚弱、咳嗽无力有关。

3. 有感染的危险　与手术切口存在有关。

4. 潜在并发症：感染（胆管炎）等。

（三）护理措施

1. 术前护理

（1）合理喂养：增加营养，必要时给予静脉内高营养，已有腹水者应限制钠盐摄入。

（2）有腹胀或腹水的患儿可给予头高位，避免因膈肌上抬而影响到呼吸运动，必要时给予吸氧。

（3）观察皮肤、巩膜黄染的程度以及排泄物的性质，观察有无出血倾向，及时通知医生。

（4）皮肤护理：每天温水清洗皮肤，外用止痒药物，大小便后及时清洗会阴部，保持皮肤的清洁。

（5）术前准备：做好常规检查及术前准备。

2. 术后护理

（1）术后常规给予吸氧，减少肝细胞的缺氧情况，严密观察患儿的生命体征及神志、面色的变化，注意有无肝性脑病的早期症状。

（2）妥善固定胃管和 T 形引流管，保持引流通畅，胃肠蠕动恢复后可拔除胃管。

（3）如胆汁从伤口漏出，腹壁肌紧张，可能为胆汁性腹膜炎或远端胆总管有狭窄。如发热、患儿哭闹不止，排除其他原因后，应考虑为上行性胆管感染，应及时通知医生给予处理。

（4）T形管拔除前先夹管观察1~2d，如患儿无腹痛，体温正常，无胆汁漏出可取出引流管，必要时拔管前先从管内注入碘剂做胆管造影，确定胆管下端通畅后再拔管。

3. 健康教育 告知家长新生儿胆道闭锁疾病治疗和护理的相关知识，对家长讲解出院后的相关护理知识。

（四）护理评价

1. 患儿的营养状况是否良好。

2. 患儿的皮肤是否完整，有无破损。

3. 患儿手术切口愈合是否良好。

4. 患儿是否发生呼吸道感染或窒息等。

5. T形管能否有效引流，是否发生胆瘘等并发症。

八、新生儿环状胰腺

环状胰腺是一种先天性的发育畸形，患儿有一带状胰腺组织环，部分或完全包绕十二指肠第一段或第二段，致使肠腔狭窄。根据包绕程度，可分为完全型环状胰腺和不完全型环状胰腺，临床上常将环状胰腺分为新生儿型和成人型。新生儿型多在出生后1周内发病，2周以上发病者少见。主要表现为急性完全性十二指肠梗阻。环状胰腺还常伴有其他先天性疾病，如伸舌样痴呆、食管闭锁、食管气管瘘、梅克尔憩室、先天性心脏病、畸形足等。

（一）护理评估

1. 健康史

（1）出生史：了解患儿出生前的情况及出生时的详细记录，包括胎龄、产次、分娩方式、有无胎膜早破、羊水、脐带、Apgar评分、复苏抢救等情况。

（2）家庭史：询问母亲孕期时胎儿的相关检查是否正常。

2. 身体状况

（1）患儿的皮肤、巩膜有无黄染，有无皮肤破溃感染。

（2）患儿呕吐的频次，呕吐物的颜色、性状、量，是否出现误吸症状及呼吸道是否通畅，是否出现肺部感染。

（3）患儿有无合并其他先天性疾病。

（4）了解X线的检查结果。

3. 心理-社会状况 评估家长对疾病的心理反应，对疾病的认知程度。

（二）护理问题

1. 有感染的风险 与手术创伤、留置腹腔引流管有关。

2. 营养失调：低于机体需要 与腹痛、发热、食欲缺乏、恶心呕吐、黄疸、摄入减少有关。

3. 有体液不足的风险 与发热、呕吐、禁食、摄入减少有关。

4. 潜在并发症：出血、胰瘘、胆瘘、腹腔感染、胃瘫 与疾病发展、手术有关。

（三）护理措施

1. 术前护理

（1）每1~2h监测呼吸、心率、血压、经皮血氧饱和度，评估面色、肌张力、哭声、刺激反应等。

（2）胃肠减压，同时观察有无呕吐及呕吐物、胃肠引流液的颜色、性状、量，减轻腹胀。

（3）患儿置辐射台保暖，按日龄、体重给予适宜温度。

（4）纠正水和电解质紊乱，保证机体的需要。可通过PICC予静脉营养治疗。

（5）积极完成术前各项检查、各项准备工作。

2. 术后护理

（1）呼吸道护理：保持呼吸道通畅，减少气道阻力。

（2）胃管的护理：行环状胰腺切除可能引起胰瘘、胰腺囊肿、十二指肠损伤等并发症，术中放置8Fr胃管，通过肠吻合口起支撑作用。因此要妥善固定胃管并做好醒目标志。

（3）呕吐的观察与处理：术后出现呕吐应评估和分析呕吐的原因并对症处理。每班记录并统计胃肠引流液量，及时补充丢失量。

（4）患儿术后禁食7~12d，应充分保证热量的供给。给予全胃肠外营养，术后7~12d拔出胃管后开始经口喂养，指导家长遵循少量多餐、宁少勿多的原则。

（5）随着患儿生长发育的需要逐步添加辅食，每次哺乳后，应将患儿抱起轻拍背部1~2min，排出胃内空气，以防吐奶。

3. 健康教育 告知家长新生儿环状胰腺疾病治疗和护理的相关知识，对家长讲解出院后的喂养等相关护理知识。

（四）护理评价

1. 是否出现手术伤口、腹腔内或肺部感染。

2. 患儿是否出现水、电解质、酸碱失衡。

3. 患儿是否出现相关并发症，并发症有无及时处理。

九、新生儿腹裂、脐膨出

腹裂是脐旁部分腹壁构成成分缺损而致内脏脱出，是一种少见的畸形。脐膨出是一种先天性腹壁发育不全，在脐带周围发生缺损，腹内脏器通过脐带部的腹壁缺损连同腹膜一起向外突出。腹裂与脐膨出的鉴别见表3-4。

表 3-4　腹裂与脐膨出的鉴别

	腹裂	脐膨出
缺损	较小,多在 2~3cm	一般较大,多在 3~15cm
脐带部位	位于缺损左侧	位于包膜囊的顶端
包膜囊	不存在包膜囊	存在,在宫内或出生时可破裂
内容物	多为小肠	小肠、结肠、肝
肠管质量	水肿,功能较差	正常
营养状况	不良	正常
伴发畸形	除肠旋转不良、肠闭锁外其他畸形不多见	50% 以上有其他畸形
家族史	无	有

(出处:费秀珍,王立新.新生儿护理技术[M].北京:人民军医出版社,2010,132.)

(一)护理评估

1. 健康史

(1)出生史:了解患儿出生前的情况及出生时的详细记录,包括胎龄、产次、分娩方式、有无胎膜早破、羊水、脐带、Apgar 评分、复苏抢救等情况。

(2)家族史:询问母亲孕期时胎儿的相关检查是否正常。

2. 身体状况

(1)呼吸系统:评估呼吸频次、血氧饱和度、血气分析的结果以及面色、甲床等情况。

(2)皮肤黏膜情况:观察患儿皮肤是否出现发绀、青灰色、花纹、苍白、黄染情况。

(3)腹部情况:评估缺损大小、脐带位置、有无包膜囊、有无其他畸形等。

(4)评估有无水、电解质、酸碱平衡紊乱。

3. 心理 - 社会状况　评估家长对疾病的心理反应及应对方式,对疾病的防治态度等。

(二)护理问题

1. 组织完整性受损　与包膜囊缺损或破溃有关。

2. 体温调节无效　与腹腔脏器暴露体外、散热过多有关。

3. 有感染的风险　与腹腔脏器暴露体外(手术前)、腹部手术切口存在有关(手术后)。

4. 有误吸的风险　与全麻术后、麻醉完全清醒前吞咽反射较弱有关。

(三)护理措施

1. 转运过程护理　使用暖箱进行转运,保护脐部膨出物,防止破裂及污染,在产房娩出后,用无菌温盐水纱布湿敷,加无菌绷带包扎,减少转运过程中的震动,监测生命体征。

2. 手术前护理

(1)保暖:将患儿置于开放式辐射台或暖箱保暖。

(2)膨出物保护:膨出物使用无菌敷料、无菌温盐水纱布覆盖同时外用保鲜膜包裹,防止膨出物破裂及污染,观察肠管血运状况,做好交接班。

(3)禁食,持续胃肠减压,减少胃肠道内的积气、积液,预防腹胀、呕吐。

(4)监测生命体征。

(5)与家长沟通取得其理解配合。

(6)做好手术前各项准备。

3. 手术后护理

(1)按全麻术后护理常规护理,监测生命体征。

(2)取去枕平卧位,肩下垫软枕,头偏向一侧。

(3)密切观察呼吸的变化,遵医嘱给予氧气吸入,必要时行机械辅助通气,做好呼吸道管理。

(4)禁食、胃肠减压至胃肠功能恢复。

(5)保暖:患儿置于辐射台或暖箱。

(6)预防感染:遵医嘱给予抗生素治疗,必要时给予肠外营养支持,做好保护性隔离。

(7)注意切口敷料有无渗血、渗液,保持清洁干燥。

4. 健康教育　告知家长疾病的相关知识,以及手术前、后护理的相关注意事项,取得配合,出院后对伤口、喂养及复诊进行指导。

(四)护理评价

1. 患儿体温是否维持在正常范围。

2. 膨出物是否保护妥当。

3. 生命体征是否平稳。

4. 预防感染措施是否有效。

十、新生儿巨结肠

先天性巨结肠是由于支配结肠远端及直肠肌肉壁的副交感神经节细胞缺乏,造成该段结肠狭窄,而狭窄部分的上端则因堆积肠内容物(粪便及气体)而扩张,75% 的患儿发生于直肠及乙状结肠,是小儿常见的先天性肠道畸形。

(一)护理评估

1. 健康史

(1)出生史:了解患儿出生时的情况,询问患儿出生后喂养史。

（2）家庭史：询问母亲孕期时胎儿的相关检查是否正常。

2. 身体状况

（1）消化系统：患儿有无呕吐，呕吐物的颜色、性状、量；测量腹围，观察腹胀的严重程度；记录大便的次数、颜色、性状、量等。

（2）腹部体查：腹围、肠鸣音、有无肠型。

（3）辅助检查：肛门指检可发现直肠内括约肌痉挛和直肠壶腹部空虚。

（4）并发症：结肠炎、肠穿孔。

3. 心理 - 社会状况　评估家长对疾病的心理反应、应对方式，及对疾病的防治态度等。

（二）护理问题

1. 便秘　与远端肠段痉挛、低位性肠梗阻有关。

2. 营养失调：低于机体需要量　与便秘、腹胀引起食欲下降有关。

3. 潜在并发症：小肠结肠炎、肠穿孔、吻合口狭窄。

4. 有感染的危险　与身体状况差及手术创伤有关。

（三）护理措施

1. 术前护理

（1）评估腹胀情况及伴随症状，根据病情采取回流灌肠或肛管排气等方法缓解腹胀。

（2）根据营养改善情况予肠内营养和肠外营养。如出现电解质失衡，遵医嘱给予静脉补液纠正。对严重营养不良、贫血者，需多次少量输血。

（3）清洁灌肠：灌肠液应选用生理盐水（40℃为宜），勿用清水或高渗盐水，并保持出入液量平衡。选择柔软的肠管，插管的动作轻柔，避免暴力导致肠穿孔。大便干结可用50%硫酸镁于灌肠前2~3h软化大便。灌肠中严密观察病情变化，如灌肠液中有血性液体，应立即停止操作，查找原因，警惕肠穿孔。冬季注意保暖，加温灌肠液。

（4）术前3~4d按医嘱口服肠道抗生素（甲硝唑片和庆大霉素片）和静脉应用维生素 K_1，以防肠道感染和出血。

2. 术后护理

（1）体位护理：取截石卧位，用0.5%碘伏棉球随时清除创口及周围分泌物，保持肛门周围清洁、肛管通畅。

（2）饮食护理：术后禁饮食到肠道功能恢复，进食时循序渐进由流质饮食过渡到普通无渣饮食。

（3）肛管及会阴皮肤护理：肛管或肛门夹钳一般固定7d左右，肛周每日喷皮肤保护膜保护皮肤。术后2周禁止灌肠和插肛管，必要时由医生放置肛管，预防穿破吻合口。

（4）引流管护理：妥善固定引流管，准确记录引流液的颜色、性状、量。

（5）皮肤护理：按摩受压部位皮肤，预防压疮发生。

（6）体液管理：做好补液护理，记录 24h 出入量，纠正水、电解质、酸碱平衡紊乱。

3. 健康教育　告知家长新生儿巨结肠疾病治疗和护理的相关知识，对家长讲解出院后的喂养等相关护理知识。

（四）护理评价

1. 患儿营养状况是否良好。

2. 是否出现结肠炎、肠穿孔并发症或并发症是否得到及时处理。

3. 患儿的伤口是否出现感染。

4. 有无吻合口狭窄等并发症的发生。

十一、新生儿肠闭锁、肠狭窄、肠旋转不良

先天性肠闭锁是一种较常见的先天性消化道畸形，有膜式闭锁或狭窄、两段式、多段式及果皮样四种类型。先天性肠闭锁和肠狭窄有典型的肠梗阻表现，如呕吐、腹胀、便秘等，其程度与闭锁和狭窄的位置有关，手术是唯一可能挽救生命的方法。

先天性肠旋转不良是胚胎时期在中肠旋转及系膜固定的过程中，任何一步发生变化或停顿造成。其临床表现是急性或慢性十二指肠梗阻，急性或慢性肠旋转及内疝。

（一）护理评估

1. 健康史

（1）出生史：了解患儿的分娩方式、有无胎膜早破、是否有复苏抢救等情况。评估患儿出生后喂养史、消化系统症状以及做的相关检查、治疗。

（2）家庭史：询问母亲孕期时胎儿的相关检查是否正常。

2. 身体状况

（1）观察呕吐物的颜色、性状、量，如有胃肠减压则观察是否有效以及引流液的颜色、性状、量。

（2）腹部情况：评估患儿腹部是否膨隆，肠蠕动是否正常，有无肠型。

（3）排便情况：出生后患儿有无正常胎粪排出，以及胎粪的颜色、性状、量。

3. 心理 - 社会状况　了解家长对疾病的心理反应及应对方式，对疾病的防治态度及经济承受能力等。

（二）护理问题

1. 营养失调：低于机体需要量　与禁食、呕吐和胃肠减压有关。

2. 有误吸的风险　与肠闭锁导致腹胀、频繁或大量呕吐有关（手术前）；与

全麻术后、麻醉清醒前吞咽反射较弱有关(手术后)。

3. 有感染的风险　与手术切口存在有关。

(三)护理措施

1. 术前护理

(1)对未成熟儿、低体重儿及一般情况较差者,注意保暖,预防发生硬肿症。

(2)密切观察病情变化:给予患儿心电、血氧监测,观察有无脱水情况,给予静脉补液,防止水、电解质紊乱。

(3)保持呼吸道通畅:按时给予患儿翻身、叩背,及时吸痰,予患儿头侧卧位,避免因呕吐引起患儿误吸。

(4)胃肠减压护理:遵医嘱持续胃肠减压,观察引流液的颜色、性状、量,做好记录。

(5)遵医嘱给予抗生素控制感染。

2. 术后护理

(1)合理喂养:术后禁饮食,行胃肠减压,胃液颜色变浅、肠蠕动恢复、可以自主排气排便后,可给予肠内营养。

(2)体位:麻醉未清醒前给予平卧位,清醒后给予抬高床头,利于炎症的局限。

(3)密切观察病情变化:观察患儿生命体征的变化、意识情况、皮肤黏膜颜色及温度、四肢末梢循环等情况。

(4)保持呼吸道通畅,及时清理分泌物。

(5)管道护理:妥善固定胃管防止脱管,定时抽吸并密切观察引流液的颜色、性状、量。

(6)切口护理:密切观察切口敷料有无渗血、渗液。如有渗血、渗液及时更换敷料。可用腹带包扎,防止切口裂开,注意松紧度,以免影响患儿呼吸。

(7)静脉补液:禁饮食期间给予静脉补液,保证患儿的营养需求。

(8)观察患儿腹部体征及肠蠕动恢复情况,观察有无腹胀呕吐,腹胀者可遵医嘱用开塞露帮助患儿排便。

3. 健康教育　告知家长疾病治疗和护理的相关知识,对家长讲解出院后的护理、并发症的观察等知识。

(四)护理评价

1. 患儿出入量是否平衡,有无脱水、中毒症状。

2. 患儿是否出现误吸、肺部感染。

3. 患儿手术切口恢复是否良好,有无感染。

4. 是否出现并发症或并发症是否及时处理。

十二、新生儿直肠肛门闭锁

直肠肛门闭锁是小儿消化道常见畸形,男性略多于女性,是正常胚胎发育期发生障碍的结果,胚胎发育障碍发生的时间越早,直肠肛门闭锁的位置越高,按Stephens分型法,以耻骨直肠肌和直肠盲端终止于耻骨直肠肌以上为高位,位于耻骨直肠肌环内为中间位,直肠盲端穿过耻骨直肠肌环为低位。男性无肛者多为高位,而女性则有较多的低位无肛。肛门闭锁有四种主要形态:肛门狭窄、不通的肛门膜、肛门未形成、直肠闭锁。其中以第三种最多,占所有病例的80%。

（一）护理评估

1. 健康史

（1）出生史:了解患儿出生后腹胀情况以及相关检查、治疗。

（2）家庭史:询问母亲孕期时胎儿的相关检查是否正常。

2. 身体状况

（1）肛门评估:正常位置有无肛门,有无皮肤凹陷。

（2）会阴部的皮肤:了解肛门异常的情况,有无瘘口,瘘口的粗细及位置,肛门隐窝皮肤色素深浅,啼哭时有无冲动感等。

（3）患儿肠梗阻的症状:无瘘者或直肠末端瘘口狭小,致排便困难,出生后即可出现腹胀、呕吐,瘘口较大者可暂无症状,数月后逐渐出现排便困难。

（4）辅助检查:X线检查、逆行造影、超声等。

3. 心理-社会状况　了解家长对疾病的心理反应及应对方式,对疾病的防治态度及经济承受能力等。

（二）护理问题

1. 腹胀　与疾病(直肠肛门闭锁)有关。

2. 组织完整性受损　与肛门重建后局部切口未完全康复有关。

3. 皮肤完整性受损　与肠造瘘术后,瘘口周围皮肤污染肠液及粪便有关。

4. 有感染的风险　与肛门切口存在有关。

5. 营养失调:低于机体需要量　与疾病有关。

（三）护理措施

1. 术前护理

（1）对未成熟儿、低体重儿及一般情况较差者,注意保暖,预防发生硬肿症。

（2）紧急手术的患儿,立即禁食,行胃肠减压。

（3）择期手术的患儿,根据腹胀及排便情况,用适宜的导管经瘘口插入直肠内,每日或隔日以生理盐水清洁灌肠1次,使直肠排空。

（4）直肠肛门完全闭锁的患儿,出生即禁食,胃肠减压,避免患儿哭闹引起患儿胃肠积气、腹胀。

（5）遵医嘱完善术前各项检查措施。

2. 术后护理

（1）饮食：行会阴肛门成形术后，胃肠减压至肠功能恢复，可逐渐过渡到肠内营养，新生儿可经口喂养母乳或配方奶，宜少量多餐，冷热适宜，防止腹泻。

（2）体位：取截石卧位，用 0.5% 碘伏棉球随时清除创口及周围分泌物，保持肛周皮肤清洁，并观察直肠黏膜色泽和有无回缩情况。

（3）造口护理：了解患儿造口的种类，开放造口后，观察肠管血供的情况，有无出血，若有肠管血液循环障碍、小肠脱出等异常情况，应立即报告医生。按肠造瘘常规进行护理。

3. 健康教育　告知患儿家长新生儿直肠肛门闭锁的手术治疗，及术前术后护理的相关知识，取得配合。让家长掌握喂养、造口护理、扩肛的相关知识，避免相关并发症。术后 2 周教会家长帮助患儿扩肛，预防狭窄。扩肛每天 1 次，每次10~15min，可选择 8~14 号扩肛棒，外涂润滑油，从最小的 8 号开始，逐渐加大扩肛棒型号。持续扩肛 3~6 个月。

（四）护理评价

1. 造瘘口周围皮肤有无皮损。

2. 家长是否了解肛门切口护理方面的知识及肠造瘘术后护理方面的知识。

（李素萍）

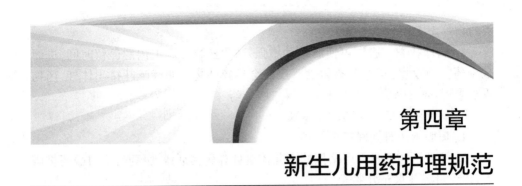

第四章
新生儿用药护理规范

正确的药物应用使新生儿的治疗效益最大化,毒性最小化。然而,新生儿对于药物的反应与成人、儿童具有显著的差别,孕周、矫正胎龄以及疾病状态等都可能改变新生儿代谢药物的能力,同时影响其对于药物的反应,所以新生儿科护士应该了解新生儿用药的原则、给药方法等,同时避免用药差错。

第一节　新生儿口服用药

新生儿口服药物主要通过胃及小肠吸收,药物吸收主要取决于胃液酸碱度、胃排空时间、小肠蠕动和病理状态。新生儿期各个器官的功能均不成熟,所用药物剂量及给药间隔、途径等,随患儿成熟度和病情不同而变化。

（一）影响新生儿口服药物吸收的主要因素

1. 胃液 pH　足月新生儿的胃液 pH 达 6~8,出生后 24~48h pH 下降至 1~3,然后又回到 6~8,并持续 2 周左右。早产儿出生后 1 周内几乎没有胃酸分泌,胃液 pH 没有下降的过程,故胃内缺乏必要的酸度。一般在酸性环境下不稳定的药物如口服青霉素类(青霉素 G、氨苄西林、阿莫西林),新生儿口服吸收完全,生物利用度高,受胃酸破坏少,血药浓度可较成人高。而在酸性环境下易被吸收或本来具有活性的药物,如胃蛋白酶、铁剂等,新生儿口服药物疗效会下降。因此能经口喂养或经管饲给药可耐受的新生儿,经胃肠道给药相对安全。

2. 胃排空时间　胃排空时间延长可增加药物与胃黏膜接触时间使吸收增多。新生儿胃排空时间约 6~8h,6~8 月龄时才接近成人水平。早产儿则更慢,易发生胃潴留,因此主要在胃部吸收的药物吸收完全,如地高辛等。

3. 肠道功能　新生儿肠管长,肠壁薄,黏膜血管丰富,通透性高,由于相对吸收面积大,对药物的吸收增加。因此,新生儿口服给药的吸收与成人不同,一些药物的吸收量和吸收速率增加,如半合成青霉素类;但有些药物的吸收则减少,如苯巴比妥和苯妥英钠;有些药物与成人吸收相仿,如地西泮、地高辛、磺胺类药物等。

4. 病理状态　腹泻可使肠蠕动增强,减少药物在肠道内的停留时间,进而减少药物的吸收;早产儿有胃食管反流会导致药物随奶汁呕吐排出体外,药物吸收受到影响,因此这类患儿不建议口服给药。

（二）新生儿口服给药注意事项

1. 口服给药时做好三查八对。

2. 注意药物剂量。严格按照患儿体重计算药物剂量,服药时将口服药物研碎,以少量温开水充分溶解。

3. 管饲患儿用注射器抽吸药物经管饲管注入,再注入 1~2ml 温开水使药物完全进入胃内,避免附着在胃管上导致药量不准确影响治疗效果。

4. 可自行吸吮的新生儿可用注射器抽吸药物后滴入口中,或使用奶嘴进行喂药,将消毒好的奶嘴放入患儿口内,然后将溶配好的药物倒入奶嘴,吸吮后再加入 2ml 温开水。

5. 喂药速度要缓慢,以免出现误吸。

6. 患儿服药时取侧卧位,头偏向一侧,上半身抬高 30°,减少服药后出现反流和误吸。

7. 某些特殊药物如甲状腺素、地高辛等必须准时给药,确保药物剂量准确。服用地高辛前要用听诊器听诊患儿心率,并双人核对,心率< 120 次 /min 时暂停给药 1 次,服药之后注意观察药物的毒副作用。新生儿口服益生菌制剂不可与抗菌药或吸附剂合用。新生儿止泻药与其他口服药物同用时,应先服其他药,间隔 1~2h 后再服用止泻药。

第二节　新生儿注射用药

新生儿注射用药方式有皮内或肌内注射,药物吸收的多少取决于局部血液灌注和药物沉积面积。新生儿肌肉组织和皮下脂肪少、局部血流灌注不足、肌肉血流量变化大,药物多滞留于局部组织,有时形成硬肿或结节影响药物吸收。当新生儿出现低体温、缺氧或休克时,皮下或肌内注射药物的吸收量更少。非特殊情况下,一般新生儿不采用皮下或肌内注射。

（一）皮内注射

采用横刺进针法（其注射方式与前臂垂直）能减轻疼痛。尽量选用神经末梢分布较少的部位进行注射。如选取前臂掌侧中段做皮试,不仅疼痛轻微,更具有敏感性。

（二）肌内注射

新生儿臀部肌肉发育不完善,臀区范围小,容易损伤坐骨神经,因此,不宜选择臀大肌注射。股外侧肌是股四头肌中最宽厚者,位于大腿的外侧及后部,注射区为大腿中段外侧,此区大血管、神经干很少,采用股外侧肌注射最为安全、可靠。尽量选择刺激性小、等渗、pH 接近中性的药物,不能选择刺激性很强的药物作肌内注射。避免在同一部位反复注射,注意更换注射部位。注射后及时给予热敷、按摩,加速局部血液循环,促进药液吸收。

第三节　新生儿静脉用药

新生儿静脉用药是指通过一次静脉穿刺和留置针头,使药物通过静脉进入血液循环以达到治疗目的,可避免皮下注射或肌内注射的反复穿刺,且药物直接注入血液循环,获得较高的血药浓度,吸收迅速,为可靠的给药途径。

(一)静脉给药注意事项

1. 严格按医嘱规定速度给药,可使用微量泵。注意药物输注情况,每小时记录入液量,确保药物输注速度准确无误。

2. 反复应用同一血管可产生血栓性静脉炎,应更换注射部位。

3. 了解所用药物 pH 和渗透压,尽量避免短期内大剂量使用多种高渗药物。

4. 严密观察输液部位皮肤情况,及早发现静脉炎及静脉渗出,避免发生严重外渗引起皮肤坏死。

5. 注意药物的配伍禁忌。

6. 注意观察药物的毒副作用。

(二)静脉给药外渗的预防

1. 观察患儿输液部位有无肿胀外渗的迹象,尤其注意刺激性药物、高渗性药物、收缩血管药物,尽可能采用中心静脉给药途径。

2. 对极低出生体重儿及危重患儿,可留置 PICC 导管。

3. 匀速给药,静脉推注药物速度过快可能会损伤毛细血管内皮细胞,使毛细血管通透性增加,增加外渗发生概率。

4. 外周静脉输液时葡萄糖浓度不得超过 12.5%,中心静脉输液浓度不超过25%,氨基酸浓度不得超过 2%,药液应尽量稀释以降低渗透压,避免发生外渗后导致皮肤坏死等严重并发症。

(三)药液外渗后的处理

1. 停止给药　立即停药,抽吸针头及血管内药液后拔针。渗漏早期可抬高患儿肢体,以利于减轻肿胀和疼痛。

2. 湿热敷　一般性药液外渗出现的肿胀,可采用 25% 或 33% 硫酸镁湿热敷,改善早期缺血情况。对已发生严重缺血者不建议湿热敷。另外,硫酸镁湿热敷只能用于血管通透性高而引起的外渗,对高渗性药物引起的外渗,可加重组织脱水。

3. 玻璃酸酶 在液体外渗后 1h 之内使用效果最佳。使用方法：将玻璃酸酶稀释至 15U/ml，用 1ml 空针皮下注射渗出部位，每个部位注射 0.2ml，围绕渗出部位共注射 5 个部位。如渗出严重，6h 之后可以再次注射一次。玻璃酸酶可提高组织通透性，加速细胞外物质的扩散，可促使外渗液体扩散而利于吸收。

4. 酚妥拉明 对于缩血管药物渗出引起的皮肤发白、发紫及皮温低可选择酚妥拉明做局部封闭。酚妥拉明对血管有较强的扩张作用，它可以改善毛细血管通透性，促进局部毛细血管血液回流，改善缺血缺氧，有效降低因缺血导致的局部皮肤坏死。将酚妥拉明稀释至 1mg/ml，对外渗处做局部封闭，每个部位皮下注射 0.2ml，共 5 个部位。剩余酚妥拉明可湿热敷渗出部位。

第四节 新生儿吸入性用药

新生儿吸入性用药旨在治疗呼吸道感染、消除炎症、减轻咳嗽、稀释痰液、帮助祛痰、改善通气功能、解除支气管痉挛、使气道通畅。首选气流喷雾法或计量喷雾法。

（一）常用药物

1. 沙丁胺醇——β_2 受体激动剂 口服吸收 30min 起效，1~3h 达高峰，而气雾吸入 5~10min 起效，15~60min 达高峰，可维持 4~6h。目前推荐气雾吸入给药。使用该药气雾吸入时注意监测心率，如果大于 160~180 次 /min 应停药。如果长期使用应定时监测血糖、血钾，不能与 β_2 受体阻滞剂同时使用，甲亢患儿慎用。

2. 特布他林——选择性 β_2 受体激动剂 口服吸收不完全，故生物利用度低。气雾吸入 5~10min 起效，1h 达高峰，维持 6h，为首选给药途径。不良反应及注意事项与沙丁胺醇相似。

3. 异丙托溴胺——抗胆碱平喘药 对支气管平滑肌有较高的选择性和较强的松弛作用，治疗剂量不增加痰液的黏稠度，对心血管系统几乎没有影响，不引起心率和血压的变化。适用于患慢性肺病等疾病的早产儿。气雾吸入后主要在气道局部发挥作用，5min 开始起效。不良反应较少，剂量过大可引起类似阿托品的不良反应。

（二）雾化吸入法

1. 面罩吸入时，吸入前可先清洁面部，避免药物进入眼睛。

2. 吸入前应清洁口腔内分泌物，吸入后及时做口腔护理，防止药物聚集在咽部。

3. 最好在安静状态下用药。哭闹患儿可采取睡眠后雾化治疗。

4. 取舒适卧位,雾化后及时翻身拍背,协助排痰,保持呼吸道通畅。

5. 对于自身免疫功能减退的患儿雾化吸入时,应重视诱发口腔霉菌感染问题。心肾功能不全的患儿要注意防止湿化后或者雾量大造成肺水肿。

6. 雾化治疗期间观察患儿面色及呼吸情况。

7. 为了避免雾化吸入特别是吸入糖皮质激素时的不良反应,防止药物进入眼睛,吸入后做口腔护理。

8. 超声雾化方法不应用于含蛋白或肽类药物的雾化治疗,也不应用于混悬液。

9. 氧气雾化吸入过程中注意严禁烟火及易燃品。

(张玉侠 杨童玲)

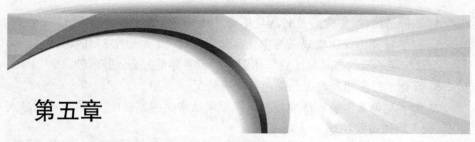

第五章
新生儿护理技术操作规范

护理技术操作是新生儿护理最重要的组成部分,标准化实施有利于提高新生儿护理专业水平,以满足临床需要,确保患儿安全。而新生儿属特殊群体,常涉及日常照护及关键救治技术等,护理技术要求高。因此,应对新生儿各项护理技术操作进行专业评估,熟悉操作流程,同时了解注意事项,正确识别处理并发症。

第一节　新生儿沐浴护理规范

【概述】

新生儿沐浴是清洁皮肤最简单有效的方法之一,不仅能清洁皮肤、促进血液循环、促进皮肤触觉发育,还能提高新生儿体温的自我调控能力、增进身体的舒适感和情感的交流,并且沐浴也是全身体格检查的好时机。

【适应证】

适用于生命体征稳定、一般情况好的患儿。

【禁忌证】

1. 病情危重尚未稳定的患儿。

2. 低体温患儿。

3. 皮肤有开放性伤口的患儿。

【操作流程】

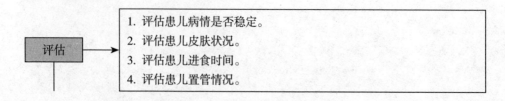

评估 → 1. 评估患儿病情是否稳定。
2. 评估患儿皮肤状况。
3. 评估患儿进食时间。
4. 评估患儿置管情况。

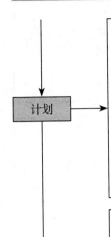

计划

1. 护士准备：着装整齐，剪指甲、洗手、摘除手部饰物，衣服口袋内避免有坚硬、尖锐物，必要时穿隔离衣、戴手套。
2. 患儿准备：沐浴于喂奶前或喂奶后 1~2h 进行。
3. 环境准备：关闭门窗，室温 26~28℃。
4. 用物准备：小面巾 ×1、小浴巾 ×1、大浴巾 ×2、衣服 ×1、包被 ×1、帽子 ×1、沐浴露 ×1、水温计 ×1、75% 乙醇或复合碘皮肤消毒剂 ×1、棉签 ×1、弯盘 ×1、尿裤 ×1、湿纸巾 ×1、护臀药品 ×1（根据患儿情况准备）、温热水（水温 38~40℃），必要时准备浴盆（内备温热水 2/3 或 1/2 满）。

实施

1. 核对腕带，确认患儿信息，向家长解释沐浴的目的。
2. 将患儿抱至沐浴处，脱衣服及尿裤，擦净臀部，用大浴巾包裹。
3. 操作前用水温计测试水温。
4. 擦洗面部：用小面巾蘸水拧干，擦拭眼部（从内眦向外眦）、鼻、口唇四周、面颊及前额、耳部。
5. 清洗头部：抱起患儿，用左手托住头颈部，拇指与中指分别将患儿双耳廓折向前方，堵住外耳道口，左臂及腋下夹住患儿臀部及下肢。右手取适量沐浴露，轻柔清洗头部后用清水冲洗干净，再用小浴巾擦干头部。
6. 脱下浴巾，左手握住患儿左肩及腋窝处，使其头颈部枕于操作者前臂，用右手握住患儿左腿靠近腹股沟处，使其臀部位于手掌上，轻放于水中。
7. 清洗全身：松开右手，淋湿患儿全身，取适量沐浴露按顺序轻柔清洗全身：颈部—腋下—上肢—前胸—腹部—腹股沟—会阴—下肢，清水冲净。
8. 右手从患儿前方握住患儿左肩及腋窝处，使其头颈部俯于操作者右前臂，左手取适量沐浴露清洗患儿后颈、背部及臀部。沐浴时尤其要注意皮肤皱褶处的清洁，同时观察患儿全身有无异常情况，最后以清水冲净。
9. 洗毕，迅速将患儿依照放入水中的方法抱出，用干净的大浴巾包裹全身并将水分拭干。必要时用棉签蘸水擦净女婴大阴唇及男婴包皮处污垢。
10. 脐部护理：用无菌棉签蘸 75% 乙醇或复合碘皮肤消毒剂消毒脐窝和脐轮，从脐部根部按顺时针方向慢慢向外擦拭，如此消毒 2 遍。如脐轮有红肿、脐部有分泌物或渗血等异常情况应及时报告医生并遵医嘱处理。
11. 臀部护理：擦干臀部，涂护臀霜或根据患儿情况遵医嘱使用护臀药，穿好尿裤。

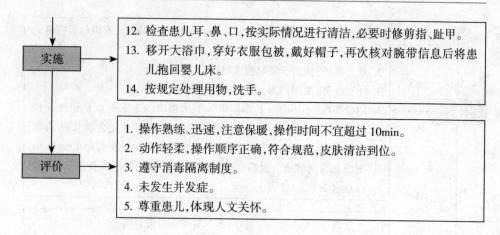

实施
12. 检查患儿耳、鼻、口,按实际情况进行清洁,必要时修剪指、趾甲。
13. 移开大浴巾,穿好衣服包被,戴好帽子,再次核对腕带信息后将患儿抱回婴儿床。
14. 按规定处理用物,洗手。

评价
1. 操作熟练、迅速,注意保暖,操作时间不宜超过 10min。
2. 动作轻柔,操作顺序正确,符合规范,皮肤清洁到位。
3. 遵守消毒隔离制度。
4. 未发生并发症。
5. 尊重患儿,体现人文关怀。

【注意事项】

1. 沐浴频率不可过勤,夏天每天 1 次,冬天可隔天 1 次。

2. 沐浴时间应在患儿吃奶前或吃奶后 1~2h,避免呕吐或溢奶。

3. 保持适宜室温,注意保暖,每次沐浴时间不宜过长,避免受凉。保持水温恒定,防止烫伤。

4. 动作轻柔,避免伤及患儿皮肤和肢体,抱稳患儿避免滑脱,防止呛水。操作途中不得离开患儿,防止溺水和跌伤。

5. 皮肤清洁到位,尤其注意皮肤皱褶处的清洁。沐浴露不得直接倒在患儿皮肤上,水或沐浴露泡沫不得进入患儿五官内。不可用力擦拭患儿皮肤胎脂或头顶部的皮脂结痂,可涂石蜡油浸润,待软化后予以清洗。

6. 沐浴过程中注意观察患儿面色、呼吸,发生异常立即停止操作。观察患儿全身皮肤情况,如有无干燥、斑点、皮疹、脓疱、黄疸等;脐部有无红肿、分泌物及渗血;肢体活动有无异常等。

7. 沐浴过程中注意与患儿进行情感交流。

8. 腕带脱落应及时补充,双人核对无误后再佩戴。

9. 患儿洗浴物品一人一用一消毒。特殊感染患儿宜选盆浴,护士穿隔离衣、戴手套。

【并发症及处理】

1. 窒息 患儿表现为吐奶、呛咳、面色发绀、呼吸困难。沐浴宜选择在喂奶前或喂奶后 1~2h 进行,以防溢奶导致误吸。沐浴过程中操作者手始终扶住患儿身体,避免水呛入患儿口鼻。沐浴时密切观察患儿面色和呼吸,一旦发生窒息,立即停止沐浴,将患儿头偏向一侧,使用吸引器吸出气道误吸物,保持呼吸道通畅,必要时吸氧。严重者按新生儿窒息复苏流程抢救。

2. 烫伤 皮肤出现发红、水疱,患儿表现为哭闹。沐浴前用前臂内侧测试水温,感觉不烫即可,保持水温适宜,淋浴时水龙头流水经护士的手流到患儿身上,盆浴时先放冷水后放热水。一旦发生烫伤立即用冷水冲洗、浸泡烫伤部位,或用冷水湿毛巾敷局部,注意避免着凉、冻伤,同时按医嘱使用药物。如有水疱,保护水疱完整。对于较大的水疱,用无菌注射器抽出水疱中的渗出液后消毒保护。严重者做好紧急处理的同时,请烧伤外科医生处理。

3. 脐部感染　表现为脐部周围发红,有分泌物、异味。沐浴时物品应做到一人一用一消毒,沐浴池或浴盆用消毒液擦拭消毒。沐浴后及时消毒脐部,保持局部清洁、干燥。发生脐炎时,轻症加强脐部护理,局部用75%乙醇或复合碘皮肤消毒剂消毒,每天2~3次,保持脐部清洁干燥。局部发红时可用抗生素软膏外涂。有明显脓液,局部有扩散或有全身感染症状者,除局部处理外,可根据脐部渗出液培养结果选用适当抗生素进行治疗。

4. 受凉　患儿表现为发热、拒食、呕吐、腹泻、鼻塞、咳嗽等。沐浴时保持室温26~28℃,沐浴前关闭门窗,减少对流,必要时可使用局部加热器。保持水温适宜,每次沐浴患儿身体接触水的时间不宜过长,沐浴时动作迅速,注意保暖,沐浴前后的操作最好在辐射台上进行。患儿出现拒食、呕吐时应注意保暖,耐心喂养,喂奶后置右侧卧位。发热及症状严重者遵医嘱进行相应处理。

附表 5-1　新生儿沐浴评价标准

科室:　　　　　姓名:　　　　　日期:　　　　　考评者:　　　　　总评分:

项目	项目总分	标准要求	标准分	实得分	备注
人员准备	5分	操作者准备:着装整齐,剪指甲、洗手、摘除手部饰物,衣服口袋内避免有坚硬、尖锐物	2		
		患儿准备:喂奶前或喂奶后1~2h	3		
评估	5分	评估患儿生命体征是否稳定	2		
		评估患儿皮肤有无破损、手术伤口及感染	1		
		评估患儿进食时间	1		
		评估患儿置管情况	1		
物品准备	10分	小面巾、小浴巾、大浴巾、衣服、包被、帽子、沐浴露、75%乙醇或复合碘皮肤消毒剂、棉签、弯盘、尿裤、湿纸巾、护臀药品(根据患儿情况准备)、水温计、温热水(水温38~40℃),必要时准备浴盆(内备温热水2/3或1/2)	8		
		放置合理、有序	2		

续表

项目	项目总分	标准要求	标准分	实得分	备注
环境准备	5分	操作区域宽敞、明亮,关闭门窗,保持室温26~28℃	5		
操作流程	65分	洗手,必要时穿隔离衣、戴手套	2		
		核对腕带,向家长解释沐浴目的	3		
		将患儿抱至沐浴处,脱衣服及尿裤,擦净臀部	3		
		操作前测试水温	5		
		用小面巾蘸水拧干,擦拭眼部(从内眦向外眦)、鼻、口唇四周、面颊及前额、耳部	6		
		抱起患儿,用左手托住头颈部,拇指与中指分别将患儿双耳廓折向前方,堵住外耳道口,左臂及腋下夹住患儿臀部及下肢。右手取适量沐浴露,轻柔清洗头部后用清水冲洗干净,再用小浴巾擦干头部	6		
		脱下浴巾,左手握住患儿左肩及腋窝处,使其头颈部枕于操作者前臂;用右手握住患儿左腿靠近腹股沟处,使其臀部位于手掌上,将患儿置于沐浴垫或沐浴盆中	5		
		松开右手,淋湿患儿全身,取适量沐浴露按顺序轻柔清洗全身:颈部—腋下—上肢—前胸—腹部—腹股沟—会阴—下肢,清水冲洗干净	5		
		右手从患儿前方握住患儿左肩及腋窝处,使其头颈部俯于操作者右前臂,左手取适量沐浴露清洗患儿后颈、背部及臀部。沐浴时尤其注意皮肤皱褶处的清洁,同时观察患儿全身有无异常情况,最后以清水冲净	5		
		将患儿抱出,用大浴巾包裹全身并将水分拭干。必要时用棉签蘸水擦净女婴大阴唇及男婴包皮处污垢	5		
		脐部护理用无菌棉签蘸75%乙醇或复合碘皮肤消毒剂消毒脐窝和脐轮,从脐部根部按顺时针方向慢慢向外擦拭,消毒2遍。如脐轮有红肿、脐部有分泌物或渗血等异常情况及时报告医生并遵医嘱处理	6		

续表

项目	项目总分	标准要求	标准分	实得分	备注
整体评价	10分	擦干臀部,涂护臀霜或遵医嘱使用护臀药,穿好尿裤	3		
		检查耳、鼻、口,按实际情况进行清洁,必要时为患儿修剪指(趾)甲	3		
		移开大浴巾,穿好衣服包被,戴好帽子	3		
		再次核对腕带信息,抱回婴儿床	3		
		整理用物,洗手	2		
		操作熟练、迅速,注意保暖,操作时间不宜超过10min	2		
		动作轻柔,操作顺序正确,符合规范,皮肤清洁到位	2		
		消毒隔离观念强	2		
		未发生并发症	3		
		尊重患儿,体现人文关怀	1		

备注:A级(90~100分),B级(80~89分),C级(70~79分)

知识链接

新生儿沐浴

　　沐浴有保持皮肤清洁、促进血液循环和皮肤代谢等基本功能,而且新生儿接触水像回到母体,有舒适感和安全感,并且沐浴有助于评估其全身情况。有研究证明,新生儿沐浴还可促进新生儿四肢活动从而提高其睡眠质量、预防感染、增进食欲,促进新生儿生长发育。此外,对特定疾病使用药浴也有一定的预防和治疗效果。故新生儿经常沐浴有利于促进健康和增强抵抗力。

（石绍南　肖艾青）

第二节　新生儿生命体征测量护理规范

新生儿生命体征指标包括体温、心率、呼吸和血压。

一、体温

【概述】

体温测量是诊断疾病最常用的检查方法之一,是护理的基础工作,在临床上为新生儿疾病的预防及治疗提供重要依据。新生儿体温正常值:体表温度36~37℃,直肠温度36.5~37.5℃。

【操作流程】

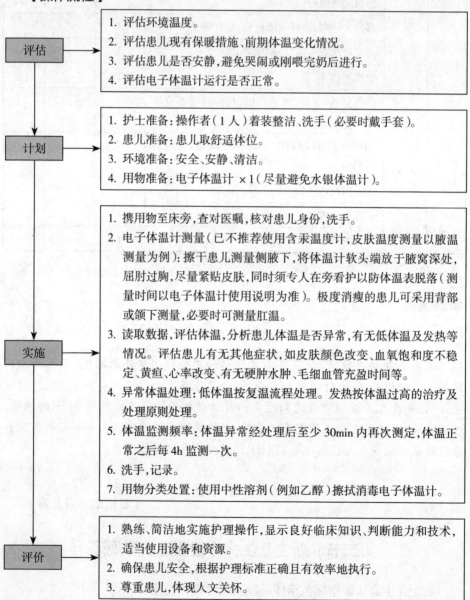

评估
1. 评估环境温度。
2. 评估患儿现有保暖措施、前期体温变化情况。
3. 评估患儿是否安静,避免哭闹或刚喂完奶后进行。
4. 评估电子体温计运行是否正常。

计划
1. 护士准备:操作者(1人)着装整洁、洗手(必要时戴手套)。
2. 患儿准备:患儿取舒适体位。
3. 环境准备:安全、安静、清洁。
4. 用物准备:电子体温计×1(尽量避免水银体温计)。

实施
1. 携用物至床旁,查对医嘱,核对患儿身份,洗手。
2. 电子体温计测量(已不推荐使用含汞温度计,皮肤温度测量以腋温测量为例):擦干患儿测量侧腋下,将体温计软头端放于腋窝深处,屈肘过胸,尽量紧贴皮肤,同时须专人在旁看护以防体温表脱落(测量时间以电子体温计使用说明为准)。极度消瘦的患儿可采用背部或颌下测量,必要时可测量肛温。
3. 读取数据,评估体温,分析患儿体温是否异常,有无低体温及发热等情况。评估患儿有无其他症状,如皮肤颜色改变、血氧饱和度不稳定、黄疸、心率改变、有无硬肿水肿、毛细血管充盈时间等。
4. 异常体温处理:低体温按复温流程处理。发热按体温过高的治疗及处理原则处理。
5. 体温监测频率:体温异常经处理后至少30min内再次测定,体温正常之后每4h监测一次。
6. 洗手,记录。
7. 用物分类处置:使用中性溶剂(例如乙醇)擦拭消毒电子体温计。

评价
1. 熟练、简洁地实施护理操作,显示良好临床知识、判断能力和技术,适当使用设备和资源。
2. 确保患儿安全,根据护理标准正确且有效率地执行。
3. 尊重患儿,体现人文关怀。

【注意事项】

1. 发现测量体温与患儿病情不符时,应当复测体温确认。

2. 电子体温表安全、敏感、有效,联合保护套使用,便于终末处置,是目前最常用的测量工具。

3. 新生儿常用测量部位选择

(1)皮肤温度:即体表温度(shell temperature),最常用的测量方法,但易受外界环境影响,常见有腋温、颌下温、背部温、经皮温监测。

(2)直肠温度:通常代表体核体温(core temperature),即深部温度、核心温度,新生儿体温异常通常以体核体温的变化来定义。因新生儿易躁动、哭闹,容易造成水银肛表断裂,目前已不推荐使用。

4. 新生儿异常体温处理

(1)低体温(hypothermia):是指身体核心(直肠)温度 ≤ 35℃,重度低体温(核心温度 < 30℃)将增加患儿的病死率。复温的关键在于平稳匀速复温,不能过快,防止体温反跳。注意不能单纯四肢复温,以免外周血管扩张,发生复温性休克;体温高低不是体温维护的唯一标准,必须有足够的时间让患儿循环恢复稳定。常用新生儿复温法有:慢复温法、暖箱复温法、辐射台、空调复温法等。

(2)发热:是指身体核心(直肠)温度高于37.8℃。常由于环境因素及感染导致。新生儿发热可以分为以下几种类型(表5-1)。

表 5-1 新生儿发热的类型

发热的类型	数值的范围
低热	37.8~38.0℃
中等热	38.1~39℃
高热	39.1~41℃
超高热	41℃以上

(摘自:张玉侠.实用新生儿护理学[M].北京:人民卫生出版社,2015.150.)

1)体温过高的治疗及处理原则:首先应当明确发热的原因,如发热为感染引起,应查明感染源,积极控制感染;如发热为环境因素引起,应去除原因,降低室温及打开患儿的包裹,调低暖箱、光疗箱温度,检查辐射台皮肤温度电极是否松动等;如发热为脱水引起,应尽快补充水分。

2)保暖过度与感染引起的发热鉴别:见表5-2。

表 5-2　保暖过度与感染引起的发热

监测项目	保暖过度	感染
患儿反应（哭声、吃奶）	好	差
皮肤颜色	红润	青灰、苍黄等
肢端循环	肢端暖和	肢端发凉
经物理降温后	体温维持正常	可再次出现发热等

（摘自：苏绍玉，胡艳玲. 新生儿临床护理精粹[M]. 北京：人民卫生出版社，2017.109.）

二、心率

【概述】

新生儿的心脏在胸腔内多呈横位，体温每升高 1℃，心率增加 10~15 次 /min。新生儿不同状态下心率在一定范围内波动，安静状态下 120~140 次 /min，哭闹或运动时 > 170 次 /min。

【操作流程】

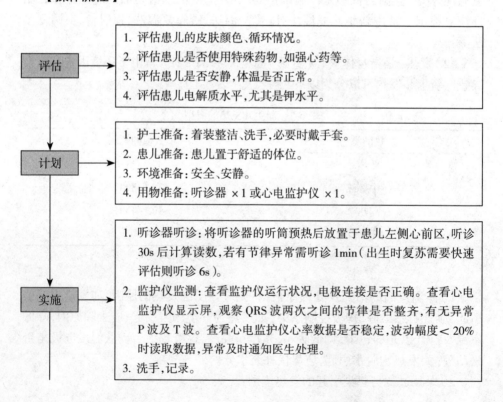

评估
1. 评估患儿的皮肤颜色、循环情况。
2. 评估患儿是否使用特殊药物，如强心药等。
3. 评估患儿是否安静，体温是否正常。
4. 评估患儿电解质水平，尤其是钾水平。

计划
1. 护士准备：着装整洁、洗手，必要时戴手套。
2. 患儿准备：患儿置于舒适的体位。
3. 环境准备：安全、安静。
4. 用物准备：听诊器 ×1 或心电监护仪 ×1。

实施
1. 听诊器听诊：将听诊器的听筒预热后放置于患儿左侧心前区，听诊 30s 后计算读数，若有节律异常需听诊 1min（出生时复苏需要快速评估则听诊 6s）。
2. 监护仪监测：查看监护仪运行状况，电极连接是否正确。查看心电监护仪显示屏，观察 QRS 波两次之间的节律是否整齐，有无异常 P 波及 T 波。查看心电监护仪心率数据是否稳定，波动幅度 < 20% 时读取数据，异常及时通知医生处理。
3. 洗手，记录。

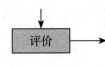

| 评价 | 1. 熟练、简洁地实施护理操作,显示良好临床知识、判断能力和技术,适当使用设备和资源。
2. 确保患儿安全,尊重患儿,体现人文关怀。 |

【注意事项】

洋地黄制剂是治疗心力衰竭的常用药物,其使用过程中需要持续监测心率,若心率< 100 次 /min,或出现期前收缩常多为中毒表现,需立即停药,配合医生处理。

知识链接

新生儿常见的心律失常

新生儿常见的心律失常为期前收缩和窦性心律失常。期前收缩是新生儿心律失常最为常见的一种,房性多见,其次为交界性和室性。期前收缩的治疗方法有:潜水反射法、药物治疗、电击复律、超速抑制。窦性心律失常临床表现为窦性心动过速、窦性心动过缓、窦性心律不齐。阵发性室上性心动过速多突然起病,心率可达 230~320 次 /min,发作时间长者可发生心力衰竭。阵发性室性心动过速病情多较严重,伴随有原发病的临床表现,患儿可因脑供血不足而发生惊厥和昏迷,心室率通常在 200 次 /min 以下。

三、呼吸

【概述】

新生儿的呼吸运动通常在频率、节律和深度上多不规则,以腹式呼吸更为常见,频率在 40~60 次 /min。

【操作流程】

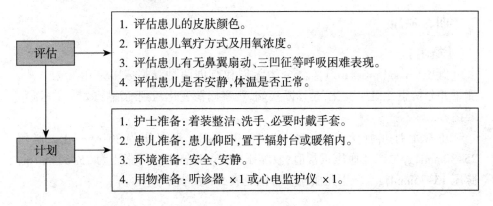

| 评估 | 1. 评估患儿的皮肤颜色。
2. 评估患儿氧疗方式及用氧浓度。
3. 评估患儿有无鼻翼扇动、三凹征等呼吸困难表现。
4. 评估患儿是否安静,体温是否正常。 |
| 计划 | 1. 护士准备:着装整洁、洗手、必要时戴手套。
2. 患儿准备:患儿仰卧,置于辐射台或暖箱内。
3. 环境准备:安全、安静。
4. 用物准备:听诊器 ×1 或心电监护仪 ×1。 |

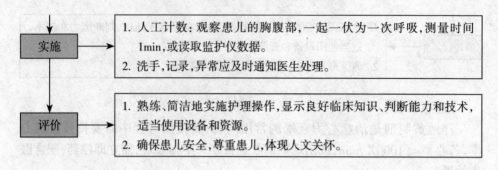

【注意事项】

1. 监测患儿呼吸时应保持患儿安静,注意呼吸是否通畅。鼻部通气不畅伴有吸气性三凹征,提示后鼻孔闭锁;点头样呼吸、鼻翼扇动及呻吟,提示呼吸窘迫,多由呼吸系统疾病引起;注意有无青紫及程度和分布,吸氧是否能够缓解,排除先天性心脏疾病;一侧胸廓饱满伴呼吸音改变,提示气胸。

2. 监护仪数据由于电极粘贴点受呼吸运动的影响较大,且数据有延迟现象,因此,监护仪数据需分析其准确性。

知识链接

呼吸暂停的预防

1. 尽量减少不良刺激,操作时动作尽量轻柔且集中,并给予疼痛评估和干预。

2. 保持患儿鼻吸气位,维持呼吸道通畅是预防呼吸道堵塞而诱发呼吸暂停的重要措施。可在患儿肩颈下方放置小毛巾,保持颈部自然伸直的状态,不要过屈或过伸。频繁呼吸暂停的患儿可尝试俯卧位。俯卧位可改善氧合,促进胃排空,减少对膈肌的压迫,但需密切观察,防止窒息。

四、血压

【概述】

血压(blood pressure)监测分为无创和有创两种。临床多采用无创方法。测量并分析患儿血压变化,是诊断疾病、观察病情变化与判断治疗效果的一项重要内容。

正常足月儿血压值:收缩压为 50~90mmHg,舒张压为 30~65mmHg,脉压 25~30mmHg;早产儿血压正常值:收缩压为 45~80mmHg,舒张压为 25~60mmHg,脉压 15~25mmHg。新生儿血压参考值见表 5-3 及表 5-4。

表 5-3 足月儿血压参考值

年龄	男婴		女婴	
	收缩压（mmHg）	舒张压（mmHg）	收缩压（mmHg）	舒张压（mmHg）
1d	67±7	37±7	68±8	38±7
4d	76±8	44±9	75±8	45±8
1个月	84±10	46±9	82±9	46±10

（摘自：张玉侠.实用新生儿护理学 [M].北京：人民卫生出版社，2015，651.）

表 5-4 早产儿血压参考值

出生体重（g）	平均血压（mmHg）	收缩压（mmHg）	舒张压（mmHg）
501~750	38~49	50~62	26~36
751~1000	35.5~47.5	48~59	23~36
1001~1250	37.5~48	49~61	26~35
1251~1500	34.5~44.5	46~56	23~33
1501~1750	34.5~55.5	46~58	23~33
1751~2000	36~48	48~61	24~35

（摘自：张玉侠.实用新生儿护理学 [M].北京：人民卫生出版社，2015，651.）

【操作流程】

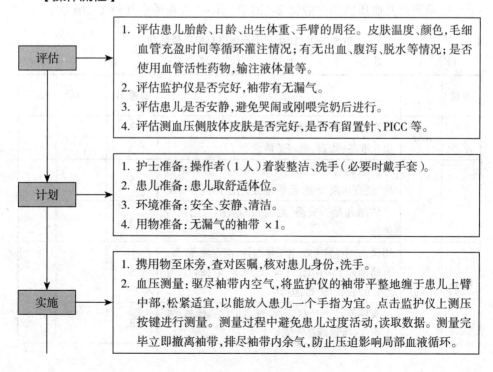

评估
1. 评估患儿胎龄、日龄、出生体重、手臂的周径。皮肤温度、颜色，毛细血管充盈时间等循环灌注情况；有无出血、腹泻、脱水等情况；是否使用血管活性药物，输注液体量等。
2. 评估监护仪是否完好，袖带有无漏气。
3. 评估患儿是否安静，避免哭闹或刚喂完奶后进行。
4. 评估测血压侧肢体皮肤是否完好，是否有留置针、PICC等。

计划
1. 护士准备：操作者（1人）着装整洁、洗手（必要时戴手套）。
2. 患儿准备：患儿取舒适体位。
3. 环境准备：安全、安静、清洁。
4. 用物准备：无漏气的袖带×1。

实施
1. 携用物至床旁，查对医嘱，核对患儿身份，洗手。
2. 血压测量：驱尽袖带内空气，将监护仪的袖带平整地缠于患儿上臂中部，松紧适宜，以能放入患儿一个手指为宜。点击监护仪上测压按键进行测量。测量过程中避免患儿过度活动，读取数据。测量完毕立即撤离袖带，排尽袖带内余气，防止压迫影响局部血液循环。

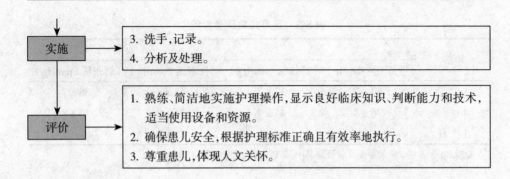

【注意事项】

1. 根据患儿体重、手臂的周径选择适宜的袖带型号,一般新生儿袖带型号分为4种(1#适合<1000g,2#适合1000~2000g,3#适合2000~3000g,4#适合>3000g)。

2. 若测得血压值异常需复测,结合患儿情况评估,排除袖带大小、松紧、患儿活动度等因素的影响。袖带缠绕过紧和袖带过宽测量血压偏低,袖带缠绕过松和过窄则血压偏高,新生儿上下肢血压差别目前尚无统计学差异。

3. 血压值异常者,确认静脉通道是否建立,配合医生积极处理,低血压者必要时建立静脉双通道以方便扩容及用药。禁止在骨折侧或有PICC置管侧肢体进行血压测量。

4. 危重患儿血压监测一般每2~6h1次,休克、失血等患儿每1~2h1次。

附表5-2　新生儿生命体征测量评价标准

科室:　　　　姓名:　　　　日期:　　　　考评者:　　　　总评分:

项目	项目总分	标准要求	标准分	实得分	备注
人员准备	6分	操作者准备:衣帽整洁、修剪指甲、洗手	3		
		患儿准备:安静、取舒适体位	3		
评估	8分	评估患儿病情、胎龄、日龄、出生体重、环境温度、现有保暖措施,前期体温变化,用药等情况	5		
		评估患儿是否安静,避免哭闹或刚喂完奶后进行	3		
物品准备	10分	用物:心电监护仪、电子体温计、消毒液、纱布、石蜡油瓶、卫生纸、弯盘、记录本、笔、棉签、有秒针的表、听诊器、垫巾	5		
		检查体温计运行状态,检查监护仪血压袖带,无漏气,听诊器是否完好	3		

续表

项目	项目总分	标准要求			标准分	实得分	备注
环境准备	6分	放置合理、有序			2		
		操作区域宽敞、明亮,温湿度适宜,安全、安静、清洁			6		
操作流程	60分	携用物至床旁,核对患儿信息			2		
		洗手			2		
		体温测量（腋温）	根据患儿情况选择测温方法		2		
			用酒精棉片消毒电子体温计头部		2		
			擦干患儿测量侧腋下,将体温计软头端放于腋窝深处,屈肘过胸,尽量紧贴皮肤,同时须专人在旁看护以防体温表脱落。极度消瘦的新生儿可测量背部或颌下,必要时测量直肠温度		6		
			取出擦净,查看读数		2		
		心率测量	听诊器的听筒预热后放置于患儿左侧心前区		5		
			听诊30s后计算读数,若有节律异常需听诊1min（出生时复苏需要快速评估则听诊6s）		7		
		呼吸测量	人工计数:观察患儿的胸腹部,一起一伏为一次呼吸		7		
			测量时间1min		5		
		血压测量	患儿取舒适卧位		2		
			驱尽袖带内空气,将监护仪的袖带平整地缠于患儿上臂中部,松紧适宜		3		
			点击监护仪上测压按键进行测量		2		
			测量过程中避免患儿过度活动,读取数据		2		
			测量完毕立即撤离袖带,排尽袖带内余气,防止压迫影响局部血液循环		3		

续表

项目	项目总分	标准要求	标准分	实得分	备注
		操作后查对,整理床单位	2		
		记录体温、心率、呼吸、血压值	4		
		整理用物,洗手,记录	2		
整体评价	10分	操作熟练,动作轻柔,判断合理	3		
		正确执行消毒隔离制度	3		
		尊重患儿,体现人文关怀	4		

备注:A级(90~100分),B级(80~89分),C级(70~79分)

知识链接

异 常 血 压

1. 新生儿高血压　目前将足月儿收缩压＞90mmHg和舒张压＞60mmHg以及早产儿收缩压＞80mmHg和舒张压＞50mmHg作为新生儿高血压的定义,多由肾动脉血栓、肾动脉狭窄引起。

2. 新生儿低血压　血压低于正常值2个标准差为低血压,多见于休克、心衰和心包积液。

3. 脉压差

(1)脉压差过小:提示外周血管收缩、心衰或低心排出量。

(2)脉压差过大:提示主动脉增宽、动脉导管未闭或动静脉畸形。

4. (上肢血压－下肢血压)＞20mmHg提示主动脉缩窄或动脉导管未闭。

(石绍南　吴莎莉)

第三节　新生儿体格测量护理规范

新生儿常用的体格生长的指标包括体重、身长、头围、上臂围、皮脂厚度等。

一、体重

【概述】

体重是衡量新生儿生长发育及营养情况的重要指标,为各器官、组织和体液的总重量,是衡量营养状况的灵敏指标。体重能真实反映患儿的生长趋势。

临床给药、输液、热量的给予常依据体重计算。新生儿出生后,由于摄入不足,以及胎粪排出和水分丢失,可出现生理性体重下降,下降范围为 3%~9%,至 7~10d 恢复到出生时体重。新生儿出生时平均体重为 3~3.3kg。最新统计表明,新生儿平均体重已达 3.5kg,目前还有继续增长趋势。

【操作流程】

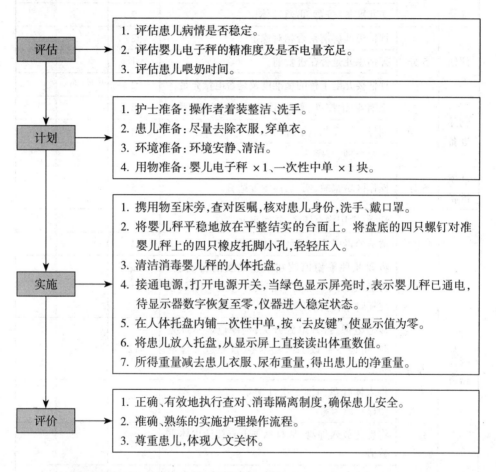

评估
1. 评估患儿病情是否稳定。
2. 评估婴儿电子秤的精准度及是否电量充足。
3. 评估患儿喂奶时间。

计划
1. 护士准备:操作者着装整洁、洗手。
2. 患儿准备:尽量去除衣服,穿单衣。
3. 环境准备:环境安静、清洁。
4. 用物准备:婴儿电子秤 ×1、一次性中单 ×1 块。

实施
1. 携用物至床旁,查对医嘱,核对患儿身份,洗手、戴口罩。
2. 将婴儿秤平稳地放在平整结实的台面上。将盘底的四只螺钉对准婴儿秤上的四只橡皮托脚小孔,轻轻压入。
3. 清洁消毒婴儿秤的人体托盘。
4. 接通电源,打开电源开关,当绿色显示屏亮时,表示婴儿秤已通电,待显示器数字恢复至零,仪器进入稳定状态。
5. 在人体托盘内铺一次性中单,按"去皮键",使显示值为零。
6. 将患儿放入托盘,从显示屏上直接读出体重数值。
7. 所得重量减去患儿衣服、尿布重量,得出患儿的净重量。

评价
1. 正确、有效地执行查对、消毒隔离制度,确保患儿安全。
2. 准确、熟练的实施护理操作流程。
3. 尊重患儿,体现人文关怀。

【注意事项】
1. 称体重的时间最好在喂奶前或喂奶后 2h。
2. 测量前校正零点,最好每日定时、定秤测量。
3. 注意安全,防止着凉和意外事故。

附表 5-3 新生儿体重测量评价标准

科室： 姓名： 日期： 考评者： 总评分：

项目	项目总分	标准要求	标准分	实得分	备注
人员准备	5分	操作者准备：衣帽整洁，修剪指甲，洗手	3		
		患儿准备：安静、取舒适体位	2		
评估	5分	评估患儿病情是否相对稳定	2		
		评估患儿是否在进食前	1		
		评估婴儿电子秤的精准度及是否电量充足	2		
物品准备	10分	手消液、治疗盘、弯盘、棉球、75%酒精棉片	3		
		测量专用婴儿电子秤	4		
		放置合理、有序	3		
环境准备	5分	操作区域宽敞、明亮，温湿度适宜	5		
操作流程	65分	洗手，携用物至床旁，核对患儿信息	4		
		清洁消毒婴儿电子秤人体托盘	4		
		将婴儿秤平稳地放在平整结实的台面上。将盘底的四只螺钉对准婴儿秤上的四只橡皮托脚小孔，轻轻压入	4		
		接通电源，打开电源开关，当绿色显示屏亮时，待显示器数字恢复至零，仪器进入稳定状态	12		
		将人体托盘内铺一次性中单，按"去皮键"，使显示值为零	12		
		将患儿放入秤盘，从显示屏上直接读出体重数值	12		
		所得重量减去患儿衣服、尿布重量，得出患儿的净重量	12		
		整理用物，洗手，记录	5		
整体评价	10分	正确、有效地执行查对、消毒隔离制度	3		
		熟练的实施护理操作流程	3		
		体现人文关怀	4		

备注：A级（90~100分），B级（80~89分），C级（70~79分）

二、身长（高）

【概述】

身长（高）是指从头顶至足底的全身长度,反映骨骼生长。年龄越小增长越快,婴儿期和青春期是两个增长高峰。新生儿出生时身长平均为50cm。测量方法:测卧位身长。脱去其鞋、帽、袜,穿单衣,仰卧于测量床底板中线上。扶正头,头顶轻触头板,患儿取仰卧位,测量者位于患儿右侧,使患儿双膝伸直,移动足板触及足跟,读数并记录,精确到0.1cm。

【操作流程】

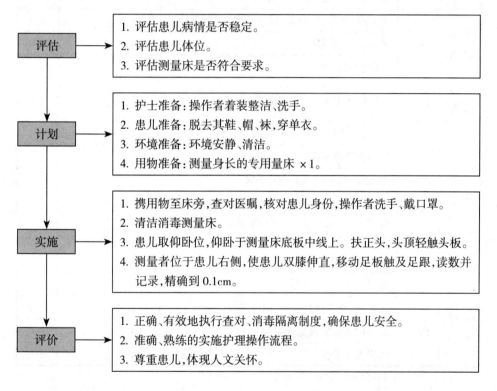

【注意事项】

1. 身长（高）测量时要保持患儿身体平直。

2. 最好是两位操作者协同测量。

3. 注意测量床两侧读数一致。

4. 注意安全,防止着凉和意外事故。

附表 5-4 新生儿身长测量评价标准

科室: 姓名: 日期: 考评者: 总评分:

项目	项目总分	标准要求	标准分	实得分	备注
人员准备	5分	操作者准备:衣帽整洁,修剪指甲,洗手	3		
		患儿准备:安静、取舒适体位	2		
评估	5分	评估患儿病情是否稳定	2		
		评估患儿体位	1		
		评估测量床是否符合要求	2		
物品准备	10分	手消液、治疗盘、弯盘、棉球、75% 酒精棉片	3		
		测量专用测量床	4		
		放置合理、有序	3		
环境准备	5分	操作区域宽敞、明亮,温湿度适宜	5		
操作流程	65分	洗手,推用物至床旁,核对患儿信息	2		
		清洁消毒测量床	4		
		患儿取仰卧位,两手自然平放	4		
		脱去患儿鞋、帽、袜,穿单衣,仰卧于测量床底板中线上,扶正头,头顶轻触头板,测量者位于患儿右侧,使患儿双膝伸直,移动足板触及足跟,读数并记录,精确到 0.1cm	50		
		整理用物,洗手,记录	5		
整体评价	10分	正确、有效地执行查对、消毒隔离制度	3		
		熟练的实施护理操作流程	3		
		体现人文关怀	4		

备注:A 级(90~100 分),B 级(80~89 分),C 级(70~79 分)

三、头围

【概述】

头围是指经左侧眉弓上缘、枕骨隆突最高处及右侧眉弓上缘回至起点的长度。其反映脑和颅骨的发育。新生儿头围平均为 34cm。

【操作流程】

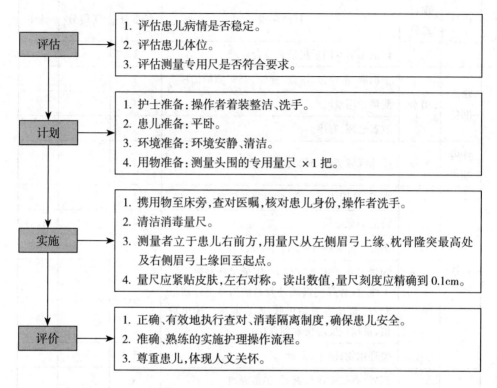

评估	1. 评估患儿病情是否稳定。 2. 评估患儿体位。 3. 评估测量专用尺是否符合要求。
计划	1. 护士准备：操作者着装整洁、洗手。 2. 患儿准备：平卧。 3. 环境准备：环境安静、清洁。 4. 用物准备：测量头围的专用量尺 ×1 把。
实施	1. 携用物至床旁，查对医嘱，核对患儿身份，操作者洗手。 2. 清洁消毒量尺。 3. 测量者立于患儿右前方，用量尺从左侧眉弓上缘、枕骨隆突最高处及右侧眉弓上缘回至起点。 4. 量尺应紧贴皮肤，左右对称。读出数值，量尺刻度应精确到0.1cm。
评价	1. 正确、有效地执行查对、消毒隔离制度，确保患儿安全。 2. 准确、熟练的实施护理操作流程。 3. 尊重患儿，体现人文关怀。

【注意事项】

1. 测量用的量尺不能过于柔软，手势不能过松或过紧，否则测出的数据不准确。

2. 测量头围时，让患儿处于安静状态。动作快速、轻柔，并尽量保持患儿头固定。

附表5-5　新生儿头围测量评价标准

科室：　　　　姓名：　　　　日期：　　　　考评者：　　　　总评分：

项目	项目总分	标准要求	标准分	实得分	备注
人员准备	5分	操作者准备：衣帽整洁，修剪指甲，洗手	3		
		患儿准备：安静、取平卧位	2		
评估	5分	评估患儿病情是否稳定	2		
		评估患儿体位	1		

续表

项目	项目总分	标准要求	标准分	实得分	备注
物品准备	10分	评估测量专用量尺是否符合要求	2		
		手消液、治疗盘、弯盘、棉球、75% 酒精棉片	3		
		测量专用量尺	4		
		放置合理、有序	3		
环境准备	5分	操作区域宽敞、明亮、温湿度适宜	5		
操作流程	65分	洗手,携用物至床旁,核对患儿信息	2		
		清洁消毒量尺	4		
		患儿取仰卧位,两手自然平放	4		
		测量者立于患儿右前方,用量尺从左侧眉弓上缘、枕骨隆突最高处及右侧眉弓上缘回至起点;量尺应紧贴皮肤,左右对称。读出数值,量尺刻度应精确到 0.1cm	50		
		整理用物,洗手,记录	5		
整体评价	10分	正确、有效地执行查对、消毒隔离	3		
		熟练的实施护理操作流程	3		
		体现人文关怀	4		

备注:A 级(90~100 分),B 级(80~89 分),C 级(70~79 分)

四、胸围

【概述】

　　沿乳头下缘水平绕胸一周的长度为胸围。胸围反映胸廓、胸背肌肉、皮下脂肪及肺的发育程度。出生时平均为 32cm,比头围小 1~2cm。

【操作流程】

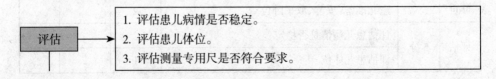

评估

1. 评估患儿病情是否稳定。
2. 评估患儿体位。
3. 评估测量专用尺是否符合要求。

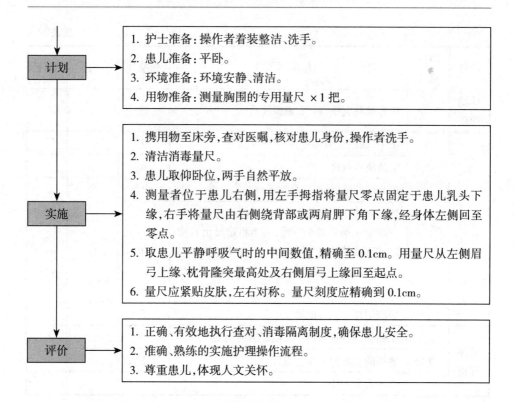

计划
1. 护士准备：操作者着装整洁、洗手。
2. 患儿准备：平卧。
3. 环境准备：环境安静、清洁。
4. 用物准备：测量胸围的专用量尺 ×1 把。

实施
1. 携用物至床旁，查对医嘱，核对患儿身份，操作者洗手。
2. 清洁消毒量尺。
3. 患儿取仰卧位，两手自然平放。
4. 测量者位于患儿右侧，用左手拇指将量尺零点固定于患儿乳头下缘，右手将量尺由右侧绕背部或两肩胛下角下缘，经身体左侧回至零点。
5. 取患儿平静呼吸气时的中间数值，精确至 0.1cm。用量尺从左侧眉弓上缘、枕骨隆突最高处及右侧眉弓上缘回至起点。
6. 量尺应紧贴皮肤，左右对称。量尺刻度应精确到 0.1cm。

评价
1. 正确、有效地执行查对、消毒隔离制度，确保患儿安全。
2. 准确、熟练的实施护理操作流程。
3. 尊重患儿，体现人文关怀。

【注意事项】
1. 在患儿安静的状态下测量。
2. 量尺不能过于柔软，紧贴皮肤，手势不能过松或过紧，否则测出的数据不准确。

附表 5-6　新生儿胸围测量评价标准

科室：　　　　　姓名：　　　　　日期：　　　　　考评者：　　　　　总评分：

项目	项目总分	标准要求	标准分	实得分	备注
人员准备	5分	操作者准备：衣帽整洁，修剪指甲，洗手	3		
		患儿准备：安静、取舒适体位	2		
评估	5分	评估患儿病情是否稳定	2		
		评估患儿体位	1		
		评估量尺是否符合要求	2		
物品准备	10分	手消液、治疗盘、弯盘、棉球、75% 酒精棉片	3		
		测量专用量尺	4		
		放置合理、有序	3		

续表

项目	项目总分	标准要求	标准分	实得分	备注
环境准备	5分	操作区域宽敞、明亮,温湿度适宜	5		
操作流程	65分	洗手,携用物至床旁,核对患儿信息	2		
		清洁消毒量尺	4		
		患儿取仰卧位,两手自然平放	4		
		测量者位于患儿右侧,用左手拇指将量尺零点固定于患儿乳头下缘,右手将量尺由右侧绕背部或两肩胛下角下缘,经身体左侧回至零点;取患儿平静呼吸气时的中间数值,精确至0.1cm	50		
		整理用物,洗手,记录	5		
整体评价	10分	正确、有效地执行查对、消毒隔离制度	3		
		熟练的实施护理操作流程	3		
		体现人文关怀	4		

备注:A级(90~100分),B级(80~89分),C级(70~79分)

四、上臂围

【概述】

取上臂肩峰至鹰嘴连线的中点为测量点,经该点水平绕上臂一周,测量得出的数值即为上臂围。上臂围是骨骼、肌肉和皮肤、皮下组织的综合指标,可用以反映皮下脂肪厚度及营养状况,用于早期发现营养不良。

【操作流程】

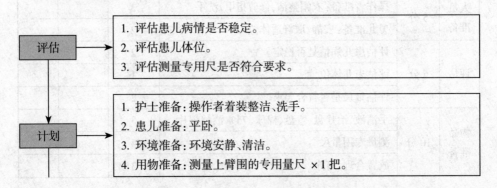

198

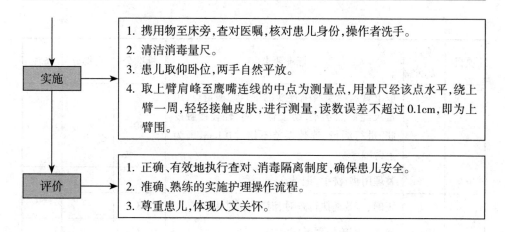

| 实施 | 1. 携用物至床旁,查对医嘱,核对患儿身份,操作者洗手。
2. 清洁消毒量尺。
3. 患儿取仰卧位,两手自然平放。
4. 取上臂肩峰至鹰嘴连线的中点为测量点,用量尺经该点水平,绕上臂一周,轻轻接触皮肤,进行测量,读数误差不超过 0.1cm,即为上臂围。 |

| 评价 | 1. 正确、有效地执行查对、消毒隔离制度,确保患儿安全。
2. 准确、熟练的实施护理操作流程。
3. 尊重患儿,体现人文关怀。 |

【注意事项】

1. 在患儿安静的状态下测量。

2. 量尺不能过于柔软,紧贴皮肤,手势不能过松或过紧,否则测出的数据不准确。

附表 5-7 新生儿上臂围测量评价标准

科室: 姓名: 日期: 考评者: 总评分:

项目	项目总分	标准要求	标准分	实得分	备注
人员准备	5分	操作者准备:衣帽整洁,修剪指甲,洗手	3		
		患儿准备:安静、取平卧位	2		
评估	5分	评估患儿病情是否稳定	2		
		评估患儿体位	1		
		评估量尺是否符合要求	2		
物品准备	10分	手消液、治疗盘、弯盘、棉球、75% 酒精棉片	3		
		测量专用量尺	4		
		放置合理、有序	3		
环境准备	5分	操作区域宽敞、明亮,温湿度适宜	5		
操作流程	65分	洗手,携用物至床旁,核对患儿信息	2		
		清洁消毒量尺	4		
		患儿取仰卧位,两手自然平放	4		

续表

项目	项目总分	标准要求	标准分	实得分	备注
		取上臂肩峰至鹰嘴连线的中点为测量点,用量尺经该点水平,绕上臂一周,轻轻接触皮肤,进行测量,读数误差不超过0.1cm,即为上臂围	50		
		整理用物,洗手,记录	5		
整体评价	10分	正确、有效地执行查对、消毒隔离制度	3		
		熟练的实施护理操作流程	3		
		体现人文关怀	4		

备注:A级(90~100分),B级(80~89分),C级(70~79分)

五、皮下脂肪

【概述】

皮下脂肪的厚度反映了患儿的营养状况,可用测皮褶卡钳测量。常用的测量部位有肱三头肌部及腹部。轻度营养不良的患儿,其腹部皮下脂肪厚度小于0.8cm,重症患儿皮下脂肪均消失。

【操作流程】

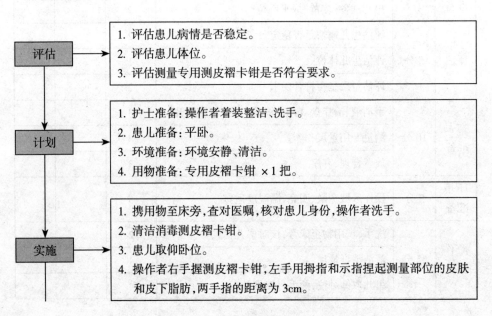

评估
1. 评估患儿病情是否稳定。
2. 评估患儿体位。
3. 评估测量专用测皮褶卡钳是否符合要求。

计划
1. 护士准备:操作者着装整洁、洗手。
2. 患儿准备:平卧。
3. 环境准备:环境安静、清洁。
4. 用物准备:专用皮褶卡钳×1把。

实施
1. 携用物至床旁,查对医嘱,核对患儿身份,操作者洗手。
2. 清洁消毒测皮褶卡钳。
3. 患儿取仰卧位。
4. 操作者右手握测皮褶卡钳,左手用拇指和示指捏起测量部位的皮肤和皮下脂肪,两手指的距离为3cm。

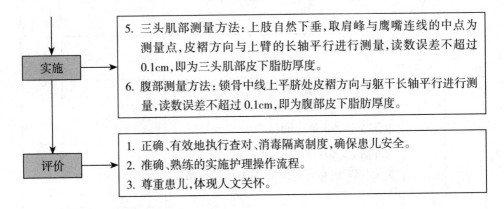

实施

5. 三头肌部测量方法:上肢自然下垂,取肩峰与鹰嘴连线的中点为测量点,皮褶方向与上臂的长轴平行进行测量,读数误差不超过0.1cm,即为三头肌部皮下脂肪厚度。
6. 腹部测量方法:锁骨中线上平脐处皮褶方向与躯干长轴平行进行测量,读数误差不超过 0.1cm,即为腹部皮下脂肪厚度。

评价

1. 正确、有效地执行查对、消毒隔离制度,确保患儿安全。
2. 准确、熟练的实施护理操作流程。
3. 尊重患儿,体现人文关怀。

【注意事项】

1. 在患儿安静的状态下测量。
2. 手势不能过松或过紧,否则测出的数据不准确。

附表 5-8　新生儿皮下脂肪测量评价标准

科室:　　　　姓名:　　　　日期:　　　　考评者:　　　　总评分:

项目	项目总分	标准要求	标准分	实得分	备注
人员准备	5分	操作者准备:衣帽整洁,修剪指甲,洗手	3		
		患儿准备:安静、取舒适体位	2		
评估	5分	评估患儿病情是否稳定	2		
		评估患儿体位	1		
		评估测量专用测皮褶卡钳是否符合要求	2		
物品准备	10分	手消液、治疗盘、弯盘、棉球、75%酒精棉片	3		
		测量专用皮褶卡钳	5		
		放置合理、有序	2		
环境准备	5分	操作区域宽敞、明亮,温湿度适宜	5		
操作流程	65分	洗手,携用物至床旁,核对患儿信息	1		
		清洁消毒测皮褶卡钳	2		
		患儿取仰卧位	2		
		操作者右手握测皮褶卡钳,左手用拇指和示指捏起测量部位的皮肤和皮下脂肪,两手指的距离为 3cm	20		

续表

项目	项目总分	标准要求	标准分	实得分	备注
		三头肌部测量:取肩峰与鹰嘴连线的中点为测量点,皮褶方向与上臂的长轴平行进行测量,读数误差不超过0.1cm	20		
		腹部测量方法:锁骨中线平脐处皮褶方向与躯干长轴平行,进行测量,读数误差不超过0.1cm	15		
		整理用物,洗手,记录	5		
整体评价	10分	正确、有效地执行查对、消毒隔离制度	3		
		熟练的实施护理操作流程	3		
		体现人文关怀	4		

备注:A级(90~100分),B级(80~89分),C级(70~79分)

知识链接

正确评价新生儿的体格生长

正确评价新生儿的体格生长必须做到以下几点:

1. 选择适宜的体格生长指标,最重要和常用的形态指标为身长和体重,其他常用的形态指标有胸围、上臂围、皮脂厚度等。

2. 采用准确的测量工具及规范的测量方法。

3. 选择恰当的生长标准及参照值,建议根据情况选择2006年世界卫生组织儿童生长标准。

4. 定期评估患儿生长状况,即生长监测。

（石绍南　吴丽元）

第四节　新生儿光照疗法护理规范

【概述】

光照疗法是通过蓝光或绿光照射产生的光能量改变胆红素的形态和结构,使之由脂溶性变为水溶性的物质,从胆汁和小便排出体外,从而降低血清中未结合胆红素的治疗方法。因蓝色荧光灯是降低胆红素最有效的光源,故临床上多采用蓝光照射治疗,以下简称光疗。光疗被证明是一种预防和治疗以间接胆红素升高为主的高胆红素血症最有效、简单、安全的干预措施,不仅可以降低血清胆红素,也可以使即将达到和一些已经达到换血标准的新生儿减少换血的概率。

【适应证】

所有未结合胆红素升高的新生儿黄疸均适用蓝光治疗。目前国际上新生儿光疗启动标准主要基于美国儿科学会(American Academy of Pediatrics, AAP)2004 年发表的《胎龄 ≥ 35 周高胆红素血症管理指南》(以下简称《指南》)。《指南》中依据胎龄、高胆红素血症的危险因素,采用三种以时龄为基础的标准,对于胎龄小于 35 周的早产儿依据不同胎龄、出生体重和日龄也有相应的光疗标准,是否光疗均需由有资质的新生儿科或儿科专科医生参考《指南》决定。

【禁忌证】

光疗无绝对禁忌证,但是对先天性卟啉症或有类似家族史的新生儿,严重胆汁淤积、大量色素痣和存在恶性黑色素瘤危险因素的新生儿需要慎重光疗或避免光疗。

【操作流程】

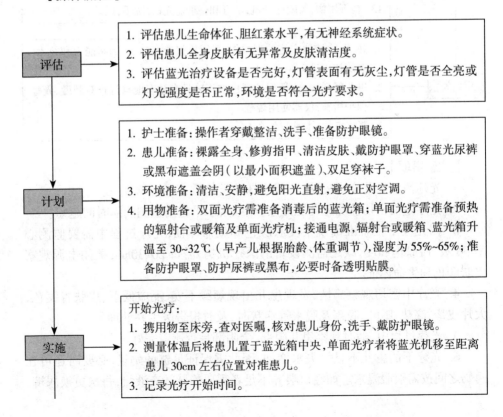

评估
1. 评估患儿生命体征、胆红素水平,有无神经系统症状。
2. 评估患儿全身皮肤有无异常及皮肤清洁度。
3. 评估蓝光治疗设备是否完好,灯管表面有无灰尘,灯管是否全亮或灯光强度是否正常,环境是否符合光疗要求。

计划
1. 护士准备:操作者穿戴整洁、洗手、准备防护眼镜。
2. 患儿准备:裸露全身、修剪指甲、清洁皮肤、戴防护眼罩、穿蓝光尿裤或黑布遮盖会阴(以最小面积遮盖)、双足穿袜子。
3. 环境准备:清洁、安静,避免阳光直射,避免正对空调。
4. 用物准备:双面光疗需准备消毒后的蓝光箱;单面光疗需准备预热的辐射台或暖箱及单面光疗机;接通电源、辐射台或暖箱、蓝光箱升温至 30~32℃ (早产儿根据胎龄、体重调节),湿度为 55%~65%;准备防护眼罩、防护尿裤或黑布,必要时备透明贴膜。

实施
开始光疗:
1. 携用物至床旁,查对医嘱,核对患儿身份,洗手、戴防护眼镜。
2. 测量体温后将患儿置于蓝光箱中央,单面光疗者将蓝光机移至距离患儿 30cm 左右位置对准患儿。
3. 记录光疗开始时间。

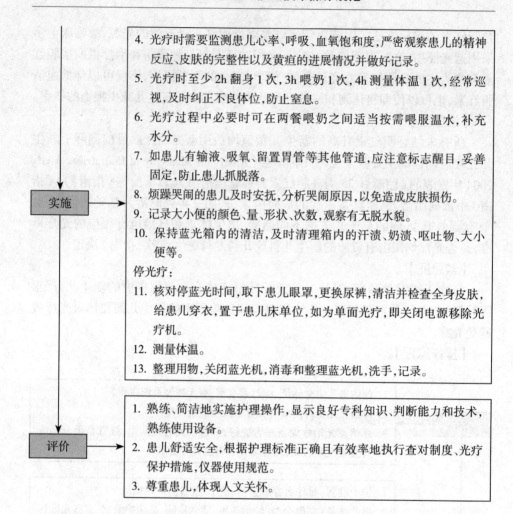

实施

4. 光疗时需要监测患儿心率、呼吸、血氧饱和度,严密观察患儿的精神反应、皮肤的完整性以及黄疸的进展情况并做好记录。

5. 光疗时至少 2h 翻身 1 次,3h 喂奶 1 次,4h 测量体温 1 次,经常巡视,及时纠正不良体位,防止窒息。

6. 光疗过程中必要时可在两餐喂奶之间适当按需喂服温水,补充水分。

7. 如患儿有输液、吸氧、留置胃管等其他管道,应注意标志醒目,妥善固定,防止患儿抓脱落。

8. 烦躁哭闹的患儿及时安抚,分析哭闹原因,以免造成皮肤损伤。

9. 记录大小便的颜色、量、形状、次数,观察有无脱水貌。

10. 保持蓝光箱内的清洁,及时清理箱内的汗渍、奶渍、呕吐物、大小便等。

停光疗:

11. 核对停蓝光时间,取下患儿眼罩,更换尿裤,清洁并检查全身皮肤,给患儿穿衣,置于患儿床单位,如为单面光疗,即关闭电源移除光疗机。

12. 测量体温。

13. 整理用物,关闭蓝光机,消毒和整理蓝光机,洗手,记录。

评价

1. 熟练、简洁地实施护理操作,显示良好专科知识、判断能力和技术,熟练使用设备。

2. 患儿舒适安全,根据护理标准正确且有效率地执行查对制度、光疗保护措施,仪器使用规范。

3. 尊重患儿,体现人文关怀。

【注意事项】

1. 光疗清洁患儿全身皮肤,不能涂抹油类物质,以免影响疗效。

2. 光疗中需密切监测患儿胆红素,胆红素水平越高监测间隔时间越短。

3. 因光疗下很难准确观察皮肤颜色和生命体征,光疗过程中需要监测心率、呼吸、血氧饱和度,缺乏监测设备的医疗机构,需每 20~30min 关闭电源观察皮肤颜色和生命体征。

4. 光疗中密切观察病情,发现患儿出现烦躁不安、反应低下、皮肤青铜色、大片皮疹、高热、呕吐、腹泻及脱水等症状时,及时报告医生并处理。

5. 光疗过程中,随时观察患儿眼部、会阴部是否遮盖完好。

6. 光疗下的患儿不显性失水增加,因此需保证足够的奶量,必要时还可在两奶之间按需喂服温水。如经口喂养不足者需要静脉补充液量,每次更换尿裤,精确测量尿量。

7. 光疗时患儿喜哭闹,容易抓破皮肤,擦伤足后跟,需修剪指甲,保护局部皮肤。

8. 光疗时患儿出汗多,易呕吐,汗水、呕吐物、大小便等污染光疗箱玻璃床,应及时清洁,以保证光疗效果。

9. 长时间光疗者,需遵医嘱补充核黄素。

【并发症及处理】

1. 发热　光疗后体温可达 38~39℃,少数可达 39℃以上。主要由于蓝色荧光灯的热能所致,气温高更容易出现。光疗前注意室内温度及蓝光机的通风装置是否正常,对于日龄较大或体重较重的患儿应适当调低箱温。光疗中保持箱温 30~32℃,每 4h 测体温 1 次,37.5℃≤患儿肤温＜ 38℃下调环境温度 0.5℃；肤温 38~38.5℃,应暂停光疗,密切观察体温情况,半小时后复测体温；体温 ≥ 38.5℃,应暂停光疗并排除其他病理因素,遵医嘱给予物理降温处理,给予枕冷水袋或温水擦浴,忌用酒精擦浴,物理降温后半小时复测体温。

2. 腹泻　较常见,最早于光疗 3~4h 即可出现,表现为大便稀薄,呈绿色,每日 4~5 次,光疗结束后不久可停止。主要由于光疗分解产物经肠道排出时,刺激肠壁引起肠蠕动增加。因稀便可引起脱水,可适当给予温开水喂服,必要时输液处理。记录患儿 24h 出入量,每日测体重 1 次；腹泻时做好臀部护理,及时更换尿裤,大便后清洁臀部,外涂鱼肝油软膏或鞣酸软膏保护肛周皮肤；腹泻严重者,应查血气分析,警惕电解质紊乱及酸中毒。

3. 青铜症　胆汁淤积患儿在光疗后可出现皮肤及尿液呈青铜色。可能与血浆中卟啉的聚积有关,通常很少有不良后果。光疗停止后,青铜症可逐渐消退,但时间较长。高胆红素血症存在结合胆红素增高时,光疗并非禁忌证,但因胆汁淤积,影响光产物经胆汁排出,从而影响光疗效果,当胆汁淤积患儿发生严重高胆红素血症时,光疗不能迅速降低胆红素水平,需考虑换血,换血标准以总胆红素水平为准。

4. 皮疹　在血清胆红素高时进行光疗有可能出现皮肤红斑或瘀点,常分布于面部、下肢、躯干,可持续至光疗结束,消退后不留痕迹。原因主要是光疗的光可能产生极微量的紫外线,刺激皮肤产生皮疹。出现皮疹时,可停止光疗观察,亦可在光疗停止后给予炉甘石外涂皮疹处,一般可自行消退。

5. 皮肤损伤　光疗时患儿喜哭闹,容易出现皮肤抓伤、蹭伤,主要发生在头面部及双足跟、脚踝处。应在光疗前修剪指甲,防止抓伤；做好足踝、耳后、骶尾部等易受压部位的保护,可给予透明敷贴,避免蹭伤及压伤。对已出现皮肤破损处,给予局部消毒,清洁,外涂湿润烧伤膏,并使用无菌纱布包裹,避免再次受损和感染。

6. 眼部损伤 由于强光线能够损伤视网膜,也可使结膜充血、角膜溃疡,因此光疗时应用专用眼罩或消毒后的黑布遮盖眼部。

7. DNA损伤 研究发现光疗可使体外培养细胞的DNA断裂,虽然在人体或动物中未得到证实,但因蓝光能穿透男性患儿阴囊皮肤,女孩甚至可达到卵巢,故行蓝光治疗时需用尿布遮盖会阴部生殖器。

附表5-9 新生儿蓝光治疗操作评价标准

科室: 姓名: 日期: 考评者: 总评分:

项目	项目总分	标准要求	标准分	实得分	备注
人员准备	5分	操作者准备:衣帽整洁,洗手,核对医嘱及用物	3		
		患儿准备:裸露全身、戴眼罩、穿尿裤,取舒适体位	2		
评估	5分	评估患儿生命体征、胆红素水平	2		
		评估患儿全身皮肤有无异常及皮肤清洁度	1		
		评估蓝光治疗仪是否处于正常备用状态,环境是否符合光疗要求	2		
物品准备	10分	手消毒液、抗蓝光眼罩、尿裤、温湿度计、体温计、手足保护透明膜、记录单	6		
		蓝光治疗仪:选择单面或双面光疗机、开机预热、加湿化水,避免阳光直射和对流风	2		
		护士戴蓝光防护眼镜	2		
环境准备	5分	光疗区域床间距>1m,温湿度适宜	5		
操作流程	65分	开始光疗			
		再次评估环境:室温为24~26℃,湿度55%~65%,箱温30~32℃且有湿化水	2		
		查对医嘱,核对患儿身份:姓名、住院号	3		
		为患儿测量体温,将患儿置于预热的蓝光箱中央	2		
		患儿取安全舒适体位,防止窒息,皮肤均匀受光	3		
		患儿输液管道及监护仪导线等妥善固定	5		
		关好箱门,打开蓝光灯	2		

续表

项目	项目总分	标准要求	标准分	实得分	备注
		记录蓝光治疗开始时间	3		
		至少2h翻身1次,3h喂奶1次,4h测量体温1次	5		
		观察光疗效果及全身情况	4		
		记录生命体征和尿量、胆红素数值	5		
		监测蓝光箱使用情况,保持箱内清洁	3		
		记录出入量,保证水分和营养	5		
		加强巡视、及时安抚,防止患儿抓伤、蹭伤皮肤	5		
		停止蓝光:			
		评估患儿皮肤黄染消退情况、查对医嘱、核对患儿身份	5		
		摘眼罩、检查患儿皮肤情况。清洁皮肤,测量体温,更换尿裤后抱回床单位或移除单面蓝光机	5		
		关闭电源,终末消毒及保养蓝光治疗仪熟练,记录使用时间	5		
		洗手、记录	3		
整体评价	10分	熟练、简洁地实施护理操作,使用设备	3		
		患儿舒适安全,根据护理标准正确且有效率地执行查对制度、蓝光治疗保护措施	3		
		尊重患儿,体现人文关怀	4		

备注:A级(90~100分),B级(80~89分),C级(70~79分)

知识链接

光　疗

（一）光疗的方法

1. 单面光疗　新生儿置于辐射台或暖箱中,光源位于新生儿上方。因光照面积有限,多用于胆红素水平不太高、非急症的高胆红素血症。照射过程需要翻身暴露未照射的部位。

2. 双面光疗　新生儿置于双面光疗箱中,光源位于新生儿上下两面,暴露面积大,光疗效果好,多用于严重高胆红素血症患儿。

3. 光疗床和纤维光毯　光疗床是由冷光源辐射系统、床垫、睡袋组成的冷光源光疗床。纤维光毯是由纤维光缆的光垫和一个移动主机组成。光疗时新生儿置于睡袋中或被服中,可以在母亲床旁。但单面照射,疗效有限,不建议用于严重高胆红素血症患儿。

4. 家庭光疗　可以选择纤维光毯在家中进行,或其他家庭光疗设备,但是家庭光疗设备无法与医院提供的光疗强度相比,也不能充分暴露皮肤,因此,对于严重高胆红素血症患儿不建议家庭光疗。

（二）光疗的时间

1. 间断光疗　是指光疗与休息交替进行。一般光疗 8~12h,休息 8~12h,适用于达光疗水平,但胆红素水平较低的患儿。

2. 持续光疗　是指持续 24h 的光疗,严重高胆红素血症患儿需要快速降低胆红素水平,多采取持续光疗法,除此之外还应选择双面光疗,有条件者可增加 2 个光源分别置于患儿两侧提高光疗效果。

（石绍南　王　洁）

第五节　新生儿外周静脉输液护理规范

【概述】

外周静脉输液(peripheral intravenous infusion)是指经外周静脉穿刺置管,利用大气压和液体静压原理将无菌液体、电解质、药物经静脉输入体内的方法,目前临床多使用留置针穿刺。外周留置针具有操作简便、套管柔软、可随血管形状弯曲、留置时间长且对血管刺激性小的优点,减少了患儿反复穿刺的痛苦。通过外周静脉输液可及时输入各种药物及液体等,保证了抢救、治疗的顺利进行,使患儿的生命得到及时的救治。

【适应证】

1. 入量不足,需要补充水分及营养的患儿。

2. 水、电解质紊乱的患儿。

3. 危重患儿及术前、术后禁食的患儿。

4. 严重感染的患儿。

【禁忌证】

1. 穿刺部位皮肤有严重感染者。

2. 穿刺侧肢体存在骨折、神经损伤者。

【操作流程】

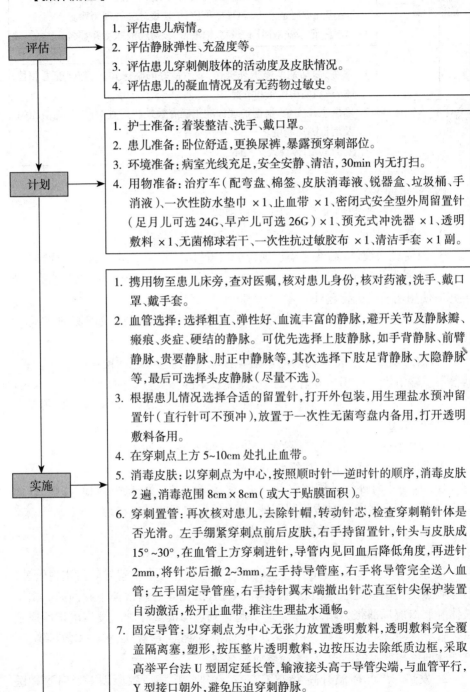

评估
1. 评估患儿病情。
2. 评估静脉弹性、充盈度等。
3. 评估患儿穿刺侧肢体的活动度及皮肤情况。
4. 评估患儿的凝血情况及有无药物过敏史。

计划
1. 护士准备：着装整洁、洗手、戴口罩。
2. 患儿准备：卧位舒适，更换尿裤，暴露预穿刺部位。
3. 环境准备：病室光线充足，安全安静、清洁，30min 内无打扫。
4. 用物准备：治疗车（配弯盘、棉签、皮肤消毒液、锐器盒、垃圾桶、手消液）、一次性防水垫巾 ×1、止血带 ×1、密闭式安全型外周留置针（足月儿可选 24G、早产儿可选 26G）×1、预充式冲洗器 ×1、透明敷料 ×1、无菌棉球若干、一次性抗过敏胶布 ×1、清洁手套 ×1 副。

实施
1. 携用物至患儿床旁，查对医嘱，核对患儿身份，核对药液，洗手、戴口罩、戴手套。
2. 血管选择：选择粗直、弹性好、血流丰富的静脉，避开关节及静脉瓣、瘢痕、炎症、硬结的静脉。可优先选择上肢静脉，如手背静脉、前臂静脉、贵要静脉、肘正中静脉等，其次选择下肢足背静脉、大隐静脉等，最后可选择头皮静脉（尽量不选）。
3. 根据患儿情况选择合适的留置针，打开外包装，用生理盐水预冲留置针（直行针可不预冲），放置于一次性无菌弯盘内备用，打开透明敷料备用。
4. 在穿刺点上方 5~10cm 处扎止血带。
5. 消毒皮肤：以穿刺点为中心，按照顺时针—逆时针的顺序，消毒皮肤 2 遍，消毒范围 8cm×8cm（或大于贴膜面积）。
6. 穿刺置管：再次核对患儿，去除针帽，转动针芯，检查穿刺鞘针体是否光滑。左手绷紧穿刺点前后皮肤，右手持留置针，针头与皮肤成 15°~30°，在血管上方穿刺进针，导管内见回血后降低角度，再进针 2mm，将针芯后撤 2~3mm，左手持导管座，右手将导管完全送入血管；左手固定导管座，右手持针翼末端撤出针芯直至针尖保护装置自动激活，松开止血带，推注生理盐水通畅。
7. 固定导管：以穿刺点为中心无张力放置透明敷料，透明敷料完全覆盖隔离塞，塑形，按压整片透明敷料，边按压边去除纸质边框，采取高举平台法 U 型固定延长管，输液接头高于导管尖端，与血管平行，Y 型接口朝外，避免压迫穿刺静脉。

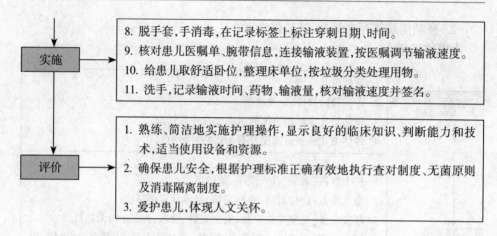

实施

8. 脱手套,手消毒,在记录标签上标注穿刺日期、时间。
9. 核对患儿医嘱单、腕带信息,连接输液装置,按医嘱调节输液速度。
10. 给患儿取舒适卧位,整理床单位,按垃圾分类处理用物。
11. 洗手,记录输液时间、药物、输液量,核对输液速度并签名。

评价

1. 熟练、简洁地实施护理操作,显示良好的临床知识、判断能力和技术,适当使用设备和资源。
2. 确保患儿安全,根据护理标准正确有效地执行查对制度、无菌原则及消毒隔离制度。
3. 爱护患儿,体现人文关怀。

【注意事项】

1. 严格执行无菌技术及手卫生操作规程。

2. 对输液时间长的患儿,要注意保护和合理使用静脉。

3. 及时更换液体,输液完毕正确维护留置针,防止空气进入血管形成栓塞。

4. 掌握患儿病情、药液性质、药物配伍禁忌,严格遵医嘱调节输液速度。新生儿应使用输液泵进行输注。

5. 注意观察患儿病情和药物反应,一旦发生输液反应及时处理并告知医生。

6. 输入刺激性或特殊药物时应避免使用外周血管,必须使用时应选择粗、直静脉。输液完毕应用生理盐水冲管,避免发生静脉炎。

7. 妥善固定留置导管,适当制动患儿穿刺部位的肢体,输液泵出现报警及时正确处理。

8. 连续输注 24h 应更换输液附加装置(输液器、三通等)。

9. 严格执行查对制度,杜绝差错事故发生。

10. 应每小时评估外周留置针一次,观察穿刺点有无红肿、渗血、渗液,输液过程中出现并发症应及时拔除留置针,拔除后仔细观察其完整性。

11. 超过 24h 不使用的留置针应及时拔除。

【并发症及处理】

1. 液体渗出　穿刺时留置针刺破血管或输液过程中留置导管滑出血管外,沿穿刺点走向出现皮肤苍白、肿胀、输液不畅,留置导管内常抽不到回血。由于肢体肿胀造成局部张力增高,常常会引起穿刺点渗液或红肿。发生渗出后应及时拔管,更换肢体重新穿刺,并局部处理,如抬高患肢,热敷,贴水胶体敷料等,促进静脉回流和渗出液的吸收,减轻疼痛和水肿。

2. 发热　患儿体温升高至 38℃ 左右,在排除疾病所致原因后及时告知医生停止输液,并遵医嘱给予物理降温及抗过敏药物,数小时可自行恢复正常。发热是由于输入致热物质引起,多由于输液装置被污染,输入的溶液或药物制剂不纯、保存不良等。输液前应认真检查药液性质、输液器包装及灭菌日期、有效期,输液过程中严格执行无菌操作原则。

3. 急性肺水肿 患儿出现呼吸困难、咳嗽、咯粉红色泡沫痰,听诊肺部可闻及湿啰音、心率快且节律不齐。肺水肿是由于输液过快引起,输液过程中应严密观察患儿病情变化,严格遵医嘱调节输液速度。出现上述症状,应立即减慢或停止输液,及时通知医生,配合紧急抢救。遵医嘱给予高流量吸氧,一般 4~6L/min,并用 20%~30% 乙醇湿化,乙醇可降低肺泡内泡沫表面张力,改善肺部气体交换,缓解缺氧症状。

4. 静脉炎 沿静脉走向出现条索状红线,局部组织红、肿胀、灼热、疼痛,有时伴有发热等全身症状。由于长时间输注高浓度、刺激性较强的药液,引起局部静脉壁发生化学性反应。也可因输液过程中未严格执行无菌操作,而导致局部静脉感染。输液前应掌握药物的性质,对血管壁有刺激性的药物应充分稀释后再应用。出现静脉炎后应拔除留置针,停止在此部位继续输液,并抬高患肢、制动,可用 50% 硫酸镁湿敷(早期冷敷,晚期热敷),每次 20min,每日 2 次。多磺酸黏多糖乳膏(喜辽妥)外涂、激光照射理疗,每次 10min,每日 2 次。如合并感染,遵医嘱给予抗生素治疗。

5. 空气栓塞 患儿表现为呼吸困难和严重发绀,听诊胸前区可闻及响亮、持续的"水泡声",为输液过程中气体进入静脉所致。立即通知医生,给予患儿左侧头低脚高位,以便气体能浮向右心室尖部,同时给予高流量吸氧,提高患儿血氧浓度,纠正缺氧。

6. 过敏性休克 一旦发生过敏性休克必须争分夺秒、迅速及时的抢救,立即遵医嘱皮下注射盐酸肾上腺素、吸氧,喉头水肿影响呼吸时,给予气管插管。静脉注射地塞米松抗过敏等。

附表 5-10 外周静脉输液留置针操作质量评价标准

科室: 姓名: 日期: 考评者: 总评分:

项目	项目总分	标准要求	标准分	实得分	备注
人员准备	5分	操作者准备:衣帽整洁,修剪指甲,洗手	3		
		患儿准备:更换尿裤、安静、取舒适体位	2		
评估	5分	评估外周血管、肢体活动度及穿刺皮肤情况	3		
		核对医嘱单、输液卡、床头卡及腕带信息	2		

续表

项目	项目总分	标准要求	标准分	实得分	备注
物品准备	10分	治疗车上层： 手消液、棉签、皮肤消毒液、一次性无菌换药盘、安全型外周静脉留置针、预充式导管冲洗器、透明敷料、无菌棉球、一次性抗过敏胶布、清洁手套、一次性防水垫巾、止血带	8		
		治疗车下层： 医用垃圾桶、生活垃圾桶、锐器盒	1		
		放置合理、有序	1		
环境准备	5分	评估病室环境安全安静、光线充足，30min无打扫，温湿度适宜	5		
操作流程	65分	备齐物品，推车至床旁，核对患儿信息，洗手、戴口罩、戴手套	3		
		血管选择：优先选择手背静脉	2		
		打开型号适宜的安全型留置针，用预充式冲洗器预冲留置针，放置于一次性无菌弯盘内备用，打开透明敷料备用	3		
		在穿刺点上方5~10cm扎止血带	2		
		消毒皮肤：以穿刺点为中心，按照顺时针—逆时针的顺序，消毒皮肤2遍，消毒范围8cm×8cm（或大于贴膜）	6		
		穿刺置管：再次核对患儿，去除针帽，转动针芯，检查穿刺鞘针体是否光滑	2		
		左手绷紧穿刺点前后皮肤，右手持留置针，针头与皮肤成15°~30°，血管上方进针	5		
		导管内见回血后降低角度再进针2mm，将针芯后撤2~3mm	5		
		左手持导管座，右手将导管完全送入血管，左手固定导管座，右手持针翼末端撤出针芯直至针尖保护装置自动激活	5		
		松开止血带，推注生理盐水，导管通畅	2		
		固定导管：以穿刺点为中心，无张力放置透	5		

续表

项目	项目总分	标准要求	标准分	实得分	备注
		明敷料,透明敷料完全覆盖隔离塞,塑型,按压整片透明敷料,边按压边去除纸质边框			
		采取高举平台法 U 型固定延长管,输液接头高于导管尖端,与血管平行,Y 型接口朝外,避免压迫穿刺静脉	5		
		脱手套,手消毒,在记录标签上标注穿刺日期、时间,标签覆盖在隔离塞上	5		
		核对患儿医嘱单、腕带信息,连接输液装置,按医嘱调节输液速度	5		
		给患儿取舒适卧位,整理床单位,按垃圾分类处理用物	5		
		洗手,记录输液时间、药物、输液量,核对输液速度并签名	5		
整体评价	10分	无菌观念强,操作节力	3		
		穿刺手法正确	3		
		体现人文关怀,操作流畅,动作轻柔	4		

备注:A 级(90~100 分),B 级(80~89 分),C 级(70~79 分)

知识链接

外周静脉输液

外周静脉输液是一项侵入性操作,绝大多数的静脉药物配制是在病区治疗室完成。为避免输液不良反应,所有液体的配制均应在空气清洁的环境中完成,最好在层流净化台和有层流通风的静脉配制中心进行。药液配制和使用时,必须依据药典和药物配伍禁忌标准执行。配制液体的注射器应一次性使用,并选择 18G(直径 1.2mm)以下针头配制液体。持续刺激性药物、发泡剂、肠外营养液、pH 低于 5 或高于 9 的液体或药物,以及渗透压大于 900mOsm/L 的液体等应避免从外周静脉输注。穿刺工具应在满足治疗前提下选择管径最细、长度最短的导管,穿刺工具和输液设备最好为螺旋口连接。

(吴旭红 谢帅华)

第六节　新生儿脐动静脉置管护理规范

【概述】

　　脐动脉置管（umbilical artery catheterization，UAC）是指将导管直接置入脐动脉，脐静脉置管（umbilical venous catheterization，UVC）是将导管从脐静脉插至门静脉与右心房之间的下腔静脉段。二者均是利用新生儿出生后短时间内胎儿血液循环解剖通路未闭合的特点进行置管。脐动静脉置管不能长期保留，一般为 7~10d。作为急救技术，新生儿脐动静脉置管广泛应用于危重新生儿。

【适应证】

　　1. 脐动脉

　　（1）需要反复留取动脉血标本。

　　（2）动脉有创血压持续监测。

　　（3）进行动静脉换血。

　　（4）血管造影。

　　2. 脐静脉

　　（1）新生儿复苏或危重新生儿的抢救。

　　（2）TPN 以及药物的输注。

　　（3）新生儿换血、输血。

　　（4）严重休克者监测中心静脉压。

　　（5）留取静脉血标本。

【禁忌证】

　　1. 脐炎或者脐周皮肤病变，脐带残端干结。

　　2. 脐膨出或腹裂。

　　3. 腹膜炎。

　　4. 坏死性小肠结肠炎。

　　5. 下肢或臀部有局部血供障碍。

　　6. 脐血管损伤。

【操作流程】

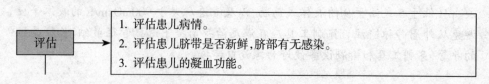

评估	1. 评估患儿病情。
	2. 评估患儿脐带是否新鲜，脐部有无感染。
	3. 评估患儿的凝血功能。

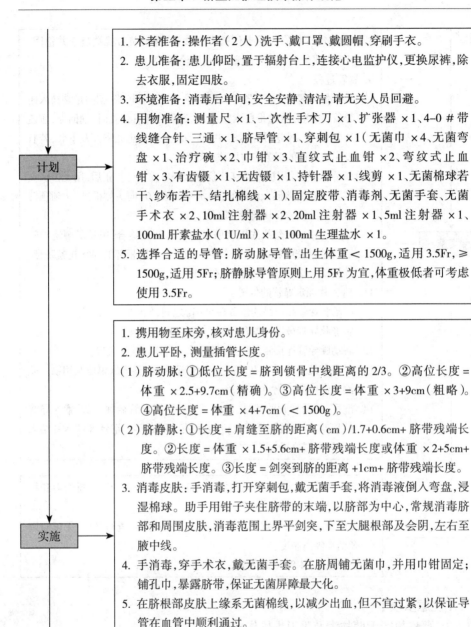

1. 术者准备:操作者(2人)洗手、戴口罩、戴圆帽、穿刷手衣。

2. 患儿准备:患儿仰卧,置于辐射台上,连接心电监护仪,更换尿裤,除去衣服,固定四肢。

3. 环境准备:消毒后单间,安全安静、清洁,请无关人员回避。

4. 用物准备:测量尺×1、一次性手术刀×1、扩张器×1、4-0#带线缝合针、三通×1、脐导管×1、穿刺包×1(无菌巾×4、无菌弯盘×1、治疗碗×2、巾钳×3、直纹式止血钳×2、弯纹式止血钳×3、有齿镊×1、无齿镊×1、持针器×1、线剪×1、无菌棉球若干、纱布若干、结扎棉线×1)、固定胶带、消毒剂、无菌手套、无菌手术衣×2、10ml注射器×2、20ml注射器×1、5ml注射器×1、100ml肝素盐水(1U/ml)×1、100ml生理盐水×1。

5. 选择合适的导管:脐动脉导管,出生体重< 1500g,适用3.5Fr,≥1500g,适用5Fr;脐静脉导管原则上用5Fr为宜,体重极低者可考虑使用3.5Fr。

计划

1. 携用物至床旁,核对患儿身份。

2. 患儿平卧,测量插管长度。

(1)脐动脉:①低位长度=脐到锁骨中线距离的2/3。②高位长度=体重×2.5+9.7cm(精确)。③高位长度=体重×3+9cm(粗略)。④高位长度=体重×4+7cm(< 1500g)。

(2)脐静脉:①长度=肩缝至脐的距离(cm)/1.7+0.6cm+脐带残端长度。②长度=体重×1.5+5.6cm+脐带残端长度或体重×2+5cm+脐带残端长度。③长度=剑突到脐的距离+1cm+脐带残端长度。

3. 消毒皮肤:手消毒,打开穿刺包,戴无菌手套,将消毒液倒入弯盘,浸湿棉球。助手用钳子夹住脐带的末端,以脐部为中心,常规消毒脐部和周围皮肤,消毒范围上界平剑突,下至大腿根部及会阴,左右至腋中线。

4. 手消毒,穿手术衣,戴无菌手套。在脐周铺无菌巾,并用巾钳固定;铺孔巾,暴露脐带,保证无菌屏障最大化。

5. 在脐根部皮肤上缘系无菌棉线,以减少出血,但不宜过紧,以保证导管在血管中顺利通过。

6. 切断脐带:在距离脐根部约1cm处用止血钳夹闭脐带,操作者用手术刀沿所夹部位切断过长的脐带(切至测量处)。

7. 识别脐动静脉:脐残端横断面可见2个脐动脉和1个脐静脉的开口,脐动脉位于切面的"4点钟"和"8点钟"处,为白色圆形,腔小、壁厚。脐静脉在脐切面的"12点钟"处,为蓝色扁形,腔大、壁薄。脐静脉较粗,开口塌陷。

实施

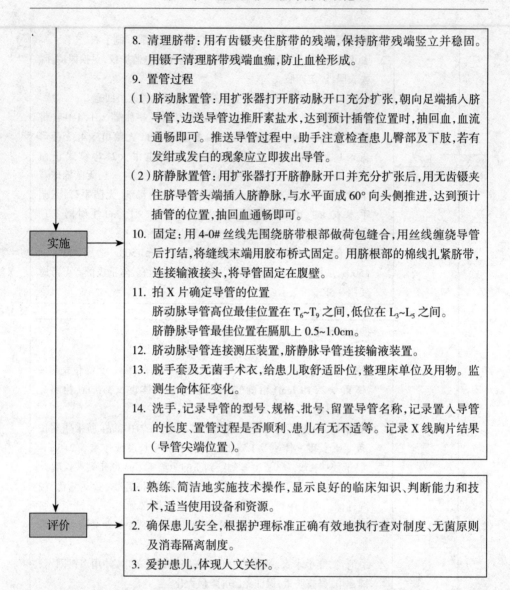

实施

8. 清理脐带:用有齿镊夹住脐带的残端,保持脐带残端竖立并稳固。用镊子清理脐带残端血痂,防止血栓形成。

9. 置管过程

(1)脐动脉置管:用扩张器打开脐动脉开口充分扩张,朝向足端插入脐导管,边送导管边推肝素盐水,达到预计插管位置时,抽回血,血流通畅即可。推送导管过程中,助手注意检查患儿臀部及下肢,若有发绀或发白的现象应立即拔出导管。

(2)脐静脉置管:用扩张器打开脐静脉开口并充分扩张后,用无齿镊夹住脐导管头端插入脐静脉,与水平面成 60° 向头侧推进,达到预计插管的位置,抽回血通畅即可。

10. 固定:用 4-0# 丝线先围绕脐带根部做荷包缝合,用丝线缠绕导管后打结,将缝线末端用胶布桥式固定。用脐根部的棉线扎紧脐带,连接输液接头,将导管固定在腹壁。

11. 拍 X 片确定导管的位置

脐动脉导管高位最佳位置在 T_6~T_9 之间,低位在 L_3~L_5 之间。

脐静脉导管最佳位置在膈肌上 0.5~1.0cm。

12. 脐动脉导管连接测压装置,脐静脉导管连接输液装置。

13. 脱手套及无菌手术衣,给患儿取舒适卧位,整理床单位及用物。监测生命体征变化。

14. 洗手,记录导管的型号、规格、批号、留置导管名称,记录置入导管的长度、置管过程是否顺利、患儿有无不适等。记录 X 线胸片结果(导管尖端位置)。

评价

1. 熟练、简洁地实施技术操作,显示良好的临床知识、判断能力和技术,适当使用设备和资源。

2. 确保患儿安全,根据护理标准正确有效地执行查对制度、无菌原则及消毒隔离制度。

3. 爱护患儿,体现人文关怀。

【注意事项】

1. 严格执行无菌技术及手卫生操作规程。

2. 患儿出生后应尽早进行脐动静脉插管,最好在 6h 内,一般不超过 24h,可用盐水纱布覆盖脐带残端,保持湿润。如有产科,可与产科沟通,提前准备。

3. 测量置管长度要准确,避免导管过浅、过深,术时根据胸片及时调整导管位置,术后观察脐动静脉导管是否有脱出,脱出后导管不能再次插入,防止发生感染。

4. 插管后密切观察脐部置管处有无渗血、渗液、红肿,做好脐部护理,每日消毒脐部 3 次,如渗血较多,应及时处理并更换胶布。脐部出现感染应拔除导管。

5. 严格遵守无菌操作规程,保持脐动静脉管路密闭状态。更换液体或输液接头时避免空气进入导管,防止空气栓塞。

6. 更换尿布时注意男婴阴茎应向下,防止尿液及大便浸湿或污染脐部。

7. 脐动脉插管留置时间不超过 10d,脐静脉插管留置时间不超过 7~10d。

8. 拔除脐动脉导管时应在拔管前停止肝素液体的输入,消毒脐部,将脐动脉插管缓慢拔至 5cm 处,再每隔 5min 拔除 1cm,最后 2cm 时,观察有无明显动脉搏动,无动脉搏动时予以拔管,拔除导管后用无菌纱布覆盖脐部,采取抓取脐部式止血,直至没有鲜血流出。

【并发症及处理】

1. 导管移位　导管移位主要有导管漂移和脱出,表现为无法抽到回血、外量导管长度增加,是由于患儿过度活动或固定不牢固、外力牵拉所致,属于非计划拔管。导管一旦脱出不要重复插入外移导管,要通知医生进行 X 线定位,导管能否继续使用要依据导管发生移位的情况而定,如不能继续使用应尽早拔除。

2. 导管堵塞　表现为输液泵报警,液体无法输入,推注药物困难及抽不到回血。血液凝固是导管堵塞的主要原因之一,为输液速度过慢或突然中断、输液结束后未正压封管或封管手法不正确、导管打折、连接处松脱、患儿用力哭闹造成血液回流所致,脐静脉导管需 24h 不间断输液,并持续泵入含有肝素的液体。输液速度不低于 3ml/h,以免发生堵管。脐动静脉导管为短期使用,发生堵塞后可不必再通,拔除即可。

3. 导管相关性感染　严格无菌操作技术可减少感染发生,导管一旦放置并缝合固定好,切不可将太浅或外滑的导管重新送入血管。导管感染包括局部感染和全身性感染。新生儿尤其是早产儿胎龄越小、出生体质量越低,则其自身免疫力就越低,发生导管相关感染的机会就越大。接触患儿未洗手、无菌操作不严格都会造成感染的发生。出现局部感染,要加强换药,出现导管相关血流感染时,需拔除导管,并根据药敏试验给予药物治疗。

4. 脐动脉置管后观察　插管后需随时评估患儿双侧下肢循环灌注状态,如足背动脉搏动、足底毛细血管再充盈时间、趾端皮肤颜色和皮温变化,及早发现下肢血栓的早期症状。密切观察动脉插管后下肢的血行情况,如是否出现皮肤发花发白、双侧下肢皮肤颜色不一致、一侧肢体皮肤温度变冷等,了解胸片定位插管末端位置,确认有无导管异位。发生血行障碍处理措施:①温水热敷患侧肢体;②高位插管外撤至低位插管;③处理无效立即拔除插管。

5. 脐静脉置管后观察　置管后及时了解置管位置,插管过浅、过深均可导致严重后果,如肝坏死、门静脉血栓、高血压、心律失常等,应及时调整导管位置。观察患儿有无消化道症状,如出现腹胀、呕吐及可疑 NEC 的表现,应及时拔管。

附表5-11 新生儿脐动静脉置管技术评价标准

科室： 姓名： 日期： 考评者： 总评分：

项目	项目总分	标准要求	标准分	实得分	备注
人员准备	5分	操作者准备：着装整洁、洗手、戴口罩、戴圆帽	3		
		患儿准备：患儿仰卧，置于辐射台上，连接心电监护仪，更换尿裤，除去小衣服，约束四肢。	2		
核对及评估	5分	查对医嘱，核对知情同意书	2		
		核对患儿信息（两种以上方式）	1		
		评估患儿脐带是否新鲜，脐部有无感染	2		
物品准备	10分	治疗车上层：测量尺、一次性手术刀、扩张器、4-0#带线缝合针、三通、脐导管、穿刺包（无菌巾、无菌弯盘、治疗碗、巾钳、直纹式止血钳、弯纹式止血钳、有齿镊、无齿镊、持针器、线剪、无菌棉球、纱布、结扎棉线）、固定胶带、消毒剂、无菌手套、无菌手术衣、10ml注射器、20ml注射器、5ml注射器、100ml肝素盐水（1U/ml）、100ml生理盐水	7		
		治疗车下层：医用垃圾桶、生活垃圾桶、锐器盒	2		
		放置合理、有序	1		
环境准备	5分	操作区域宽敞、明亮，温湿度适宜，安静、清洁，请无关人员回避	5		
操作流程	65分	携用物至床旁，查对医嘱，核对患儿身份	2		
		摆放体位，患儿平卧，约束四肢，连接监护仪	4		
		测量置管长度，方法正确	5		
		手消毒，打开穿刺包，戴无菌手套，将消毒液倒入弯盘，浸湿棉球。助手用钳子夹住脐带的末端，以脐为中心，常规消毒脐部和周围皮肤，消毒范围上界平剑突，下至大腿根部及会阴，左右至腋中线	6		

项目	项目总分	标准要求	标准分	实得分	备注
		手消毒,穿手术衣,戴无菌手套。在脐周铺无菌巾,并用巾钳固定;铺孔巾,暴露脐带,保证无菌屏障最大化	4		
		在脐根部皮肤上缘系无菌棉线,以减少出血,但不宜过紧,以保证导管在血管中顺利通过	4		
		切断脐带:在距离脐根部约1cm处用止血钳夹闭脐带,操作者用手术刀沿所夹部位切断过长的脐带	4		
		识别脐动静脉,方法正确	4		
		用有齿镊夹住脐带的残端,保持脐带残端竖立并稳固。用镊子清理脐带残端血痂,防止血栓形成	4		
		置管:将导管充满肝素盐水 (1)脐动脉置管:用扩张器打开脐动脉开口充分扩张,朝向足端插入脐导管,边送导管边推肝素盐水,达到预计插管位置时,抽回血,血流通畅即可 (2)脐静脉置管:用扩张器打开脐静脉开口并充分扩张后,用无齿镊夹住脐导管头端插入脐静脉,与水平面成60°向头侧推进,达到预计插管的位置,抽回血通畅即可	5		
		固定:用4-0#丝线先围绕脐带根部做荷包缝合,用丝线缠绕导管后打结,将缝线末端用胶布桥式固定	4		
		用脐根部的棉线扎紧脐带,连接输液接头,将导管固定在腹壁	4		
		拍X线片确定导管的位置,及时调整。 (1)脐动脉导管高位最佳位置在T_6~T_9之间,低位在L_3~L_5之间 (2)脐静脉导管最佳位置在膈肌上0.5~1.0cm	3		
		脐动脉导管连接测压装置 脐静脉导管连接输液装置	4		

续表

项目	项目总分	标准要求	标准分	实得分	备注
		脱手套及无菌手术衣,手消毒	2		
		给患儿取舒适卧位,整理床单位,整理用物	2		
		术后记录:记录导管的型号、规格、批号、留置导管名称,记录置入导管的长度、置管过程是否顺利、患儿有无不适等。记录X线胸片结果(导管尖端位置)	4		
整体评价	10分	无菌观念强,无菌屏障最大化	3		
		脉冲式冲管,方法正确	3		
		体现人文关怀,操作流畅,动作轻柔	4		

备注:A级(90~100分),B级(80~89分),C级(70~79分)

知识链接

超声引导下脐静脉置管术

部分研究表明,超声引导下脐静脉置管术,比起X线定位检查,更能提高脐静脉置管成功率,延长留置时间,降低并发症发生率,减少炎症反应。研究表明,患儿出生后,如条件许可,在产房或手术室立刻行脐静脉置管术,可迅速打开静脉通道、避免穿刺损伤、避免等待置管而延误胸片等相关检查程序,且早期置管成功率高于晚期置管。

（吴旭红　钟学红）

第七节　新生儿经外周中心静脉置管护理规范

【概述】

经外周静脉置入中心静脉导管(peripherally inserted central catheter, PICC)是经上肢贵要静脉、肘正中静脉、头静脉、肱静脉、颈外静脉(新生儿还可通过下肢大隐静脉、头部颞静脉、耳后静脉等)穿刺置管,尖端位于上腔静脉或下腔静脉的导管。PICC技术的应用为危重新生儿尤其是极低出生体重儿提供了安全的长期静脉通道。其操作简便、保留时间长、感染率低、所输液体的渗透压不受限制。

【适应证】

患儿是否需要 PICC 置管应由有资质的儿科专科医生及静脉治疗专科护士决定,置管前家长需签署知情同意书。

1. 需长期静脉输液。

2. 早产儿(体重< 1500g)。

3. 输注胃肠外营养(PN、TPN)。

4. 输注对外周静脉刺激性强的药物。

5. 外周静脉通路建立困难者。

【禁忌证】

1. 穿刺部位皮肤有严重感染者。

2. 凝血功能严重异常或血小板明显减少者。

3. 穿刺侧肢体存在骨折、神经损伤。

【操作流程】

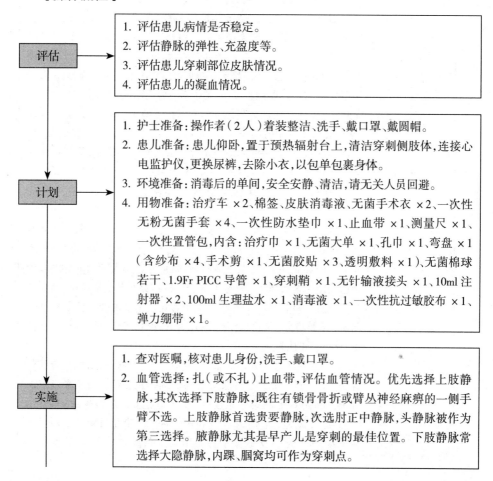

评估	1. 评估患儿病情是否稳定。 2. 评估静脉的弹性、充盈度等。 3. 评估患儿穿刺部位皮肤情况。 4. 评估患儿的凝血情况。
计划	1. 护士准备:操作者(2 人)着装整洁、洗手、戴口罩、戴圆帽。 2. 患儿准备:患儿仰卧,置于预热辐射台上,清洁穿刺侧肢体,连接心电监护仪,更换尿裤,去除小衣,以包单包裹身体。 3. 环境准备:消毒后的单间,安全安静、清洁,请无关人员回避。 4. 用物准备:治疗车 ×2、棉签、皮肤消毒液、无菌手术衣 ×2、一次性无粉无菌手套 ×4、一次性防水垫巾 ×1、止血带 ×1、测量尺 ×1、一次性置管包,内含:治疗巾 ×1、无菌大单 ×1、孔巾 ×1、弯盘 ×1(含纱布 ×4、手术剪 ×1、无菌胶贴 ×3、透明敷料 ×1)、无菌棉球若干、1.9Fr PICC 导管 ×1、穿刺鞘 ×1、无针输液接头 ×1、10ml 注射器 ×2、100ml 生理盐水 ×1、消毒液 ×1、一次性抗过敏胶布 ×1、弹力绷带 ×1。
实施	1. 查对医嘱,核对患儿身份,洗手、戴口罩。 2. 血管选择:扎(或不扎)止血带,评估血管情况。优先选择上肢静脉,其次选择下肢静脉,既往有锁骨骨折或臂丛神经瘫痪的一侧手臂不选。上肢静脉首选贵要静脉,次选肘正中静脉,头静脉被作为第三选择。腋静脉尤其是早产儿是穿刺的最佳位置。下肢静脉常选择大隐静脉,内踝、腘窝均可作为穿刺点。

3. 测量置管长度：患儿平卧。上腔静脉测量法：将预穿刺上肢外展与躯体呈 90°，测量预穿刺点至右胸锁关节并向下至第三肋间的长度。下腔静脉测量法：穿刺侧下肢外展，使大腿与腹股沟垂直，从预穿刺点沿静脉走向至脐，再由脐至剑突的长度。测量双臂围（肘横纹上方 3~5cm 处）或腿围。

现以上肢穿刺为例：

实施

4. 消毒皮肤：术者打开 PICC 置管包，戴无菌手套，将消毒液倒入弯盘，浸湿棉球。取无菌治疗巾垫在患儿术肢下，助手戴无菌手套协助抬起上肢，用 0.5% 碘伏，按照顺时针—逆时针—顺时针的顺序，消毒皮肤 3 遍，消毒范围以穿刺点为中心至整个上肢。术者脱手套，手消毒，穿无菌手术衣，更换无菌手套，铺无菌大单及孔巾，覆盖患儿身体，将消毒后的术肢置于无菌区内，充分暴露穿刺点，保证无菌屏障最大化。

5. 穿刺前准备：助手脱手套，打开 PICC 导管、穿刺鞘、输液接头及 10ml 注射器外包装，将其放入无菌区内，协助术者抽取生理盐水备用。助手穿无菌手术衣、戴无菌手套。检查导管完整性，按预计长度修剪导管。用 10ml 生理盐水预冲导管、输液接头并浸润导管。将预冲好的 PICC 导管、输液接头、生理盐水注射器、弯盘（含纱布 ×4、无菌胶贴 ×3、透明敷料 ×1）置于术者旁无菌区内。

6. 穿刺置管：助手在预穿刺部位上方倒扎无菌止血带，保证静脉充盈（早产儿可由助手协助，不扎止血带）。再次核对患儿，去除针帽，转动针芯，检查穿刺鞘针体是否光滑。以 15°~30° 穿刺，见回血后降低穿刺角度再进针 1~2mm，使穿刺针尖端完全进入静脉。固定针芯，向前推进插管鞘，确保插管鞘送入静脉。术者左手食指、拇指固定插管鞘，助手按压穿刺鞘前端止血并松止血带。鞘下垫无菌纱布，撤出针芯，妥善放置。术者用无菌镊将导管缓慢、匀速送入静脉，助手缓慢推入生理盐水，边推边送，导管送至肩部时，助手将患儿头转向穿刺侧，并将其下颌抵肩，防止导管误入颈内静脉。导管到达预定长度后将患儿头恢复原位。按压穿刺鞘上端静脉，盖无菌纱布，退出并劈开穿刺鞘，将穿刺鞘移除。用生理盐水注射器抽吸回血（不要将血抽到圆盘内），并脉冲式冲管，确定是否通畅。连接输液接头，正压封管。

7. 固定导管：用生理盐水纱布清洁穿刺点周围皮肤血迹，调整导管位置呈 "U" "L" 或 "S" 型，涂皮肤保护剂（注意不能触及穿刺点），待干。在圆盘上贴第一条胶带，在穿刺点上方放置 1cm×1cm 小纱布吸收渗血，无张力放置 6cm×7cm 无菌透明敷料，透明敷料下缘与导管圆盘下缘平齐。用第二条胶带在圆盘远侧蝶形

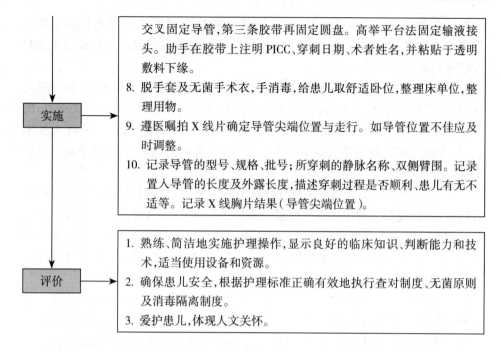

交叉固定导管,第三条胶带再固定圆盘。高举平台法固定输液接头。助手在胶带上注明 PICC、穿刺日期、术者姓名,并粘贴于透明敷料下缘。

8. 脱手套及无菌手术衣,手消毒,给患儿取舒适卧位,整理床单位,整理用物。

9. 遵医嘱拍 X 线片确定导管尖端位置与走行。如导管位置不佳应及时调整。

10. 记录导管的型号、规格、批号;所穿刺的静脉名称、双侧臂围。记录置入导管的长度及外露长度,描述穿刺过程是否顺利、患儿有无不适等。记录 X 线胸片结果(导管尖端位置)。

1. 熟练、简洁地实施护理操作,显示良好的临床知识、判断能力和技术,适当使用设备和资源。

2. 确保患儿安全,根据护理标准正确有效地执行查对制度、无菌原则及消毒隔离制度。

3. 爱护患儿,体现人文关怀。

【注意事项】

1. 严格执行无菌技术及手卫生操作规程。

2. 测量导管置入长度要准确,避免导管过浅、过深,术后及时调整导管位置。

3. 如遇送管困难,表明静脉有阻塞或导管位置有误,不可强行送管,以免血管损伤或穿破血管。

4. 禁用规格小于 10ml 的注射器冲管,以免损坏导管造成断裂。

5. 禁止在导管上贴胶布,以免破坏导管强度和导管完整性。

6. 妥善固定导管,以免意外牵拉等造成导管脱出。

7. 血管不清晰时,可使用床旁超声辅助穿刺,以提高一次穿刺成功率,避免并发症的发生。

【并发症及处理】

1. 误穿动脉　动脉常与静脉伴行,盲穿时有误穿动脉的危险。如果误穿动脉,要及时拔针并在穿刺上方(动脉破损处)按压 10min 以上,确保止血彻底,以防局部渗血而形成血肿。

2. 导管外渗与渗出　导致 PICC 穿刺部位渗液和肢体肿胀的主要原因是导管异位。PICC 导管外渗与渗出的表现为沿导管走向出现皮肤水肿。液体外渗与渗出因穿刺部位不同表现各异,如在上肢静脉穿刺,水肿常常发生在穿刺肢体的上臂或肩胛处;在下肢静脉穿刺,水肿常在大腿根部、会阴部;头皮静脉穿刺,水肿则在颈部等。发生渗出时,PICC 导管内常抽不到回血,由于肢体肿胀造成局部张力增高,常常会引起穿刺点渗液或导管脱出。发生渗出与外渗后应及时拔管并局部处理。

3. 导管移位　主要有导管漂移和脱出,表现为无法抽到回血、外量导管长度增加,是由于患儿过度活动、胸腔压力改变或固定不牢固、外力牵拉所致,属于非计划拔管。导管一旦脱出不要重复插入外移导管,要通知医生进行 X 线定位,导管能否继续使用要依据导管发生移位的情况而定,如不能继续使用应尽早拔除。

4. 机械性静脉炎　造成机械性静脉炎的主要原因是由于穿刺血管过细、导管材质过硬、置管过程中送管速度过快或从头静脉置入、肢体过度活动等。表现为穿刺肢体沿导管走向出现条索状硬结伴局部红肿。机械性静脉炎多发生于早产儿,置管后 2~3d 出现。发生静脉炎后要立即处理,抬高患肢,局部理疗或用水胶体敷料外敷,症状严重时可暂停使用导管。

5. 导管堵塞　新生儿所用的 1.9Fr 导管没有瓣膜,维护不当极易堵塞。血液凝固是导管堵塞的主要原因之一,为输液速度过慢或突然中断、输液结束后未正压封管或封管手法不正确、导管打折、连接处松脱、患儿用力哭闹造成血液回流所致。表现为输液泵报警,液体无法输入,推注药物困难及抽不到回血。正确的冲封管是保证导管通畅的关键,由美国静脉输液护士协会(INS)制订的 ACL 步骤是目前进行导管维护的最佳实践标准,冲管液的最小量应为导管和附加装置容量的 2 倍,肝素的浓度应为保持导管通畅的最低浓度,新生儿 PICC 封管液中肝素通常为 10U/ml。一旦导管堵塞,不可强行推注液体,否则可能导致栓塞或导管破裂,血栓性阻塞可立即用肝素稀释液或尿激酶溶液(5000U/ml)进行通管,此时血栓形成时间尚短,对溶栓药物反应较敏感,导管再通的可能性大。经上述处理仍未通畅者可拔除导管。

6. 导管断裂　是非常严重的并发症,发生原因与导管放置时间过长、导管阻塞等有关。导管断裂分为体外部分断裂和体内部分断裂两种情况。体外部分断裂通常与导管固定不当、患儿躁动及高压注射有关。不规范的导管固定,使导管受到牵拉时管壁变薄,推注药物时就会发生破裂,导管一旦断裂应立即拔出以免进入体内。体内部分断裂通常是由于送导管时镊子损伤导管或导管质量不佳、在导管置入侧肢体穿刺抽血所致,导管断裂位于血管内。一旦发生应马上压迫导管远端血管,阻止断裂的导管进入心脏,同时根据导管断端位置行静脉切开术或用抓捕器将断裂入体内的导管取出。导管断裂一旦发生后果非常严重,故应妥善固定导管,防止受到意外牵拉。尽量不通过导管推注药物,必须推注时应选择 10ml 及以上规格的注射器,避免用力推注。如遇阻力切忌强行推注,拔除导管时应仔细检查完整性并与置入时导管长度进行核对。

7. 导管相关性感染　导管感染包括局部感染和全身性感染。新生儿尤其是早产儿胎龄越小、出生体质量越低,其免疫力越低,发生导管相关感染的机会就越大。接触患儿未洗手、无菌操作不严格都会造成感染发生。早产儿置管后2~3周常会出现感染,但不一定与导管相关,应排除其他原因后再考虑导管因素。感染常表现为:①局部感染,局部红、肿、热、疼痛或挤压局部有脓性分泌物。②静脉炎,局部红肿,沿静脉走行触诊有压痛。③导管相关血流感染,穿刺部位可有炎症反应,早期无全身症状、体征,后期可有菌血症或败血症等全身性感染表现。出现局部感染,要加强换药,穿刺点严格消毒,建议使用纱布性敷料。出现静脉炎时,局部可贴敷水胶体敷料,一般 3~5d 静脉炎会好转消退。出现导管相关血流感染时,需拔除导管,并根据药敏试验给予敏感抗生素或抗真菌药物治疗。

8. 深静脉血栓　常发生于下肢静脉置管,血流缓慢以及留置导管对静脉管壁的损伤等因素均为血栓形成创造了条件。为预防深静脉血栓形成,平时应抬高穿刺侧肢体 15°~30°,以促进穿刺侧肢体血液回流,对于无自主活动的患儿,应定时被动活动肢体。此外,护士应勤观察穿刺肢体有无肿胀及肢体皮肤颜色、温度,必要时行超声检查,以确定血栓的部位及程度。一旦发现,应拔管,但拔除过程应轻柔缓慢,防止血栓脱落堵塞重要脏器。

附表 5-12　新生儿 PICC 置管技术（盲穿）评价标准

科室：　　　　姓名：　　　　日期：　　　　考评者：　　　　总评分：

项目	项目总分	标准要求	标准分	实得分	备注
人员准备	5 分	操作者准备:着装整洁、洗手、戴口罩、戴圆帽	3		
		患儿准备:患儿仰卧,置于辐射台上,连接心电监护仪,更换尿布,除去小衣服,以包单包裹身体	2		
核对及评估	5 分	查对医嘱,核对知情同意书	2		
		核对患儿信息(两种以上方式)	1		
		评估患儿血管条件,血管选择正确	2		
物品准备	10 分	治疗车上层: 无菌手术衣、一次性无粉无菌手套、一次性防水垫巾、止血带、测量尺、一次性置管包,内含:治疗巾,无菌大单,孔巾,弯盘(含纱布、手术剪、无菌胶贴、透明敷料)、无菌棉球、1.9Fr PICC 导管、穿刺鞘、无针输液接头、	7		

项目	项目总分	标准要求	标准分	实得分	备注
		10ml 注射器、100ml 生理盐水、消毒液、一次性抗过敏胶布、弹力绷带			
		治疗车下层： 医用垃圾桶、生活垃圾桶、锐器盒	2		
		放置合理、有序	1		
环境准备	5分	操作区域宽敞、明亮，温湿度适宜，安静、清洁，请无关人员回避	5		
操作流程	65分	携用物至床旁，查对医嘱，核对患儿身份	1		
		摆放体位，术肢外展与躯体呈 45°~90°	1		
		扎止血带，选择静脉	2		
		松止血带，手消毒，打开 PICC 穿刺包，垫防水垫巾	2		
		测量导管长度，从预穿刺点沿静脉走向至右胸锁关节，向下至右侧第 3 肋间	2		
		测量臂围，在肘横纹上方 3~5cm 处测量上臂围	2		
		手消毒，戴无菌手套	2		
		0.5% 碘伏消毒皮肤 3 遍，方法及消毒范围同 75% 乙醇消毒	6		
		术者脱手套、手消毒，穿无菌手术衣，更换无菌手套	2		
		铺无菌大单及孔巾，覆盖患儿身体，将消毒后的术肢置于无菌区内，充分暴露穿刺点	2		
		助手脱手套，打开 PICC 导管、穿刺鞘、输液接头及 10ml 注射器外包装，将其放入无菌区内，协助术者抽取生理盐水备用	2		
		助手穿无菌手术衣、戴无菌手套	2		
		检查导管完整性，按预计长度修剪导管。用 10ml 生理盐水预冲导管、输液接头并浸润导管。将预冲好的 PICC 导管、输液接头、生理盐水注射器、弯盘（含纱布 ×4、无菌胶贴 ×3、透明敷料 ×1）置于术者旁无菌区内	2		

项目	项目总分	标准要求	标准分	实得分	备注
		助手在预穿刺部位上方倒扎无菌止血带,保证静脉充盈(早产儿可由助手协助,不扎止血带)	1		
		再次核对患儿,去除针帽,转动针芯,检查穿刺鞘针体是否光滑。以 15°~30° 穿刺,见回血后降低穿刺角度再进针 1~2mm,使穿刺针尖端完全进入静脉。固定针芯,向前推进插管鞘,确保插管鞘送入静脉	5		
		固定插管鞘,松止血带。鞘下垫无菌纱布,撤出针芯,妥善放置	5		
		将导管缓慢、匀速送入静脉,助手缓慢推入生理盐水,边推边送,导管送至肩部时,助手将患儿头转向穿刺侧,并将其下颌抵肩,防止导管误入颈内静脉。导管到达预定长度后将患儿头恢复原位	5		
		按压穿刺鞘上端静脉,盖无菌纱布,退出并劈开穿刺鞘,将穿刺鞘移除	1		
		用生理盐水注射器抽吸回血(不要将血抽到圆盘内),并脉冲式冲管,确定是否通畅	2		
		连接输液接头,正压封管	2		
		清洁穿刺点周围皮肤,调整导管位置,涂皮肤保护剂,待干	2		
		在圆盘上贴第一条胶带,在穿刺点上方放置 1cm×1cm 小纱布吸收渗血,无张力放置 6cm×7cm 无菌透明敷料,透明敷料下缘与导管圆盘下缘平齐	2		
		用第二条胶带在圆盘远侧蝶形交叉固定导管	1		
		第三条胶带再固定圆盘。高举平台法固定输液接头	2		
		助手在胶带上注明 PICC、穿刺日期、术者姓名,并粘贴于透明敷料下缘	2		
		脱手套及无菌手术衣,消毒手	1		

续表

项目	项目总分	标准要求	标准分	实得分	备注
		给患儿取舒适卧位,整理床单位,整理用物	1		
		遵医嘱拍 X 线片确定导管尖端位置与走行。如导管位置不佳应及时调整	1		
		术后记录:导管的型号、规格、批号;所穿刺的静脉名称、双侧臂围。记录置入导管的长度及外露长度,描述穿刺过程是否顺利、患儿有无不适等。记录 X 线胸片结果(导管尖端位置)	4		
整体评价	10分	无菌观念强,无菌屏障最大化	3		
		脉冲式冲管,正压封管方法正确	3		
		体现人文关怀,操作流畅,动作轻柔	4		

备注:A 级(90~100 分),B 级(80~89 分),C 级(70~79 分)

知识链接

心房内心电导联确定 PICC 导管尖端位置

　　新生儿 PICC 置管常采用盲穿的方法,导管异位很难避免。导管尖端定位通常需要拍 X 线片进行确定,如发生异位需再进行调整,这一过程较为繁琐。心房内心电导联确定 PICC 导管尖端位置的技术,可在第一时间确定导管位置,提高新生儿 PICC 导管尖端定位的准确性。这一技术是利用心电图出现的特异性 P 波,在置管的同时确定导管的尖端位置,一旦发生异位可立即调整,大大提高了置管的成功率和准确率,避免穿刺过程发生导管异位,节约了护士调整导管的时间。

(吴旭红)

第八节　新生儿外周动脉置管护理规范

【概述】

　　外周动脉导管(peripheral arterial catheter)是留置于外周动脉系统的导管,动脉内穿刺留置导管的技术称为动脉置管术。动脉置管首选上肢桡动脉(新生儿还可以选择颞浅动脉、上肢肱动脉、腋动脉、下肢足背动脉等）穿刺置管。动脉置管可以持续监测血压,也可抽取血标本进行血气分析。动脉置管减少了患儿因反复穿刺引起的痛苦,降低了血管的损伤及感染的风险,在危重新生儿治疗中发挥着重要作用。

【适应证】

患儿是否需要外周动脉置管应由有资质的儿科专科医生决定,并由有经验的医务人员实施。

1. 需反复抽取动脉血做血气分析者。

2. 需行有创血流动力学监测者。

3. 需经外周动脉换血者。

【禁忌证】

1. 穿刺部位皮肤严重感染。

2. 凝血功能严重异常或血小板明显减少。

【操作流程】

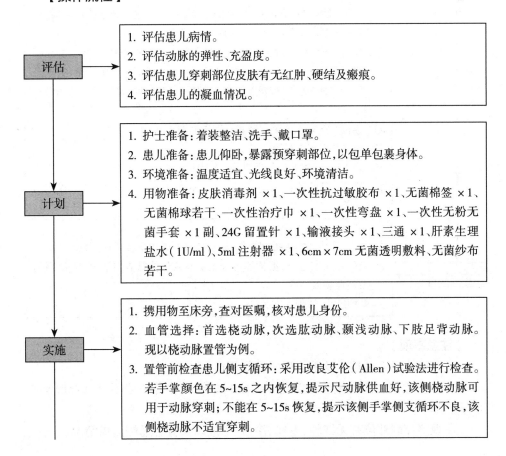

评估
1. 评估患儿病情。
2. 评估动脉的弹性、充盈度。
3. 评估患儿穿刺部位皮肤有无红肿、硬结及瘢痕。
4. 评估患儿的凝血情况。

计划
1. 护士准备:着装整洁、洗手、戴口罩。
2. 患儿准备:患儿仰卧,暴露预穿刺部位,以包单包裹身体。
3. 环境准备:温度适宜、光线良好、环境清洁。
4. 用物准备:皮肤消毒剂 ×1、一次性抗过敏胶布 ×1、无菌棉签 ×1、无菌棉球若干、一次性治疗巾 ×1、一次性弯盘 ×1、一次性无粉无菌手套 ×1 副、24G 留置针 ×1、输液接头 ×1、三通 ×1、肝素生理盐水（1U/ml）、5ml 注射器 ×1、6cm×7cm 无菌透明敷料、无菌纱布若干。

实施
1. 携用物至床旁,查对医嘱,核对患儿身份。
2. 血管选择:首选桡动脉,次选肱动脉、颞浅动脉、下肢足背动脉。现以桡动脉置管为例。
3. 置管前检查患儿侧支循环:采用改良艾伦（Allen）试验法进行检查。若手掌颜色在 5~15s 之内恢复,提示尺动脉供血好,该侧桡动脉可用于动脉穿刺;不能在 5~15s 恢复,提示该侧手掌侧支循环不良,该侧桡动脉不适宜穿刺。

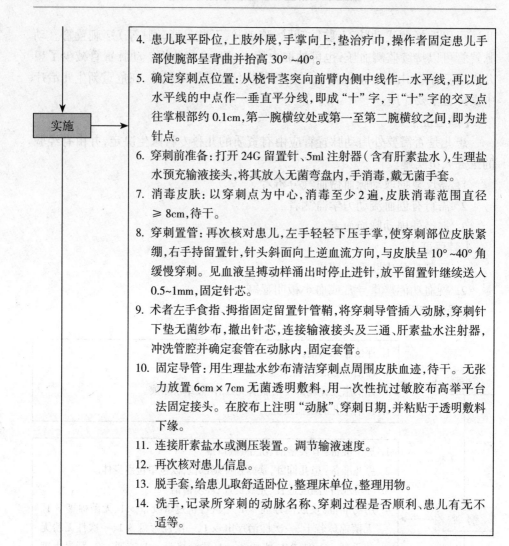

实施

4. 患儿取平卧位,上肢外展,手掌向上,垫治疗巾,操作者固定患儿手部使腕部呈背曲并抬高30°~40°。

5. 确定穿刺点位置:从桡骨茎突向前臂内侧中线作一水平线,再以此水平线的中点作一垂直平分线,即成"十"字,于"十"字的交叉点往掌根部约0.1cm,第一腕横纹处或第一至第二腕横纹之间,即为进针点。

6. 穿刺前准备:打开24G留置针、5ml注射器(含有肝素盐水),生理盐水预充输液接头,将其放入无菌弯盘内,手消毒,戴无菌手套。

7. 消毒皮肤:以穿刺点为中心,消毒至少2遍,皮肤消毒范围直径≥8cm,待干。

8. 穿刺置管:再次核对患儿,左手轻轻下压手掌,使穿刺部位皮肤紧绷,右手持留置针,针头斜面向上逆血流方向,与皮肤呈10°~40°角缓慢穿刺。见血液呈搏动样涌出时停止进针,放平留置针继续送入0.5~1mm,固定针芯。

9. 术者左手食指、拇指固定留置针管鞘,将穿刺导管插入动脉,穿刺针下垫无菌纱布,撤出针芯,连接输液接头及三通、肝素盐水注射器,冲洗管腔并确定套管在动脉内,固定套管。

10. 固定导管:用生理盐水纱布清洁穿刺点周围皮肤血迹,待干。无张力放置6cm×7cm无菌透明敷料,用一次性抗过敏胶布高举平台法固定接头。在胶布上注明"动脉"、穿刺日期,并粘贴于透明敷料下缘。

11. 连接肝素盐水或测压装置。调节输液速度。

12. 再次核对患儿信息。

13. 脱手套,给患儿取舒适卧位,整理床单位,整理用物。

14. 洗手,记录所穿刺的动脉名称、穿刺过程是否顺利、患儿有无不适等。

评价

1. 熟练、简洁地实施护理操作,显示良好临床知识、判断能力和技术。

2. 确保患儿安全,根据护理标准正确有效地执行查对制度、无菌原则及消毒隔离制度。

3. 爱护患儿,体现人文关怀。

【注意事项】

1. 严格执行无菌技术及手卫生操作规程。

2. 桡动脉穿刺前需做改良艾伦(Allen)试验,新生儿一般不宜选择股动脉进行穿刺。

3. 观察穿刺部位有无红肿、疼痛、渗血、渗液以及置管远端血供情况。

4. 妥善固定导管及输液接头,以免意外牵拉等造成导管脱出。

5. 外周动脉导管除输注维持导管通畅的肝素盐水外,一般不能输注任何药物。

6. 抽取动脉血气标本后,注意冲洗管道并避免空气进入。

【并发症及处理】

1. 动脉痉挛 防止血管痉挛,尽可能使用型号小的留置针,避免反复穿刺同一动脉。穿刺过程中如出现动脉痉挛,如皮肤发花、发白等,可退出留置针,同时放低肢体,给予对侧热敷等,直到痉挛缓解。

2. 出血 妥善固定导管可防止套管脱出后引起出血。

3. 导管渗出 外周动脉置管渗出的表现为穿刺局部出现皮肤肿胀。发生渗出时,导管内常抽不到回血。由于穿刺部位肿胀造成局部张力增高,常常会引起穿刺点渗液或导管脱出。发生渗出后应及时拔管并局部处理。

4. 血栓形成或栓塞 选择合适规格的导管(新生儿选择24G,早产儿可选择26G),穿刺过程中减少对血管内膜的损伤,使用过程中避免空气进入导管内。

5. 导管堵塞 表现为输液泵报警,液体无法输入,推注药物困难及抽不到回血。血液凝固是导管堵塞的主要原因之一,为输液速度突然中断、抽取动脉血标本后未正确冲管、管路打折、连接处松脱、患儿用力哭闹等造成血液回流所致。正确的冲管是保证导管通畅的关键,一旦导管堵塞,不可强行推注液体,应立即拔除导管。

6. 感染 严格执行无菌操作,按时按需更换透明敷料,做好导管维护。一般留置时间为3~7d,时间过长,感染率相应增加,如发生感染应拔出导管并遵医嘱进行治疗。

附表 5-13 新生儿外周动脉置管评价标准

科室: 姓名: 日期: 考评者: 总评分:

项目	项目总分	标准要求	标准分	实得分	备注
人员准备	5分	操作者准备:衣帽整洁,修剪指甲,洗手	3		
		患儿准备:安静、取舒适体位	2		
评估	5分	评估患儿生命体征是否稳定	2		
		评估动脉的弹性、充盈度。评估穿刺部位皮肤有无红肿、硬结及瘢痕	2		
		评估患儿的凝血情况	1		

项目	项目总分	标准要求	标准分	实得分	备注
物品准备	10分	治疗车上层： 手消毒液、一次性弯盘、棉签、棉球、皮肤消毒液、一次性输液接头、一次性治疗巾、5ml注射器、肝素生理盐水（1U/ml）、24G留置针、无菌手套、无菌透明敷料、无菌纱布、一次性抗过敏胶布	7		
		治疗车下层： 医用垃圾桶、生活垃圾桶、锐器盒	2		
		放置合理、有序	1		
环境准备	5分	操作区域宽敞、明亮，温湿度适宜	5		
操作流程	65分	备齐物品，推车至床旁，核对患儿信息	4		
		洗手、戴口罩	2		
		血管选择：首选桡动脉	2		
		侧支循环检查，改良艾伦（Allen）试验法，检查方法正确	5		
		患儿平卧，上肢外展，手掌朝上，垫治疗巾，操作者固定患儿四指使腕部呈背曲抬高30°~40°	5		
		确定穿刺点位置：从桡骨茎突向前臂内侧中线作一水平线，再以此水平线的中点作一垂直平分线，即成"十"字，于"十"字的交叉点往掌根部约0.1cm，第一腕横纹处或第一至第二腕横纹之间，即为进针点	5		
		打开一次性弯盘，将注射器、留置针、输液接头、三通放入	5		
		生理盐水预充好一次性输液接头备用	3		
		手消毒，戴无菌手套	3		
		消毒皮肤：以穿刺点为中心，消毒皮肤至少2遍，皮肤消毒范围直径≥8cm，待干	5		
		再次核对患儿，左手轻轻下压手掌，使穿刺部位皮肤紧绷，右手持留置针，针头斜面向上逆血流方向，与皮肤呈10°~40°角缓慢穿刺。	5		

续表

项目	项目总分	标准要求	标准分	实得分	备注
		见血液呈搏动样涌出时停止进针,放平留置针继续送入 0.5~1mm,固定针芯			
		术者左手食指、拇指固定留置针管鞘,将穿刺导管插入动脉,穿刺针下垫无菌纱布,撤出针芯,连接输液接头及三通、肝素盐水注射器,冲洗管腔并确定套管在动脉内,固定套管	5		
		固定导管:用生理盐水纱布清洁穿刺点周围皮肤血迹,待干。无张力放置 6cm×7cm 无菌透明敷料,用一次性抗过敏胶布高举平台法固定接头。在胶布上注明"动脉"、穿刺日期,并粘贴于透明敷料下缘	5		
		连接肝素盐水或测压装置,调节输液速度	3		
		再次核对患儿信息	2		
		脱手套,给患儿取舒适卧位,整理床单位,整理用物	3		
		洗手,记录所穿刺的动脉名称、双侧臂围;记录穿刺过程是否顺利、患儿有无不适等	3		
整体评价	10 分	无菌观念强	3		
		脉冲式冲管,连接管路方法正确	3		
		体现人文关怀,操作流畅,动作轻柔	4		

备注:A 级(90~100 分),B 级(80~89 分),C 级(70~79 分)

知识链接

改良艾伦(Allen)试验

改良艾伦(Allen)试验,利用监护仪上的血氧饱和度(SpO_2)数值和波形进行判断,高举患儿一侧上肢,同时压迫尺、桡动脉,待动脉血氧饱和度数值为零和波形变平,放低手,松开尺动脉,若屏幕上出现数值和波形则为正常,说明尺动脉供血良好,反之则为异常。

（吴旭红　谢帅华）

第九节　新生儿亚低温治疗护理规范

【概述】

亚低温治疗是一种以物理方法把患儿的体温降低到预期水平而达到治疗疾病的方法,具有降低血 - 脑屏障通透性、脑血流和脑氧代谢,减少氧自由基和细胞内钙超载及减轻脑水肿等作用,临床常用于治疗严重颅脑损伤。目前国内外已将亚低温治疗作为新生儿窒息复苏后及 HIE 的常规治疗方法。亚低温疗法应起始于发病 6h 之内,即在继发性能量衰竭前进行,持续 48~72h,才能起到更好的保护脑细胞的效果。亚低温疗法有选择性头部亚低温(冰帽系统)和全身亚低温(冰毯系统)两种方式,可根据临床选择,目前暂无证据证明哪种方式治疗 HIE 临床效果更好。本节以全身亚低温为例讲解亚低温治疗的操作要点。

【适应证】

亚低温治疗前需征得患儿家长及监护人同意并签署知情同意书。主要适用于胎龄 ≥ 36 周和出生体重 ≥ 2500g,并且同时存在下列情况的患儿。

1. 有胎儿宫内窘迫的证据(至少包括以下 1 项):急性围生期事件,如胎盘早剥、脐带脱垂、严重胎心异常变异或迟发减速;脐血 pH < 7.0 或碱缺失(base defect,BD)> 16mmol/L。

2. 有新生儿窒息的证据(满足以下 3 项中的任意 1 项):5 分钟 Apgar 评分 < 5 分;脐带血或生后 1h 内动脉血气分析 pH < 7.0 或 BD > 16mmol/L;需正压通气至少 10min。

3. 有 HIE(HIE 诊断依据中华医学会儿科学分会新生儿学组制定的 HIE 诊断标准)。

4. 有振幅整合脑电图(amplitude integrated electroencephalogram,aEEG)监测异常的证据(至少描计 20min,并存在以下任意 1 项):严重异常(上边界电压 ≤ 10μV);中度异常(上边界电压 > 10μV 和下边界电压 < 5μV);惊厥。

【禁忌证】

1. 初始 aEEG 监测正常。

2. 存在严重的先天性畸形,特别是复杂青紫型先天性心脏病,复杂神经系统畸形,存在 21- 三体、13- 三体或 18- 三体等染色体异常。

3. 颅脑创伤或中、重度颅内出血。

4. 全身性先天性病毒或细菌感染。

5. 临床有自发性出血倾向或血小板计数 < 50×10^9/L。

【操作流程】

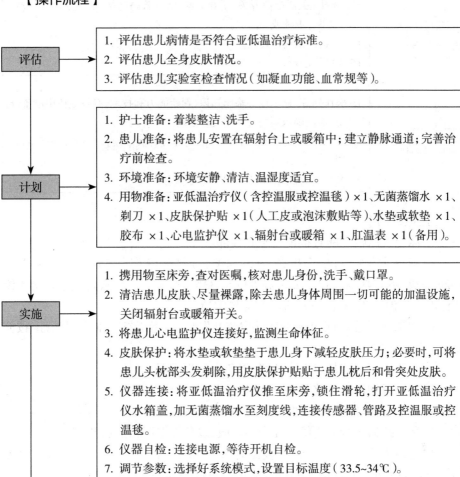

评估	1. 评估患儿病情是否符合亚低温治疗标准。 2. 评估患儿全身皮肤情况。 3. 评估患儿实验室检查情况（如凝血功能、血常规等）。
计划	1. 护士准备：着装整洁、洗手。 2. 患儿准备：将患儿安置在辐射台上或暖箱中；建立静脉通道；完善治疗前检查。 3. 环境准备：环境安静、清洁、温湿度适宜。 4. 用物准备：亚低温治疗仪（含控温服或控温毯）×1、无菌蒸馏水 ×1、剃刀 ×1、皮肤保护贴 ×1（人工皮或泡沫敷贴等）、水垫或软垫 ×1、胶布 ×1、心电监护仪 ×1、辐射台或暖箱 ×1、肛温表 ×1（备用）。
实施	1. 携用物至床旁，查对医嘱，核对患儿身份，洗手、戴口罩。 2. 清洁患儿皮肤、尽量裸露，除去患儿身体周围一切可能的加温设施，关闭辐射台或暖箱开关。 3. 将患儿心电监护仪连接好，监测生命体征。 4. 皮肤保护：将水垫或软垫垫于患儿身下减轻皮肤压力；必要时，可将患儿头枕部头发剃除，用皮肤保护贴贴于患儿枕后和骨突处皮肤。 5. 仪器连接：将亚低温治疗仪推至床旁，锁住滑轮，打开亚低温治疗仪水箱盖，加无菌蒸馏水至刻度线，连接传感器、管路及控温服或控温毯。 6. 仪器自检：连接电源，等待开机自检。 7. 调节参数：选择好系统模式，设置目标温度（33.5~34℃）。 8. 为患儿穿戴控温服或放置于控温毯中。 9. 固定温度传感器：固定温度传感器（直肠温度探头插入直肠 5cm 左右，并固定在一侧大腿；皮肤温度探头固定于胸部或腹部）。 10. 初始降温：降温过程严密监测生命体征与患儿温度变化。每 15min 记录 1 次直肠温度，直至 1~2h 达到目标温度。 11. 维持治疗：达到目标温度后转为维持治疗 72h，期间监测患儿温度变化和有无异常表现，每 2h 记录 1 次直肠温度，每 2h 翻身一次，同时检查患儿皮肤情况，并继续其他治疗。 12. 复温：可选择自然复温法或人工复温法。自然复温法：将辐射台或暖箱仍然关闭，同时关闭亚低温治疗按钮，可给患儿盖上棉被，缓慢复温。人工复温法：设定直肠温度每 2h 升高 0.5℃。复温期间每 1h 记录 1 次直肠温度，直至温度升至 36.5℃。

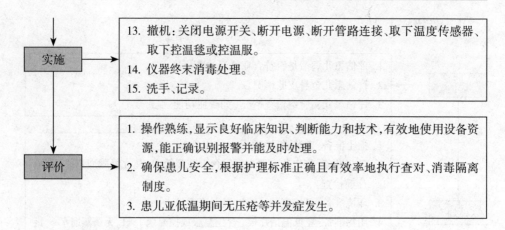

实施
13. 撤机:关闭电源开关、断开电源、断开管路连接、取下温度传感器、取下控温毯或控温服。
14. 仪器终末消毒处理。
15. 洗手、记录。

评价
1. 操作熟练,显示良好临床知识、判断能力和技术,有效地使用设备资源,能正确识别报警并能及时处理。
2. 确保患儿安全,根据护理标准正确且有效率地执行查对、消毒隔离制度。
3. 患儿亚低温期间无压疮等并发症发生。

【注意事项】

1. 冰毯或冰帽不能直接覆盖患儿颈部。

2. 亚低温治疗目标温度是 33.5~34℃,可接受温度是 33~34.5℃,降温在 1~2h 完成,不宜降温过快。如果温度降至 33℃时,应开启辐射台或暖箱给予维持体温。复温过程不能过快,观察有无异常情况。

3. 如果亚低温期间出现不良反应或并发症,应考虑终止亚低温治疗,按照复温流程进行复温。

4. 水箱内水不能超过上水位线,以免水箱溢满漏水。

5. 控温服和连接管路避免打折、挤压,以免影响水循环。

6. 仪器自检过程不要中断,以免影响后期运行。

7. 建议仪器运行后再给患儿穿控温服,以免控温服挤压患儿。

8. 复温多主张自然复温法,复温时间 ≥ 5h,体温上升 ≤ 0.5℃/h,体重轻或病情较重的患儿,可能需要更长时间,一般超过 6~8h 才能达到常温。

【并发症及处理】

1. 心律失常　患儿可能出现窦性心动过缓、QT 间期延长、室性心律失常、心搏出量减少等,因此要持续心电监护,如果心律失常持续出现,应及时处理或考虑停止亚低温治疗。

2. 低血压　亚低温治疗可能引起低血压,如果低血压持续存在(积极支持治疗和予以血管活性药物后,平均动脉压仍低于 35mmHg),应考虑停止亚低温治疗。

3. 低血容量性休克　复温过程中由于血管扩张、回心血量减少,易造成低血容量性休克。因此,复温过程应缓慢,可用儿茶酚胺类药物预防低血容量性休克的发生。

4. 凝血功能异常　亚低温可能影响全身的凝血功能和血液黏度,导致机体血小板与白细胞减少，引起凝血障碍、出血、贫血、败血症等。需及时处理，使用止血药等，必要时考虑停止亚低温治疗。

5. 代谢紊乱　亚低温可引起低血糖、高血糖、低血钙、低钠血症和高钠血症等代谢紊乱，及时对症处理，严重者考虑停止亚低温治疗。

6. 低氧血症　亚低温能减少肺表面活性物质的产生，增加肺血管阻力，增加耗氧量，因此可能出现低氧血症。如果新生儿持续出现低氧血症（经积极呼吸支持治疗后，SaO_2 仍低于80%），应考虑停止亚低温治疗。

7. 少尿　新生儿窒息后对肾脏功能也有一定程度的损害，在亚低温治疗期间可能会出现少尿等并发症，因此在治疗期间应准确记录患儿的尿液变化，保证患儿出入量平衡。定时对患儿的肾功能、血气分析、酸碱平衡以及电解质等进行监测，如果尿量小于 1ml/（kg·h），可以采取小剂量的多巴胺扩张血管治疗，如果持续 1d 患儿的尿量小于 0.5ml/（kg·h），并伴有血钾增高等现象，要立即停止亚低温治疗。

8. 压疮　由于亚低温期间机体循环差，加之 HIE 患儿往往反应较差，如果不及时翻身，可能会导致出现压疮。因此亚低温期间需要加强翻身并使用皮肤保护措施，如果出现早期皮肤发红表现，可采取翻身、防止继续受压等方法，如果出现皮肤溃烂等严重表现及时请外科协助会诊处理，并根据压疮严重程度选择是否继续亚低温治疗。

附表 5-14　亚低温治疗操作评价标准

科室：　　　　姓名：　　　　日期：　　　　考评者：　　　　总评分：

项目	项目总分	标准要求	标准分	实得分	备注
人员准备	4分	操作者准备：衣帽整洁，修剪指甲，洗手	2		
		将患儿安置在辐射台上或暖箱中；建立动静脉通路；完善治疗前检查	2		
评估	6分	评估患儿病情是否符合亚低温治疗标准	2		
		评估患儿全身皮肤情况	2		
		评估患儿的实验室检查情况	2		
物品准备	10分	亚低温治疗仪（含控温服或控温毯）、无菌蒸馏水、剃刀、皮肤保护贴（人工皮或泡沫敷贴等）、水垫或软垫、胶布、心电监护仪、辐射台或暖箱、肛温表（备用）	8		
		放置合理、有序	2		
环境准备	3分	操作区域安静、整洁，温湿度适宜	3		

项目	项目总分	标准要求	标准分	实得分	备注
操作流程	60分	备齐物品,携用物至床旁	2		
		核对患儿身份信息及医嘱	3		
		洗手	2		
		清洁患儿皮肤、尽量裸露	3		
		除去患儿身体周围一切可能的加温设施,关闭辐射台或暖箱开关	4		
		连接好心电监护仪,监测生命体征	4		
		将患儿头枕部头发剃除,贴皮肤保护贴保护患儿枕后皮肤	4		
		将水垫或软垫垫于患儿身下减轻皮肤压力	4		
		将亚低温治疗仪推至暖箱旁,锁住滑轮。打开亚低温治疗仪水箱盖,加灭菌用水至刻度线,连接传感器、管路及控温服或控温毯	6		
		连接电源,等待开机自检	3		
		选择好系统模式,设置目标温度33.5~34℃	5		
		给患儿穿控温服或垫控温毯	4		
		固定温度传感器(直肠和皮肤温度探头)	5		
		观察仪器是否在正常运行、严密监测生命体征与患儿温度变化	5		
		操作后再次查对	2		
		整理用物、洗手、记录	4		
观察要点	9分	初始降温每15min记录1次直肠温度,直至1~2h达到目标温度	3		
		维持治疗期间每2h记录1次直肠温度,每2h翻身1次并检查皮肤情况	3		
		复温时间≥5h,体温上升≤0.5℃/h	3		
整体评价	8分	操作熟练、动作轻柔	2		
		能熟练应对各种报警和突发情况	2		
		正确执行查对制度和消毒隔离制度	2		
		体现人文关怀,沟通有效	2		

备注:A级(90~100分),B级(80~89分),C级(70~79分)

知识链接

振幅整合脑电图

新生儿脑功能监测方法很多,包括影像学、脑血流及脑氧合(经颅多普勒脑血流监测、远红外光谱仪脑氧合监测)和脑电生理(脑电图、脑干诱发电位)等。相比之下,振幅整合脑电图(aEEG)可能是最适于危重新生儿的床旁脑功能监测手段。HIE 时脑电生理活动可发生明显变化,其改变可早于形态学的改变及临床症状(如惊厥)的出现,且其异常程度基本与临床分度一致,但是常规脑电图由于导联多,检查时要求环境安静,分析需专业知识,不适用于 NICU 重症患儿的床旁监测。aEEG 是脑电图连续记录的简化形式,与常规脑电图相比,aEEG 操作方便、图形直观、容易分析,因此可作为 HIE 的早期辅助诊断手段。文献资料显示,在窒息后早期(3~6h)监测 aEEG 对早期发现中重度 HIE 患儿并对 HIE 远期预后的预测均是一个敏感的监测手段,当 aEEG 表现为"振幅重度异常""平坦"或"暴发抑制"时提示该患儿处于发生中重度 HIE 以及具有远期预后不良的高度危险。

（张先红　何莎莎）

第十节　新生儿机械通气护理规范

【概述】

机械通气是在患儿通气和 / 或氧合功能出现障碍时运用呼吸机使患儿恢复有效通气并改善氧合的一种技术方法,是目前治疗新生儿呼吸衰竭最有效的方法之一。然而机械通气是一项复杂且有一定危险性的治疗措施,尤其对于较小的早产儿,使用不当会产生各种严重的并发症。因此临床医护人员要正确认识机械通气,做到熟练掌握、标准化护理。机械通气根据是否建立人工气道分为"有创机械通气"和"无创机械通气"。

【适应证】

机械通气适用于任何原因所致的呼吸衰竭。在临床中需根据患儿情况综合判断,对一般情况差、胎龄小、出生体重轻的早产儿应尽早进行机械通气。

1. 呼吸暂停。
2. 新生儿肺透明膜病。
3. 新生儿持续性肺动脉高压。
4. 胎粪吸入综合征。
5. 先天性膈疝。

【禁忌证】

在出现致命性通气和氧合障碍时,机械通气无绝对禁忌证。但对一些特殊疾患(如:气胸及纵隔气肿未行引流者、肺大疱和肺囊肿、低血容量性休克未补充血容量者、严重肺出血、气管-食管瘘等)机械通气可能使病情加重,应在积极处理原发病的同时,不失时机地应用机械通气。

【操作流程】

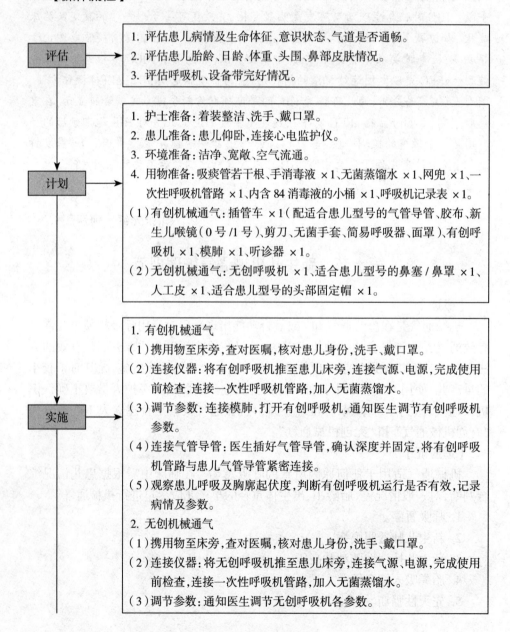

评估
1. 评估患儿病情及生命体征、意识状态、气道是否通畅。
2. 评估患儿胎龄、日龄、体重、头围、鼻部皮肤情况。
3. 评估呼吸机、设备带完好情况。

计划
1. 护士准备:着装整洁、洗手、戴口罩。
2. 患儿准备:患儿仰卧,连接心电监护仪。
3. 环境准备:洁净、宽敞、空气流通。
4. 用物准备:吸痰管若干根、手消毒液×1、无菌蒸馏水×1、网兜×1、一次性呼吸机管路×1、内含84消毒液的小桶×1、呼吸机记录表×1。
(1)有创机械通气:插管车×1(配适合患儿型号的气管导管、胶布、新生儿喉镜(0号/1号)、剪刀、无菌手套、简易呼吸器、面罩)、有创呼吸机×1、模肺×1、听诊器×1。
(2)无创机械通气:无创呼吸机×1、适合患儿型号的鼻塞/鼻罩×1、人工皮×1、适合患儿型号的头部固定帽×1。

实施
1. 有创机械通气
(1)携用物至床旁,查对医嘱,核对患儿身份,洗手、戴口罩。
(2)连接仪器:将有创呼吸机推至患儿床旁,连接气源、电源,完成使用前检查,连接一次性呼吸机管路,加入无菌蒸馏水。
(3)调节参数:连接模肺,打开有创呼吸机,通知医生调节有创呼吸机参数。
(4)连接气管导管:医生插好气管导管,确认深度并固定,将有创呼吸机管路与患儿气管导管紧密连接。
(5)观察患儿呼吸及胸廓起伏度,判断有创呼吸机运行是否有效,记录病情及参数。
2. 无创机械通气
(1)携用物至床旁,查对医嘱,核对患儿身份,洗手、戴口罩。
(2)连接仪器:将无创呼吸机推至患儿床旁,连接气源、电源,完成使用前检查,连接一次性呼吸机管路,加入无菌蒸馏水。
(3)调节参数:通知医生调节无创呼吸机各参数。

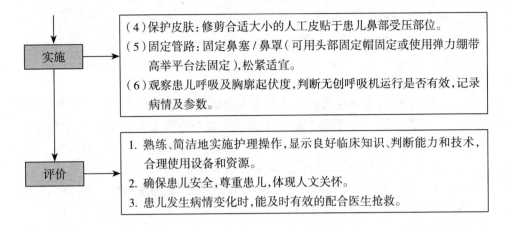

实施

（4）保护皮肤：修剪合适大小的人工皮贴于患儿鼻部受压部位。
（5）固定管路：固定鼻塞/鼻罩（可用头部固定帽固定或使用弹力绷带高举平台法固定），松紧适宜。
（6）观察患儿呼吸及胸廓起伏度，判断无创呼吸机运行是否有效，记录病情及参数。

评价

1. 熟练、简洁地实施护理操作，显示良好临床知识、判断能力和技术，合理使用设备和资源。
2. 确保患儿安全，尊重患儿，体现人文关怀。
3. 患儿发生病情变化时，能及时有效的配合医生抢救。

【注意事项】

1. 根据患儿病情需要选择合适的呼吸机，要求操作人员熟悉各呼吸机的性能及操作方法。

2. 根据患儿胎龄、日龄、体重、头围、鼻部情况选择合适型号的气管导管或鼻塞、鼻罩、帽子。

3. 密切监测患儿生命体征，如有异常，及时通知医生并配合抢救。

4. 保持患儿气道通畅，及时清理分泌物，气管导管内吸引时间一般< 10s。

5. 记录气管导管的插管日期、时间及深度，做好交接班。

6. 呼吸机管路连接正确，无漏气、折叠等。

7. 及时处理呼吸机报警，如呼吸机发生故障或报警不能排除，应更换呼吸机，待故障解除试机正常后再使用。

【并发症及处理】

1. **呼吸机相关性肺炎**　是机械通气的常见并发症，会导致患儿的死亡率、机械通气时间、住院时间和医疗费用增加。预防措施有：①医护人员严格执行手卫生和消毒隔离制度。②无禁忌证患儿提倡半卧位，抬高床头30°，以利呼吸，防止胃液反流。③吸机管路一周更换一次，如有污染随时更换。④湿化罐每日更换无菌蒸馏水，及时倾倒积水杯中的冷凝水。⑤吸痰时严格无菌技术操作，有条件者可使用密闭式吸痰管。⑥做好基础护理，尤其是口腔护理，保持病房及床单位的清洁。

2. **呼吸机诱导肺损伤**　机械通气是一种生命支持技术，也可以引起医源性伤害，不仅可造成肺部损伤，还可能引起远端器官损伤，甚至导致患儿死亡。常见的有：肺间质气肿、纵隔气肿、心包积气、皮下气肿、气胸、气体栓塞和弥漫性肺损伤。临床上主要以预防为主，可以根据压力容积曲线选择适当的呼气末正压（positive end-expiratory pressure，PEEP）和吸气峰压（peak inspiratory pressure，

PIP),既可以减少吸气时肺泡的过度扩张,又可以防止肺泡萎陷。

3. 氧中毒 使用呼吸机期间长期吸入高浓度氧气,可在体内产生超量氧自由基,损害细胞酶系统,从而发生氧中毒。机械通气时应严密监测 FiO_2、PaO_2 和 SpO_2,避免长时间吸入高浓度氧。

4. 意外脱管 意外脱管会导致患儿生命体征急转直下,是较为严重的并发症之一。气管导管一定要固定稳妥,出现松动或胶布潮湿应立即更换。妥善固定呼吸机管路,避免拉、拽气管导管。适当约束患儿,必要时可遵医嘱镇静。

5. 堵管 一般是由于黏痰或者血凝块堵塞导致,常发生于气管导管顶端前 1~2cm 处。应立即清理呼吸道,必要时可拔除气管导管,重新插管。加强气道湿化,湿化水用完及时添加。严格掌握吸痰指征,及时清理气道内分泌物。

6. 鼻损伤 由于新生儿皮肤娇嫩,使用无创机械通气的患儿鼻塞或鼻罩固定不当则容易导致鼻损伤。鼻塞造成的鼻损伤主要发生在鼻中隔中部和鼻小柱;鼻罩造成的鼻损伤主要发生在鼻中隔和人中连接处及眉间。在使用无创呼吸机过程中,应根据患儿体重、头围、鼻孔大小选择合适的鼻塞和鼻罩。定时放松鼻塞和鼻罩,或者两者交替使用。

7. 腹胀 无创机械通气过程中,患儿容易吞咽空气引起腹胀,严重者可影响呼吸。因此在无创机械通气时,可留置胃管排气,定时抽出残留空气,必要时可保持胃管持续开放。

附表 5-15 有创机械通气使用评价标准

科室: 姓名: 日期: 考评者: 总评分:

项目	项目总分	标准要求	标准分	实得分	备注
人员准备	4分	操作者准备:衣帽整洁,修剪指甲,洗手	2		
		患儿准备:安静、取舒适体位	2		
评估	10分	评估患儿胎龄、日龄、体重情况	3		
		评估有创呼吸机、设备带是否完好备用	3		
		评估患儿病情及生命体征、意识状态、气道是否通畅	4		
物品准备	10分	吸痰管、手消毒液、无菌蒸馏水、网兜、一次性呼吸机管路、内含84消毒液的小桶、呼吸机登记表、气管导管、胶布、新生儿喉镜(0号/1号)、剪刀、无菌手套、简易呼吸器、面罩、有创呼吸机、模肺、听诊器	8		
		放置合理、有序	2		

续表

项目	项目总分	标准要求	标准分	实得分	备注
环境准备	4分	操作区域宽敞、明亮,温湿度适宜	4		
操作流程	60分	备齐物品,推至床旁	3		
		核对患儿信息	5		
		洗手、戴口罩	5		
		连接有创呼吸机电源、气源	5		
		打开呼吸机,进行使用前检查	5		
		正确连接呼吸机管路	10		
		将无菌蒸馏水注入湿化罐内,打开湿化器开关	5		
		连接模肺,通知医生调节有创呼吸机参数	5		
		待医生将气管导管建立好后,将呼吸机管路与患儿气管导管紧密连接,必要时可进行气道吸引	5		
		观察患儿生命体征、呼吸及胸廓起伏,判断呼吸机运行是否有效	5		
		操作后查对	5		
		整理用物,洗手,记录	2		
整体评价	12分	熟练掌握有创呼吸机的使用方法	4		
		抢救人员沉着冷静,有条不紊,操作流畅	4		
		体现人文关怀,动作轻柔	4		

备注:A级(90~100分),B级(80~89分),C级(70~79分)

附表5-16　无创机械通气使用评价标准

科室:　　　　姓名:　　　　日期:　　　　考评者:　　　　总评分:

项目	项目总分	标准要求	标准分	实得分	备注
人员准备	3分	操作者准备:衣帽整洁,修剪指甲,洗手	2		
		患儿准备:安静、取舒适体位	1		
评估	10分	评估患儿胎龄、日龄、体重、头围、鼻部皮肤情况	3		

项目	项目总分	标准要求	标准分	实得分	备注
物品准备	10分	评估无创呼吸机、设备带是否完好备用	3		
		评估患儿病情及生命体征、意识状态、气道是否通畅	4		
		吸痰管、手消毒液、无菌蒸馏水、网兜、一次性呼吸机管路、内含84消毒液的小桶、呼吸机登记表、无创呼吸机、适合患儿型号的鼻塞/鼻罩、人工皮、弹力绷带/适合患儿型号的头部固定帽	8		
		放置合理、有序	2		
环境准备	4分	操作区域宽敞、明亮,温湿度适宜	4		
操作流程	60分	备齐物品,推至床旁	3		
		核对患儿信息	3		
		洗手、戴口罩	5		
		连接无创呼吸机电源、气源	5		
		正确连接呼吸机管路	10		
		将无菌蒸馏水注入湿化罐内,打开湿化器开关	3		
		检查各仪表显示是否正常,无创呼吸机能否正常工作	5		
		通知医生调节无创呼吸机参数	3		
		患儿鼻部受压部位贴人工皮保护	5		
		根据患儿胎龄、日龄、体重、鼻孔大小选择合适的鼻塞/鼻罩,有帽子者根据患儿头围选择合适的帽子	5		
		有帽子者用帽子妥善固定鼻塞/鼻罩,无帽子者用弹力绷带固定	5		
		观察患儿生命体征,判断呼吸机运行是否有效	3		
		操作后查对	3		
		整理用物,洗手,记录	2		

续表

项目	项目总分	标准要求	标准分	实得分	备注
整体评价	13分	熟练掌握无创呼吸机的使用方法	4		
		鼻塞、鼻罩、帽子大小适宜,无漏气,固定稳妥	3		
		抢救人员沉着冷静,有条不紊,操作流畅	3		
		体现人文关怀,动作轻柔	3		

备注:A级(90~100分),B级(80~89分),C级(70~79分)

知识链接

机械通气的患儿常与父母隔离,频繁的各种侵袭性操作、声光刺激等,增加了患儿的痛苦,容易使得患儿产生通气过程中的人机对抗,导致通气困难和脱机延迟。目前NICU中仍然强调治疗的安全性和有效性,而对患儿的舒适性重视不够,但已有研究表明机械通气中患儿舒适性的治疗策略对成功通气非常重要。镇痛、镇静和肌松是机械通气患儿治疗的重要组成部分,但用于镇痛、镇静和肌松的药物都具有局限性,还没有完全适用于新生儿的镇静镇痛方案,只能采用个性化的用药策略,有助于患儿的短期和长期预后。

(张先红　高　雄)

第十一节　新生儿胃肠道管饲护理规范

【概述】

肠内营养是指通过胃肠道途径提供营养物质的一种营养支持治疗方式,主要包括口服营养补充和胃肠内管道喂养。其中经胃肠道插入导管,给患儿提供必需的食物、营养液、水及药物的方法称为管饲喂养(tube feeding, TF),是临床中极为常用的提供或补充营养的方法。喂养途径包括口胃管、鼻胃管、鼻肠管、胃造瘘管、空肠造瘘管等,喂养途径的选择取决于喂养时间长短、患儿疾病情况、精神状态及胃肠道功能。本节主要以胃管为例讲解新生儿胃肠道管饲法的操作要点。

【适应证】

1. 意识障碍或昏迷者。

2. 胃肠道完整,不能主动经口摄食或经口摄食不足者。

3. 口咽、食管疾病而不能进食者。

4. 代谢需要增加,需要短期应用者。

5. 其他患儿,如早产儿、低出生体重儿等。

【禁忌证】

1. 严重胃肠道功能障碍者。

2. 完全性机械性肠梗阻、胃肠道出血、严重腹腔感染。

3. 食管炎、食管狭窄或严重反复呕吐、严重小肠结肠炎等。

【操作流程】

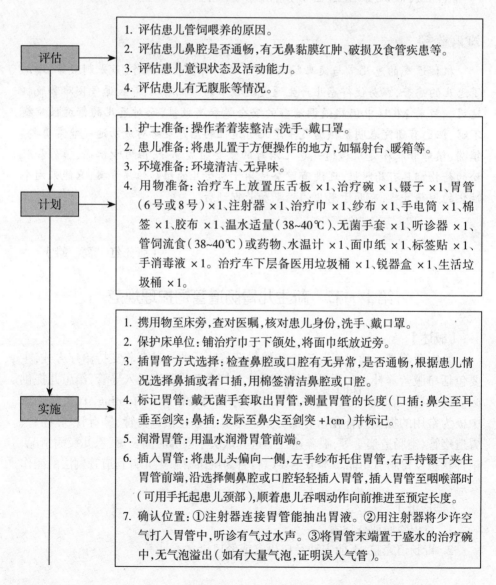

评估
1. 评估患儿管饲喂养的原因。
2. 评估患儿鼻腔是否通畅,有无鼻黏膜红肿、破损及食管疾患等。
3. 评估患儿意识状态及活动能力。
4. 评估患儿有无腹胀等情况。

计划
1. 护士准备:操作者着装整洁、洗手、戴口罩。
2. 患儿准备:将患儿置于方便操作的地方,如辐射台、暖箱等。
3. 环境准备:环境清洁、无异味。
4. 用物准备:治疗车上放置压舌板 ×1、治疗碗 ×1、镊子 ×1、胃管(6号或8号)×1、注射器 ×1、治疗巾 ×1、纱布 ×1、手电筒 ×1、棉签 ×1、胶布 ×1、温水适量(38~40℃)、无菌手套 ×1、听诊器 ×1、管饲流食(38~40℃)或药物、水温计 ×1、面巾纸 ×1、标签贴 ×1、手消毒液 ×1。治疗车下层备医用垃圾桶 ×1、锐器盒 ×1、生活垃圾桶 ×1。

实施
1. 携用物至床旁,查对医嘱,核对患儿身份,洗手、戴口罩。
2. 保护床单位:铺治疗巾于下颌处,将面巾纸放近旁。
3. 插胃管方式选择:检查鼻腔或口腔有无异常,是否通畅,根据患儿情况选择鼻插或者口插,用棉签清洁鼻腔或口腔。
4. 标记胃管:戴无菌手套取出胃管,测量胃管的长度(口插:鼻尖至耳垂至剑突;鼻插:发际至鼻尖至剑突 +1cm)并标记。
5. 润滑胃管:用温水润滑胃管前端。
6. 插入胃管:将患儿头偏向一侧,左手纱布托住胃管,右手持镊子夹住胃管前端,沿选择侧鼻腔或口腔轻轻插入胃管,插入胃管至咽喉部时(可用手托起患儿颈部),顺着患儿吞咽动作向前推进至预定长度。
7. 确认位置:①注射器连接胃管能抽出胃液。②用注射器将少许空气打入胃管中,听诊有气过水声。③将胃管末端置于盛水的治疗碗中,无气泡溢出(如有大量气泡,证明误入气管)。

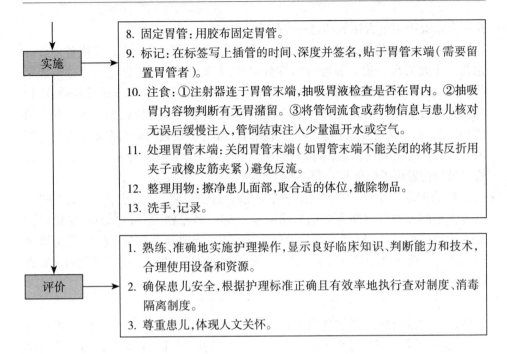

实施

8. 固定胃管:用胶布固定胃管。

9. 标记:在标签写上插管的时间、深度并签名,贴于胃管末端(需要留置胃管者)。

10. 注食:①注射器连于胃管末端,抽吸胃液检查是否在胃内。②抽吸胃内容物判断有无胃潴留。③将管饲流食或药物信息与患儿核对无误后缓慢注入,管饲结束注入少量温开水或空气。

11. 处理胃管末端:关闭胃管末端(如胃管末端不能关闭的将其反折用夹子或橡皮筋夹紧)避免反流。

12. 整理用物:擦净患儿面部,取合适的体位,撤除物品。

13. 洗手,记录。

评价

1. 熟练、准确地实施护理操作,显示良好临床知识、判断能力和技术,合理使用设备和资源。

2. 确保患儿安全,根据护理标准正确且有效率地执行查对制度、消毒隔离制度。

3. 尊重患儿,体现人文关怀。

【注意事项】

1. 插管时动作轻柔,避免损伤食管黏膜。

2. 插管过程严密观察面色、呼吸、有无发绀等,如果出现呛咳、呼吸困难、发绀等可能误入气管,应立即拔出胃管,休息片刻待患儿情况好转重插。

3. 插入胃管至咽喉部时,可以用左手托起患儿头部,使下颌靠近胸骨柄,以利于插管。

4. 管饲液的温度保持 38~40℃,避免过冷或过热。

5. 新生儿每次管饲前确保胃管在胃内并回抽胃内容物,观察有无胃潴留,并将抽出的残留物再次注入胃内。

6. 管饲后使患儿取右侧卧位,防止误吸和呕吐,并观察患儿情况。

7. 长期留置胃管的患儿行口腔护理 2 次 /d,妥善固定胃管,并按时更换胃管。

8. 管饲注食建议使用一次性注射器,避免重复使用。

【并发症及处理】

1. 胃食管反流、误吸　胃食管反流是胃内食物经贲门、食道、口腔流出的现象,是较为危险的并发症,主要与管饲速度过快、腹压增高、吞咽功能障碍、消化系统发育不完善等有关,不仅影响营养供给,还可能导致吸入性肺炎,甚至引起窒息。主要表现为管饲过程中患儿突然出现呛咳、呼吸困难、气喘、呕出或咳出管饲液等。一旦发生反流或误吸,立即暂停管饲,取侧卧位,吸出气道吸入物,根据患儿情况决定是否用氧和进一步处理。

2. 鼻、咽、食道黏膜损伤和出血 主要发生于反复插管或长期留置胃管的患儿。主要表现为患儿鼻腔有血性分泌物、哭闹明显、部分患儿可有感染症状等。建议管饲选用柔软的硅胶胃管，插管动作轻柔，固定牢固以免反复插管，长期留置胃管者建议更换胃管时更换插管部位，以免同一部位长期受压。发生损伤和出血，根据情况建议休息后再更换插管部位，鼻腔黏膜损伤出血量大时可用冰盐水和止血药填塞止血，咽部黏膜损伤可用地塞米松等雾化减轻充血水肿，食管黏膜损伤者可予以保护食管黏膜的药物。

3. 胃潴留 常见于早产儿，肠蠕动慢，胃排空障碍，也可见于一次管饲喂养量过多或间隔时间过短等。如果潴留量 < 50% 减量喂养、补足奶量，潴留量 > 50% 暂停喂奶一次，胃潴留明显及时告知医生，合理调节奶量。经常发生胃潴留的患儿可选择半卧位，以防引起胃食管反流，根据需要可以选择帮助消化吸收的药物。

4. 腹泻 主要表现为大便次数增加、肠鸣音亢进等。可能发生于管饲液污染，导致肠道感染；灌注速度太快；管饲液温度过高或过低；营养液渗透压过大；管饲液灌注过多；乳糖不耐受等。发生腹泻者，可选择益生菌调节胃肠道菌群，根据可能引起的原因对症处理，如乳糖不耐受的患儿改为不含乳糖的配方奶等。

5. 呼吸暂停和心动过缓 插管过程中刺激迷走神经可引起呼吸暂停和心动过缓，遇到此情况，暂停插管，通常不必做特殊处理便能消失，待情况好转后再重新插管。

附表 5-17 管饲喂养操作评价标准

科室： 姓名： 日期： 考评者： 总评分：

项目	项目总分	标准要求	标准分	实得分	备注
人员准备	4分	操作者准备：着装整洁，洗手，戴口罩	2		
		患儿准备：将患儿置于方便操作的地方，如辐射台、暖箱等	2		
评估	8分	评估患儿管饲喂养的原因	2		
		评估患儿鼻腔是否通畅，有无鼻黏膜红肿、破损及食管疾患等	2		
		评估患儿意识状态及活动能力	2		
		评估患儿有无腹胀等情况	2		

项目	项目总分	标准要求	标准分	实得分	备注
物品准备	10分	治疗车上层： 压舌板、治疗碗、镊子、胃管（6号或8号）、注射器、治疗巾、纱布、手电筒、棉签、胶布、温水适量（38~40℃）、无菌手套、听诊器、管饲流食（38~40℃）或药物、水温计、面巾纸、标签贴、手消毒液	5		
		治疗车下层： 医用垃圾桶、生活垃圾桶、锐器盒	3		
		放置合理、有序	2		
环境准备	4分	环境清洁、无异味	4		
操作流程	60分	备齐物品，推车至床旁	2		
		核对患儿身份	2		
		洗手、戴口罩	2		
		取好体位，铺治疗巾于下颌处，将面巾纸放近旁	2		
		检查鼻腔或口腔有无异常，是否通畅，根据患儿情况选择鼻插或者口插，用棉签清洁鼻腔或口腔	5		
		戴无菌手套取出胃管，测量胃管的长度并做标记	3		
		用温水润滑胃管前端	2		
		将患儿头偏向一侧，左手纱布托住胃管，右手持镊子夹住胃管前端，沿选择侧鼻腔或口腔轻轻插入胃管，插入胃管至咽喉部时（可用手托起患儿颈部），顺着患儿吞咽动作向前推进至预定长度	6		
		检查胃管是否在胃内	6		
		用胶布固定胃管	5		
		用标签标记胃管置入时间、深度并签名贴于末端	3		

续表

项目	项目总分	标准要求	标准分	实得分	备注
		注射器抽吸胃液再次确认在胃内并判断有无胃潴留	2		
		将管饲物信息与患儿核对清楚后缓慢注入	5		
		管饲结束注入少量温水或空气	3		
		处理好胃管末端	2		
		整理好用物和床单位	5		
		洗手,记录	5		
宣教指导	6分	嘱家长防止患儿胃管脱出	3		
		嘱家长发现胃管脱出等异常情况及时告知医护人员	3		
整体评价	8分	操作熟练,动作轻柔,判断合理	3		
		正确执行查对、消毒隔离制度	3		
		尊重患儿,体现人文关怀	2		

备注:A级(90~100分),B级(80~89分),C级(70~79分)

知识链接

　　重力管饲喂养采用重力学原理,将奶液注入患儿胃内,从而完成喂养。这种喂养方式可有效防止胃部扩张,减轻胃肠负担,减少喂养引发的呕吐、腹胀及喂养不耐受等,利于喂养方式的过度。早产儿因胸部呼吸肌发育差,主要靠膈肌呼吸,重力管饲喂养可减少对其呼吸循环系统的影响,确保呼吸功能的稳定,是早产儿管饲喂养的一种有效方法。

（张先红　高雄）

第十二节　新生儿洗胃护理规范

【概述】

　　新生儿洗胃是将胃管插入患儿胃内,反复注入和吸出一定量的溶液,以冲洗并排除胃内容物的方法。它可以及时清除胃内毒物或刺激物,减少对胃黏膜的刺激,利用不同灌洗液进行中和解毒,还可减轻新生儿呕吐,以及对病情判断有重要作用。洗胃法有电动吸引洗胃法、漏斗洗胃法、注射器洗胃法及自动洗胃法4种,新生儿一般采用注射器洗胃法。因此,本节以注射器洗胃法为例讲解新生儿洗胃的操作要点。

【适应证】

1. 新生儿频繁呕吐。

2. 非腐蚀性毒物中毒。

3. 咽下综合征。

4. 消化道手术或检查前的准备等。

【禁忌证】

1. 强腐蚀性毒物(如强酸、强碱)中毒。

2. 食管阻塞。

3. 上消化道出血或胃穿孔。

4. 肝硬化伴食管 - 胃底静脉曲张、胃癌等。

【操作流程】

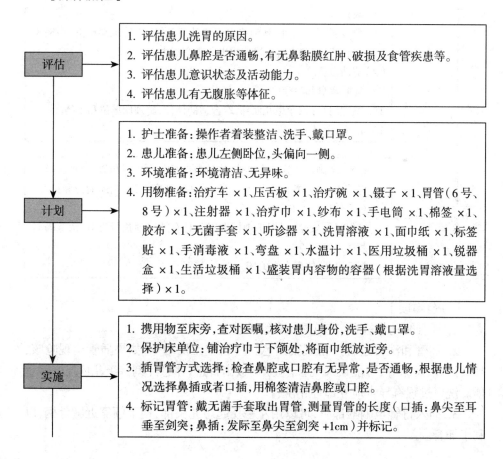

评估
1. 评估患儿洗胃的原因。
2. 评估患儿鼻腔是否通畅,有无鼻黏膜红肿、破损及食管疾患等。
3. 评估患儿意识状态及活动能力。
4. 评估患儿有无腹胀等体征。

计划
1. 护士准备:操作者着装整洁、洗手、戴口罩。
2. 患儿准备:患儿左侧卧位,头偏向一侧。
3. 环境准备:环境清洁、无异味。
4. 用物准备:治疗车 ×1、压舌板 ×1、治疗碗 ×1、镊子 ×1、胃管(6 号、8 号)×1、注射器 ×1、治疗巾 ×1、纱布 ×1、手电筒 ×1、棉签 ×1、胶布 ×1、无菌手套 ×1、听诊器 ×1、洗胃溶液 ×1、面巾纸 ×1、标签贴 ×1、手消毒液 ×1、弯盘 ×1、水温计 ×1、医用垃圾桶 ×1、锐器盒 ×1、生活垃圾桶 ×1、盛装胃内容物的容器(根据洗胃溶液量选择)×1。

实施
1. 携用物至床旁,查对医嘱,核对患儿身份,洗手、戴口罩。
2. 保护床单位:铺治疗巾于下颌处,将面巾纸放近旁。
3. 插胃管方式选择:检查鼻腔或口腔有无异常,是否通畅,根据患儿情况选择鼻插或者口插,用棉签清洁鼻腔或口腔。
4. 标记胃管:戴无菌手套取出胃管,测量胃管的长度(口插:鼻尖至耳垂至剑突;鼻插:发际至鼻尖至剑突 +1cm)并标记。

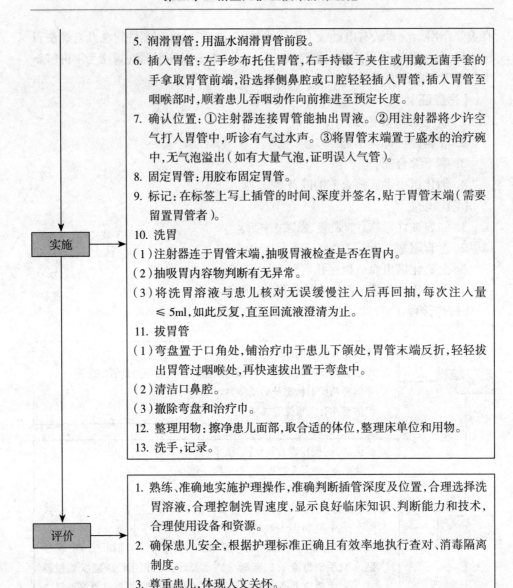

实施

5. 润滑胃管：用温水润滑胃管前段。

6. 插入胃管：左手纱布托住胃管，右手持镊子夹住或用戴无菌手套的手拿取胃管前端，沿选择侧鼻腔或口腔轻轻插入胃管，插入胃管至咽喉部时，顺着患儿吞咽动作向前推进至预定长度。

7. 确认位置：①注射器连接胃管能抽出胃液。②用注射器将少许空气打入胃管中，听诊有气过水声。③将胃管末端置于盛水的治疗碗中，无气泡溢出（如有大量气泡，证明误入气管）。

8. 固定胃管：用胶布固定胃管。

9. 标记：在标签上写上插管的时间、深度并签名，贴于胃管末端（需要留置胃管者）。

10. 洗胃

（1）注射器连于胃管末端，抽吸胃液检查是否在胃内。

（2）抽吸胃内容物判断有无异常。

（3）将洗胃溶液与患儿核对无误缓慢注入后再回抽，每次注入量 ≤ 5ml，如此反复，直至回流液澄清为止。

11. 拔胃管

（1）弯盘置于口角处，铺治疗巾于患儿下颌处，胃管末端反折，轻轻拔出胃管过咽喉处，再快速拔出置于弯盘中。

（2）清洁口鼻腔。

（3）撤除弯盘和治疗巾。

12. 整理用物：擦净患儿面部，取合适的体位，整理床单位和用物。

13. 洗手，记录。

评价

1. 熟练、准确地实施护理操作，准确判断插管深度及位置，合理选择洗胃溶液，合理控制洗胃速度，显示良好临床知识、判断能力和技术，合理使用设备和资源。

2. 确保患儿安全，根据护理标准正确且有效率地执行查对、消毒隔离制度。

3. 尊重患儿，体现人文关怀。

【注意事项】

1. 插管时动作轻柔，避免损伤食管黏膜。

2. 插管和洗胃过程严密观察面色、呼吸、有无发绀等，如果插管出现呛咳、呼吸困难、发绀等，可能误入气管，应立即拔出胃管，休息片刻待患儿情况好转重插。洗胃过程有异常应立即停止洗胃。

3. 插入胃管至咽喉部时，可以用左手托起患儿头部，使下颌靠近胸骨柄，以利于插管。

4. 回抽胃液时注意观察胃内容物的颜色、性状、量等,如是毒物需要留取少量备验。

5. 洗胃溶液根据毒物性质选择,毒物不明者,用温开水或生理盐水洗胃,待毒物性质明确后再使用拮抗剂。洗胃液温度一般调节到 38~40℃为宜,避免过冷或过热。

6. 洗胃时抽吸负压不能过大,动作轻柔,控制每次进液量与出液量相等。

【并发症及处理】

1. 急性胃扩张 多见于进液量明显大于出液量,导致急性胃扩张。主要表现为腹部高度膨胀、呕吐反射消失、洗胃液吸出困难等。因此洗胃过程要保持灌入量和抽出量平衡。如果发生急性胃扩张,将患儿取半卧位,头偏向一侧,并查找原因对症处理,如是因为洗胃管孔堵塞引起的,立即更换胃管吸出胃内容物。

2. 上消化道出血 主要发生于插管创伤、毒物刺激、剧烈呕吐、抽吸负压过大等引起出血。洗出液多为淡红色或鲜红色。发生出血立即停止洗胃,遵医嘱胃内给予胃黏膜保护剂、制酸剂和止血药,严重者立即拔出胃管,必要时静脉输入止血药。

3. 窒息 常见于插管误入气管、呕吐误吸洗胃液至气道、毒物刺激咽喉部造成喉头水肿、毒物刺激呼吸道分泌物增加引起呼吸道阻塞造成呼吸困难、发绀、呛咳、严重者出现心脏呼吸骤停。一旦发生窒息,应立即停止洗胃,清理呼吸道并通知医生,进行心肺复苏抢救等紧急处理。

4. 急性水中毒 可见于洗胃液不易抽出,多灌少排,导致胃内水潴留,压力增高,洗胃液进入肠道被吸收,超过肾脏排泄能力,血液稀释,渗透压下降,从而引起水中毒,也可见于洗胃导致水分过多进入体内被吸收,使机体水盐比例失调引起水中毒等。主要表现为烦躁、意识由清醒转为嗜睡,重者出现球结膜水肿、呼吸困难、癫痫样抽搐、昏迷,伴肺水肿者还可能出现呼吸困难、发绀,呼吸道分泌物增多等表现。一旦发生水中毒应及时处理,轻者经禁水可恢复,重者给予高渗氯化钠静滴,及时纠正机体的低渗状态。如出现脑水肿,应及时应用甘露醇、地塞米松等纠正。如出现抽搐、昏迷、肺水肿等,应积极予以对症配合治疗。

5. 低钾血症 主要见于洗胃液量大、时间长,使胃液大量丢失,K^+、Na^+ 被排出等引起。患儿可出现神志淡漠、恶心、呕吐、腹胀等。因此洗胃后应查电解质,出现低钾血症及时补充钾。

6. 呼吸心搏骤停 插管过程中刺激迷走神经可引起呼吸暂停或心动过缓,患儿突然出现意识消失,大动脉搏动和心音消失,呼吸停止。遇到此情况,立即暂停插管,给予吸氧、人工呼吸和胸外按压等方法进行抢救。

附表 5-18　新生儿洗胃操作评价标准

科室：　　　　姓名：　　　　日期：　　　　考评者：　　　　总评分：

项目	项目总分	标准要求	标准分	实得分	备注
人员准备	4分	操作者准备：着装整洁，洗手，戴口罩	2		
		患儿准备：左侧卧位，头偏向一侧	2		
评估	6分	评估患儿洗胃的原因	2		
		评估患儿鼻腔是否通畅，有无鼻黏膜红肿、破损及食管疾患等	2		
		评估患儿意识状态及活动能力	1		
		评估患儿有无腹胀等体征	1		
物品准备	10分	治疗车上层： 压舌板、治疗碗、镊子、胃管（6号、8号）、注射器、治疗巾、纱布、手电筒、棉签、胶布、无菌手套、听诊器、洗胃溶液、注射器、面巾纸、标签贴、手消毒液、弯盘、水温计等	6		
		治疗车下层： 医用垃圾桶、生活垃圾桶、锐器盒、盛装胃内容物的容器	3		
		放置合理、有序	1		
环境准备	3分	环境清洁、无异味	3		
操作流程	63分	备齐物品，推车至床旁	2		
		查对医嘱、核对患儿身份	2		
		洗手、戴口罩	2		
		取仰卧位，头偏向一侧体位，铺治疗巾于下颌处，将面巾纸放近旁	2		
		检查鼻腔或口腔有无异常，是否通畅，根据患儿情况选择鼻插或者口插，用棉签清洁鼻腔或口腔	4		
		戴无菌手套取出胃管，测量胃管的长度并做标记	3		
		用温水润滑胃管前段	2		

续表

项目	项目总分	标准要求	标准分	实得分	备注
		左手纱布托住胃管,右手持镊子夹住或用戴无菌手套的手拿取胃管前端,沿选择侧鼻腔或口腔轻轻插入胃管	6		
		检查胃管是否在胃内	6		
		用胶布固定胃管	5		
		用标签标记胃管置入时间、深度并签名贴于末端(需要留置胃管者)	3		
		注射器抽吸胃液再次确认在胃内	2		
		抽吸胃内容物,判断有无异常	5		
		将洗胃溶液与患儿核对无误缓慢注入后再回抽,每次注入量 ≤ 5ml 如此反复直至回流液澄清为止	5		
		洗胃完毕将弯盘置于口角处,铺治疗巾于患儿下颌处,胃管末端反折,轻轻拔出胃管过咽喉处,再快速拔出置于弯盘中	2		
		清洁口鼻腔	1		
		撤除弯盘和治疗巾	1		
		擦净患儿面部,取合适的体位,整理床单位和用物	5		
		洗手,记录	5		
宣教指导	6分	向家长解释操作中可能出现不适	2		
		告知家长可能出现误吸等风险	2		
		告知家长洗胃后的注意事项	2		
整体评价	8分	操作熟练,动作轻柔,出入量控制平衡、判断合理	4		
		正确执行查对、消毒隔离制度	2		
		尊重患儿,体现人文关怀	2		

备注:A 级(90~100 分),B 级(80~89 分),C 级(70~79 分)

知识链接

　　新生儿咽下综合征是导致新生儿呕吐的常见原因,引起的反射性恶心、呕吐,可使新生儿不能正常哺乳,造成营养不良、脱水,严重时出现呛咳,甚至窒息。新生儿窒息时,由于全身缺氧,胃肠血流减慢,可产生大量的自由基,由此介导的"再灌注损伤"使肠黏膜损伤逐渐加重而成为不可逆病理改变。为窒息新生儿,尤其羊水粪染的患儿洗胃是减少咽下综合征及其他并发症的重要措施。研究显示洗胃时间越早,效果越好,如果在2h内对呕吐的新生儿行洗胃护理,可有效中和胃酸,清理胃壁,降低并发症的发生率。

（张先红　何莎莎）

第十三节　新生儿换血疗法护理规范

【概述】

　　换血疗法是通过来自1名或多名供血者的红细胞和血浆,替换受血者大部分甚至全部的红细胞和血浆,以换出血清中的免疫抗体及致敏红细胞,阻止继续溶血,降低血清胆红素浓度,防止胆红素脑病的发生,同时纠正贫血,防止缺氧及心功能不全。换血是有效控制重度高胆红素血症最重要的手段,可降低大约45%~85%的胆红素水平,预防胆红素脑病的发生。

【适应证】

　　1. 产前诊断基本明确为新生儿溶血病,出生时脐带血血红蛋白低于120g/L,伴水肿、肝大、心力衰竭者。

　　2. 各种原因所致的高胆红素血症:如严重的免疫性溶血症。

　　3. 出现早期胆红素脑病症状者,无论血清胆红素浓度高低都应考虑换血。

　　4. 严重贫血、红细胞增多症、药物中毒等。

【禁忌证】

　　1. 生命体征不稳定。

　　2. 凝血功能障碍。

　　3. 心力衰竭患儿慎用。

【操作流程】

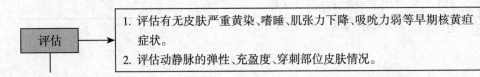

| 评估 | 1. 评估有无皮肤严重黄染、嗜睡、肌张力下降、吸吮力弱等早期核黄疸症状。
2. 评估动静脉的弹性、充盈度、穿刺部位皮肤情况。 |

计划

1. 护士准备:操作者着装整洁、规范洗手、戴口罩、戴手术帽。
2. 患儿准备:换血前禁食 3~4h。更换纸尿裤,置已预热的辐射床,连接心电监护和血氧饱和度仪,给予安慰奶嘴或遵医嘱使用镇静剂。
3. 环境准备:消毒后的单间,安全、安静、清洁,请无关人员回避。
4. 血源选择:Rh 溶血者选用 Rh 血型与母亲相同,ABO 血型与患儿相同的血液或抗 A、抗 B 效价不高的 O 型血;ABO 血型不合者选用 O 型红细胞加 AB 型血浆或用抗 A、抗 B 效价不高 < 1 : 32 的 O 型血。
5. 用物准备:辐射台 ×1、输液泵 ×1、输血泵 ×1、蠕动泵 ×1、心肺监护仪(带有血压袖带、SpO_2 探头)×1、电极片 ×3、注射器(50ml、20ml、10ml)若干、输液泵管 ×1、一次性输血器 ×1、延长管 ×1、500ml 百特袋 ×1、加温器 ×1、三通 ×3、无菌包 ×1、无菌手术衣 ×1、无菌剪刀 ×1、无菌纱布若干、无菌手套 ×1、T 形管 ×1、留置针(22G、24G)×1、敷贴 ×1、输液接头 ×1、肝素溶液(10U/ml,1U/ml)、输血器 ×1、生理盐水 100ml ×3 瓶、血糖仪和试纸 ×1、血清管若干、体温表 ×1,一次性纸尿裤 ×1、电子秤 ×1、急救器材、急救药物。

实施

1. 核对换血知情同意书,确认患儿身份。
2. 可选择脐静脉插管换血或其他较大静脉进行换血,也可选择脐动静脉或外周动、静脉置管同步换血。静脉用于输血、动脉用于置换出带有致敏红细胞和免疫抗体的血液。
(1)脐动静脉插管:协助医生消毒皮肤,范围上至剑突,下至耻骨联合,两侧至腋中线;铺无菌巾;置管,将硅胶管插入脐动静脉;妥善固定。
(2)外周动、静脉置管:选择合适的动静脉穿刺置管,动脉首选桡动脉,静脉宜粗大,常规消毒后穿刺置管。
3. 双人核对血袋,将红细胞与血浆(2~3):1 混合,用 50ml 注射器按比例抽取混合血,连接生理盐水预冲好的输血器,排空生理盐水,将此输血装置正确安装在输血泵上,根据医嘱设置好速度,输血器末端接三通,三通分别连接静脉留置针和 10U/ml 的肝素溶液。
4. 打开输血加温器并设置温度在 37℃,将输血装置连接输血加温器。
5. 连接抽血通路:将 2 个三通接头串联;远离动脉置管的三通上连接一次性输血器,输血器再与百特袋连接作为收集废血的容器,将此装置正确安装在蠕动泵上(按血抽出体外方向安装,三通在上方,输血器在下方,避免接反),百特袋置于电子秤上,称重量并记录;近动脉置管的三通连接 10U/ml 肝素溶液以 30ml/h 速度维持(用于预防体外抽血管路内血液凝固堵管),三通开关方向正确,以免肝素溶液注入患儿动脉内;然后把三通连接到动脉留置针上。如不配备全自动换血装置,可换成注射器人工匀速从动脉端抽血。抽血通路简易图见图 5-1。

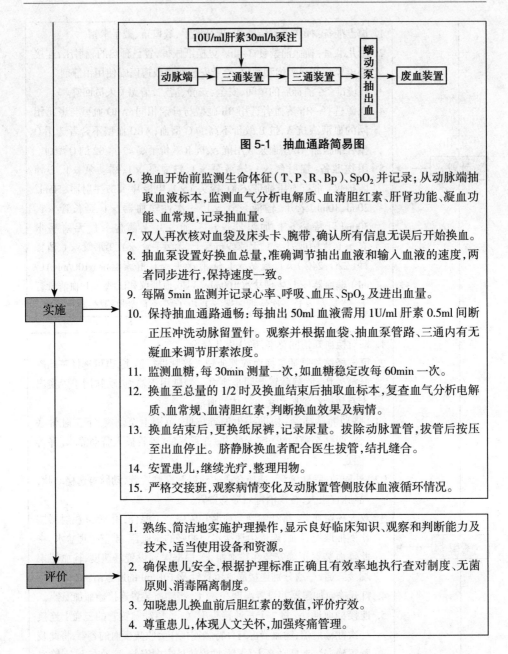

图 5-1　抽血通路简易图

6. 换血开始前监测生命体征（T、P、R、Bp）、SpO₂ 并记录；从动脉端抽取血液标本，监测血气分析电解质、血清胆红素、肝肾功能、凝血功能、血常规，记录抽血量。

7. 双人再次核对血袋及床头卡、腕带，确认所有信息无误后开始换血。

8. 抽血泵设置好换血总量，准确调节抽出血液和输入血液的速度，两者同步进行，保持速度一致。

9. 每隔 5min 监测并记录心率、呼吸、血压、SpO₂ 及进出血量。

10. 保持抽血通路通畅：每抽出 50ml 血液需用 1U/ml 肝素 0.5ml 间断正压冲洗动脉留置针。观察并根据血袋、抽血泵管路、三通内有无凝血来调节肝素浓度。

11. 监测血糖，每 30min 测量一次，如血糖稳定改每 60min 一次。

12. 换血至总量的 1/2 时及换血结束后抽取血标本，复查血气分析电解质、血常规、血清胆红素，判断换血效果及病情。

13. 换血结束后，更换纸尿裤，记录尿量。拔除动脉置管，拔管后按压至出血停止。脐静脉换血者配合医生拔管，结扎缝合。

14. 安置患儿，继续光疗，整理用物。

15. 严格交接班，观察病情变化及动脉置管侧肢体血液循环情况。

1. 熟练、简洁地实施护理操作，显示良好临床知识、观察和判断能力及技术，适当使用设备和资源。

2. 确保患儿安全，根据护理标准正确且有效率地执行查对制度、无菌原则、消毒隔离制度。

3. 知晓患儿换血前后胆红素的数值，评价疗效。

4. 尊重患儿，体现人文关怀，加强疼痛管理。

【注意事项】

1. 根据换血目的决定换血量，通常为新生儿血容量的 2 倍，新生儿血容量一般为 80ml/kg，因此换血量一般为 150~180ml/kg 左右。

2. 尽量选用新鲜血。血液需要预热装置预热，保持在 27~37℃，温度过低的库存血可能导致新生儿心律失常，温度过高则会导致溶血。

3. 脐静脉插管避免插入过深,插管时见到血液回流即可,插入过深刺激心脏可引起心律失常,此时应立即将插管退出 1~2cm。

4. 脐静脉换血可测定静脉压以决定换血速度,换血速度开始每次 10ml,逐渐增加到每次 20ml,以后按 2~4ml/(kg·min)速度匀速进行。如采用外周动静脉同步换血,可用输液泵控制速度,一般控制整个换血时间在 90~120min 内,不超过 4h。

5. 如选取桡动脉换血,需双人做改良艾伦试验,了解动脉侧支循环情况。改良艾伦试验方法:抬高手并握拳大约 30s,在尺动脉和桡动脉上加压,同时堵塞尺、桡动脉,保持手抬高,展开手掌,手苍白,松开尺动脉,手的颜色大约在 5~15s 内恢复,如颜色未转红或恢复时间延长,说明尺动脉供血不足,不能进行桡动脉穿刺。

6. 换血过程中严密监测心率、呼吸、血压、SpO_2 及胆红素、血气分析电解质、血糖变化,如有异常,及时处理。

7. 抽出血液和输入血液量速度一致,保持同步,注射器和管路内不能有空气。

8. 脐动静脉换血后如病情稳定,换血 6h 后可试喂糖水,若无呕吐、腹胀可进行正常喂养。经外周动静脉换血后无需禁食。

【并发症及处理】

1. 感染　新生儿抵抗力低,无菌操作不严格、环境污染等可导致感染。换血应在消毒后的手术室或操作间内进行,换血前药品、物品、器械等各项准备工作充分,避免因准备不足而增加人员走动次数;换血时各管路连接紧密,避免反复打开管路接头,最好采用全密封式换血;固定后的导管不能再向血管内送入。

2. 电解质紊乱　主要表现为高血钾、低血钙。由于换入大量库血可引起高血钾,抗凝剂溶液中枸橼酸钠会结合钙离子引起低血钙。因此换血过程中严密监测电解质变化,密切观察病情。高血钾可引起心律不齐,严重时致心脏停搏。低血钙时表现为心动过缓、抽搐、发绀、喉痉挛等,可给予缓慢输注 10% 葡萄糖酸钙。

3. 血糖异常　高血糖可能与机体处于应激状态,对胰岛素存在拮抗或静脉输注过多含糖液有关。低血糖可能与血液保养液中含有的葡萄糖使胰岛素分泌增加,导致反应性低血糖及换血前后禁食有关。换血中、换血后密切监测血糖变化,发现异常及时处理。

4. 心力衰竭　可能与输入血液速度过快或血液输入速度快于换出速度;换血过程中补液过多、过快有关。表现为烦躁、心动过速、呼吸急促、肝脏肿大等。一旦发生,需严密监测生命体征,减慢输血、输液速度,保持换血的血液进出同步,必要时停止换血,给予吸氧、镇静、利尿、强心。

5. 空气栓塞　多因患儿哭闹,输血管路中有空气,换血管路中空气未排净等引起。患儿表现为呼吸困难、全身发绀、伴有咳嗽。保持患儿安静减少哭闹,避免空气进入导管,导管插入前应预冲好生理盐水。一旦发生,立即置患儿于左侧卧头低脚高位,同时给予高流量或高浓度氧气吸入。

6. 血栓栓塞　动脉穿刺时损伤血管内膜、动脉端通路未用肝素抗凝或抗凝不到位、换血过程中血凝块注入等可引起血栓形成。表现为穿刺部位皮肤颜色改变,如局部花斑、紫红色或青紫,皮肤温度降低,动脉搏动消失,肢体苍白、肿胀、疼痛。需立即拔除动脉置管,抬高患肢,肢体制动并保暖,B超检查确认有无血栓形成,如有血栓则立即进行尿激酶等溶栓治疗。

7. 出血　局部血管损伤、换血过程中肝素输入过多、凝血功能障碍等引起,表现为穿刺部位血肿,穿刺部位止血困难,多脏器出血(肺出血、消化道出血等)。立即予局部加压止血,必要时使用鱼精蛋白和输血浆等处理。

8. 坏死性小肠结肠炎及肠穿孔　由于脐动静脉换血注射时门静脉系统产生反压,阻止血液流到肠道引起缺血坏死,甚至肠壁穿孔。换血后尽可能立即拔除脐静脉插管或尽量采用外周动静脉同步换血,如发生肠道缺血、梗阻征象至少观察24h后再喂养,如发生肠穿孔应积极手术治疗。

附表 5-19　新生儿换血评价标准

科室:　　　　姓名:　　　　日期:　　　　考评者:　　　　总评分:

项目	项目总分	标准要求	标准分	实得分	备注
人员准备	5分	操作者准备:按要求着装,规范洗手、戴口罩、戴手术帽,使用最大无菌屏障预防措施	2		
		患儿准备:操作前禁食 3~4h。患儿置已预热的辐射台,连接心电监护和氧饱和度仪,使用安慰奶嘴或镇静剂使患儿保持安静、舒适	3		
评估	5分	评估患儿有无血小板低、凝血功能障碍、电解质紊乱、血糖异常等情况	2		
		评估患儿生命体征是否平稳	1		
		评估患儿侧支循环血供情况,桡动脉穿刺前做改良艾伦试验(双人做)	2		
物品准备	10分	治疗车上层: 辐射台、输液泵、输血泵、蠕动泵、心肺监护仪(带有血压袖带、SpO_2 探头)、电极片、注射器(50ml、20ml、10ml)、输液泵管、一次性输血	8		

项目	项目总分	标准要求	标准分	实得分	备注
		器、延长管、500ml 百特袋、加温器、三通、无菌包、无菌手术衣、无菌剪刀、无菌纱布若干、无菌手套、T 形管、留置针（22G、24G）、敷贴、输液接头、肝素溶液（10U/ml、1U/ml）、输血器、生理盐水 100ml、血糖仪和试纸、血清管若干、体温表、一次性纸尿裤、电子秤、急救器材、急救药物			
		治疗车下层：医用垃圾桶、生活垃圾桶、锐器盒	1		
		放置合理、有序	1		
环境准备	5 分	手术室或经严格消毒处理的单间操作区域宽敞、明亮，温湿度适宜	5		
操作流程	65 分	备齐物品，推车至床旁，核对患儿信息	2		
		洗手	2		
		核对血袋，打开输血加温器并设置温度在 37℃，连接输血加温器，并在用血报告单上签字	3		
		打开换药包，放置无菌物品	3		
		铺治疗巾，戴无菌手套，整理物品	2		
		用 50ml 注射器将预热好的红细胞与血浆按（2~3）：1 混合后，连接事先用生理盐水预冲好的输血器，并排空生理盐水，正确安装至输血泵	5		
		动脉置管，连接抽血通路：将 2 个三通接头串联；远离动脉置管的三通上连接一次性输血器，输血器再与百特袋连接作为收集废血的容器，将此装置正确安装在蠕动泵上，百特袋置于电子秤上，称重量并记录；近动脉置管的三通连接 10U/ml 肝素溶液，以 30ml/h 速度维持，然后把三通连接到动脉留置针上	5		
		建立静脉双通路（粗大静脉），以备输血及输液	3		

项目	项目总分	标准要求	标准分	实得分	备注
		输血装置末端连接三通,三通接静脉留置针及10U/ml的肝素备用,设置正确输血速度	3		
		换血开始前监测生命体征(T、P、R、Bp)及SpO_2并记录,更换尿裤,抽血标本,记录抽血量	3		
		双人再次核对血袋及床头卡、腕带、确认无误后开始换血	3		
		准确调节抽出血和输血的速度,动脉抽血与静脉输血同步进行,保持速度一致,并在抽血泵上设置换血总量	5		
		每5min监测并记录心率、呼吸、血压、SpO_2及进出血量,换血出入量双人复核	5		
		保持抽血通路通畅,每抽出50ml血,用1U/ml淡肝素0.5ml间断正压冲洗动脉留置针,观察并根据血袋、抽血泵管路及三通内有无凝血来调节肝素浓度	5		
		监测血糖,换血至总量的1/2时,复查血气分析电解质、血常规、血清胆红素	5		
		换血结束后,抽血复查血气分析电解质、血常规、血糖、凝血功能及血清胆红素,监测血压、心率、呼吸、SpO_2及体温,更换尿不湿,记录尿量	3		
		动脉拔管后用无菌纱布按压至出血停止	3		
		操作后查对,脱手套,严格交接班,24h内密切观察肢端循环情况	3		
		整理用物,洗手,记录	2		
整体评价	10分	无菌观念强,无菌屏障最大化	3		
		继续监测胆红素值、血气分析电解质及血糖,规范换血和输血记录,进行换血患儿信息登记	3		
		体现人文关怀,操作流畅,动作轻柔	4		

备注:A级(90~100分),B级(80~89分),C级(70~79分)

知识链接

有研究表明通过脐静脉换血会增加坏死性小肠结肠炎的发病率,并有可能使血栓进入全身循环,而外周静脉 - 外周动脉双管同步换血使新生儿血容量能保持稳定,无血流动力学的不良影响,对早产儿、极低体重儿有良好的耐受性,临床治疗效果好,副作用少,可作为新生儿换血的最佳选择途径。

随着智能输液泵的临床应用,可以达到两台输液泵建立全自动双管末梢血管换血,使换血过程在封闭回路中全自动进行,操作变得更简单、无污染、并发症更少、效果好。

（徐红贞）

第十四节　新生儿输血疗法护理规范

【概述】

输血是指将血液通过静脉输注给患儿的一种治疗方法,包括输全血和成分输血,是临床常用的治疗手段之一,目的是恢复血容量,补充血液成分,调节机体的免疫功能以恢复或保持机体血液循环的平衡和正常的生理功能。

【适应证】

1. 血容量不足　如失血性休克。

2. 贫血性疾病　出生 24h 内静脉血 Hb < 130g/L; 慢性贫血 Hb < 80~100g/L。

3. 出血性疾病　血小板减少,血小板 < 50×10^9/L 伴出血征象、血小板 < 30×10^9/L 或血小板功能障碍、凝血因子缺乏等所致的严重出血。

4. 免疫缺陷病、严重感染。

5. 低蛋白血症　首选人血白蛋白或血浆。

6. 换血治疗。

【禁忌证】

急性肺水肿、充血性心力衰竭、肺栓塞、真性红细胞增多症、肾功能极度衰竭及对输血有变态反应者。

【操作流程】

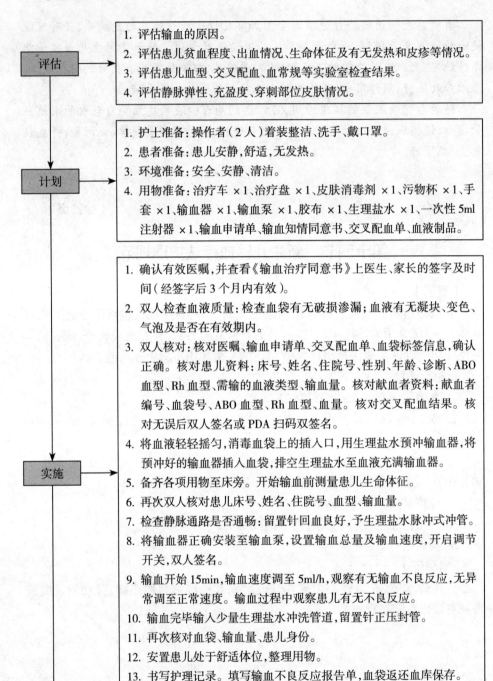

评估
1. 评估输血的原因。
2. 评估患儿贫血程度、出血情况、生命体征及有无发热和皮疹等情况。
3. 评估患儿血型、交叉配血、血常规等实验室检查结果。
4. 评估静脉弹性、充盈度、穿刺部位皮肤情况。

计划
1. 护士准备:操作者(2人)着装整洁、洗手、戴口罩。
2. 患者准备:患儿安静,舒适,无发热。
3. 环境准备:安全、安静、清洁。
4. 用物准备:治疗车×1、治疗盘×1、皮肤消毒剂×1、污物杯×1、手套×1、输血器×1、输血泵×1、胶布×1、生理盐水×1、一次性5ml注射器×1、输血申请单、输血知情同意书、交叉配血单、血液制品。

实施
1. 确认有效医嘱,并查看《输血治疗同意书》上医生、家长的签字及时间(经签字后3个月内有效)。
2. 双人检查血液质量:检查血袋有无破损渗漏;血液有无凝块、变色、气泡及是否在有效期内。
3. 双人核对:核对医嘱、输血申请单、交叉配血单、血袋标签信息,确认正确。核对患儿资料:床号、姓名、住院号、性别、年龄、诊断、ABO血型、Rh血型、需输的血液类型、输血量。核对献血者资料:献血者编号、血袋号、ABO血型、Rh血型、血量。核对交叉配血结果。核对无误后双人签名或PDA扫码双签名。
4. 将血液轻轻摇匀,消毒血袋上的插入口,用生理盐水预冲输血器,将预冲好的输血器插入血袋,排空生理盐水至血液充满输血器。
5. 备齐各项用物至床旁。开始输血前测量患儿生命体征。
6. 再次双人核对患儿床号、姓名、住院号、血型、输血量。
7. 检查静脉通路是否通畅:留置针回血良好,予生理盐水脉冲式冲管。
8. 将输血器正确安装至输血泵,设置输血总量及输血速度,开启调节开关,双人签名。
9. 输血开始15min,输血速度调至5ml/h,观察有无输血不良反应,无异常调至正常速度。输血过程中观察患儿有无不良反应。
10. 输血完毕输入少量生理盐水冲洗管道,留置针正压封管。
11. 再次核对血袋、输血量、患儿身份。
12. 安置患儿处于舒适体位,整理用物。
13. 书写护理记录。填写输血不良反应报告单,血袋返还血库保存。

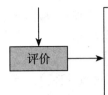

1. 熟练、简洁地实施护理操作,显示良好临床知识、判断能力和技术。
2. 确保患者安全,根据护理标准正确且有效率地执行查对制度、无菌原则、消毒隔离制度。
3. 熟知输血管理制度、输血严重不良反应应急预案、处置规范与流程。
4. 尊重患儿,体现人文关怀。

注:PDA(personal digital assistant),为个人数字助理或者掌上电脑

【注意事项】

1. 取回的血液应尽快输注。血小板取回后立即输注,不能放入冰箱,并于30min 至 1h 内以患儿能耐受的最大速度输注。其他血液取回后 30min 内输注,原则上全血或红细胞悬液应在 4h 内输完,无法输完者遵医嘱或以患儿能够耐受的最大速度输注。全血、红细胞和新鲜冰冻血浆一旦从血库发出,如无法在30min 内输注,必须储存在 2~6℃的冰箱。

2. 输血剂量根据新生儿体重与临床具体情况而定。一般输血量为每次 10~15ml/kg,早产儿及严重营养不良、心肺功能不全、重度贫血患儿输血宜少量多次。

3. 输注不同血制品的顺序 根据有效成分离开输血科保存环境后失活快慢,一般输注顺序为血小板>冷沉淀>新鲜冰冻血浆>冰冻血浆>红细胞。

4. 输血前将血液放在室温振荡器上摇匀,未配备振荡器的需将血液轻轻摇匀,避免剧烈震荡。连续输注不同供血者的血液时,中间需用生理盐水冲净输血管路。血液内不可加入其他药物,以防血细胞破坏。

5. 没有证据证明缓慢输注时给血液加温有助于患儿,给患儿保暖可能比输注变暖的血液更重要。当患儿快速输血>15ml/(kg·h),或换血时需温暖血液,血液只能在血液加温器回温至 37℃左右,最高不超过 41℃,不能在热水里回温血液,使用血液加温器加温时应将血液温度记录在患儿的病历上。

6. 输血前、开始输血后 15min、输血结束 15min 均需测量生命体征。输注过程中严密观察患儿穿刺部位有无外渗、输血速度、出入量及有无全身不适和输血反应。

7. 新生儿由于输血量较少,建议使用微量泵完成输注。

8. 不可通过 1.9Fr 型号的 PICC 进行输血,以免堵塞。

9. 如需持续输血治疗,12h 后应更换输血装置。

【并发症及处理】

1. 发热反应 为最常见的输血反应,发生率为 2%~10%,多见于输血开始后 15min 至 1h 内,体温可高达 39~41℃,伴有寒战、荨麻疹、皮肤潮红、恶心、呕吐等症状。重者可出现抽搐、呼吸困难、血压下降甚至昏迷。因此输血前应认真检查交叉配血结果及血液质量,使用一次性输血器,严格无菌操作。一旦发生发

热反应,轻者减慢输血速度,重者立即停止输血,使用过的血液封存保留,遵医嘱予抑制发热反应的药物,如地塞米松静脉推注等,同时给予物理降温。

2. 过敏反应　新生儿少见。轻度表现为皮肤瘙痒烦躁,荨麻疹等;中度呈现血管神经性水肿,喉头水肿;重度呈现咳嗽、呼吸困难、喘鸣、过敏性休克。输血前应详细了解患儿有无过敏史。过敏反应轻者可减慢输血速度,肌注抗组胺药物,继续密切观察;重者立即停止输血,保持静脉通路通畅,遵医嘱给予抗过敏药物,如地塞米松或皮下注射 1:10000 肾上腺素 0.1ml/kg,保持呼吸道通畅,吸氧,呼吸困难或喉头水肿时及时气管插管,心电监护,SpO_2 监测,积极抗休克治疗等。

3. 溶血反应　第一阶段凝集反应,表现为发热、烦躁;第二阶段黄疸加深、血红蛋白尿,伴有寒战、高热、呼吸困难、发绀、血压下降;第三阶段急性肾衰竭、高钾血症、酸中毒,甚至死亡。常为人为错误导致患儿接受了血型不合的血液输注。需加强从采集血标本到实验室检测,再从血液运输到最终输血全过程的控制,严格交叉配血,加强输血核对。一旦怀疑发生溶血,立即停止输血,核对受血者与供血者姓名、血型是否相符,必要时重新鉴定血型。维持水电解质酸碱平衡,保暖,静脉滴注碳酸氢钠溶液碱化尿液,推注呋塞米 1~2mg/kg 防治肾衰竭,大剂量地塞米松 0.5~1mg/kg 或甲泼尼龙 15~20mg/kg 冲击治疗,减轻溶血反应。严密观察生命体征、尿量、尿色变化,少尿、无尿者按急性肾衰竭护理。血型不合输血者应尽早输血型相合的血,严重病例应早期换血。

4. 循环负荷过重　常发生于输血开始后 1~24h 内,表现为明显烦躁不安,并进行性加重,呼吸困难,心率增快,双肺底出现湿啰音,肝脏进行性增大。主要原因为小儿心脏功能尚不健全,加之贫血、营养不良、严重感染等因素使心脏功能下降,或因输血量过多或输入速度过快而导致充血性心力衰竭。严格控制输血速度和短时间内的输血量,出现症状时立即停止输血、取半卧位,给予吸氧、镇静、利尿、强心等治疗。

5. 枸橼酸钠中毒　输血量多时大量枸橼酸钠进入体内,如肝功能不全,枸橼酸钠尚未氧化即和血中游离钙结合使血钙下降,导致凝血功能障碍、毛细血管张力减低、血管收缩不良和心肌收缩无力,出现手足抽搐、出血倾向、血压下降、心率缓慢、心电图 Q-T 间期延长,甚至心搏骤停,需严密观察患儿反应,慎用碱性药物,注意监测血气分析电解质,有异常及时处理。

6. 高钾血症　大量输入库存血可致高钾血症,表现为软弱无力,重者肌肉瘫痪、呼吸肌麻痹、心律不齐等。尽可能选用较新鲜的血液,已有高钾血症或肾功能不全者可选用洗涤红细胞输注。

7. 低体温　输入的血液温度过低、输血过快过多可致患儿体温下降、反应差、少哭、皮肤发冷、心律紊乱等。给予患儿保暖,低体温时给予热水袋保温或暖箱复温,避免不必要的躯体暴露,使用输血加温器加温血液和生理盐水冲洗液,密切监测体温变化。

8. 输血传播疾病　输血可传播乙型及丙型肝炎、艾滋病、梅毒、疟疾、巨细胞病毒、单纯疱疹病毒、EB 病毒等。需严格筛选供血者,严格掌握输血指征,切勿滥输血。

附表 5-20　输血操作评分标准

科室:　　　姓名:　　　日期:　　　考评者:　　　总评分:

项目	项目总分	标准要求	标准分	实得分	备注
人员准备	5分	操作者准备:衣帽整洁,修剪指甲,洗手	3		
		患儿准备:安静、取舒适体位	2		
评估	5分	评估输血的原因;评估患儿贫血程度、出血情况、生命体征及有无发热和皮疹等情况	2		
		评估患儿血型、交叉配血、血常规等实验室检查结果	1		
		评估静脉弹性、充盈度、穿刺部位皮肤情况	2		
物品准备	10分	治疗车上层: 治疗盘、皮肤消毒剂、污物杯、手套、输血器、输血泵、胶布、生理盐水、一次性 5ml 注射器、输血申请单、输血知情同意书、交叉配血单、血液制品	8		
		治疗车下层: 医用垃圾桶、生活垃圾桶、锐器盒	1		
		放置合理、有序	1		
环境准备	5分	操作区域宽敞、明亮,温湿度适宜	5		
操作流程	65分	确认有效医嘱	2		
		洗手	2		
		双人检查血袋有无破损渗漏,血液有无异常,血液有无凝块、变色、气泡及是否在有效期内	3		
		双人核对医嘱、输血申请单、交叉配血单、血袋标签信息,确认所有信息一致	5		

续表

项目	项目总分	标准要求	标准分	实得分	备注
		双人核对患儿资料:姓名、床号、住院号、性别、年龄、诊断、ABO血型、Rh血型、需输的血液类型、输血量及交叉配血结果	5		
		双人核对献血者资料:献血者编号、血袋号、ABO血型、Rh血型、血量。所有信息核对无误后双人签名或PDA扫码双签名	5		
		轻轻摇匀血液	2		
		消毒血袋插入口	2		
		生理盐水预冲输血器	2		
		输血器插入血袋,排空生理盐水,备齐用物至床旁	2		
		双人核对患儿身份、血型	2		
		检查静脉置管,双人确认,确保静脉通畅	5		
		输血器正确安装至输血泵,设置输血总量及输血速度	3		
		输血开始15min,输血速度调至5ml/h,严密观察有无输血不良反应,待无明显不良反应后调回正常速度	3		
		输血15min后测量患儿体温、心率、呼吸、血压,并记录	3		
		输血完毕输入少量生理盐水冲洗管道,留置针正压封管	5		
		再次查对血袋、输血量、患儿身份	3		
		输血结束后15min测量患儿生命体征,并记录	3		
		安置患儿,取舒适体位,整理床单位	5		
		血袋保存24h,填写输血不良反应报告单	3		
整体评价	10分	熟知输血管理制度,能有效应对输血不良反应	5		
		熟练、简洁地实施护理操作,显示良好临床知识、判断能力和技术	3		
		体现人文关怀,操作流畅,动作轻柔	2		

备注:A级(90~100分),B级(80~89分),C级(70~79分)

知识链接

新生儿对失血比较敏感，当新生儿失血量占其血容量的10%（失血30~50ml）即会出现明显症状而需要输血。

自体血回输是择期和急诊外科手术中的一项有效技术，可以减少或避免异体输血。但目前仅应用于手术失血量大又无污染的手术，如体外循环心脏手术。

近年来，研究人员对输血后出血NEC的病例进行系统的研究分析，提出了输血相关性小肠结肠炎的概念，但两者的关系还需要大量研究，以进一步评价两者之间的关系、临床特征、转归等。

（徐红贞）

第十五节　新生儿吸氧护理规范

【概述】

氧疗是新生儿呼吸治疗的重要组成部分，氧疗法的作用是提供足够浓度的氧，以提高血氧分压和血氧饱和度，从而保证组织的供氧，消除或减少缺氧对机体的不利影响。新生儿氧疗的主要目的是保持机体组织足够的氧供，特别是中枢神经系统和心脏，保证生理需要的通气量，改善机体的供氧，纠正呼吸性酸中毒，防止乳酸性酸中毒和休克，减少肺血管阻力增高所致的心脏或动脉导管水平的右向左分流。临床上有各种给氧装置，目前较为常用的有鼻导管、面罩、头罩、经鼻持续气道正压通气给氧和机械通气给氧。此节只介绍鼻导管给氧方式。

【适应证】

1. 各种原因造成的低氧血症

（1）通气不足：如呼吸道梗阻。

（2）通气/血流（V/Q）比例失调：如肺栓塞。

（3）扩散障碍：如肺间质纤维化、肺水肿。

（4）右向左分流的先天性心脏病。

2. 心力衰竭、脑缺血、末梢循环衰竭。

3. 复苏需要。

【禁忌证】

1. 无绝对禁忌证，但未成熟儿、高碳酸血症患儿禁忌高流量、高浓度吸氧。

2. 气胸禁忌用高压氧治疗。

【操作流程】

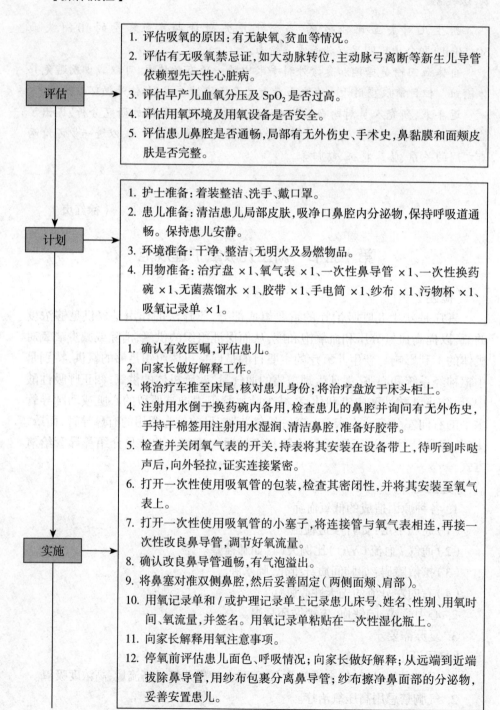

评估

1. 评估吸氧的原因：有无缺氧、贫血等情况。
2. 评估有无吸氧禁忌证，如大动脉转位，主动脉弓离断等新生儿导管依赖型先天性心脏病。
3. 评估早产儿血氧分压及 SpO_2 是否过高。
4. 评估用氧环境及用氧设备是否安全。
5. 评估患儿鼻腔是否通畅，局部有无外伤史、手术史，鼻黏膜和面颊皮肤是否完整。

计划

1. 护士准备：着装整洁、洗手、戴口罩。
2. 患儿准备：清洁患儿局部皮肤，吸净口鼻腔内分泌物，保持呼吸道通畅。保持患儿安静。
3. 环境准备：干净、整洁、无明火及易燃物品。
4. 用物准备：治疗盘 ×1、氧气表 ×1、一次性鼻导管 ×1、一次性换药碗 ×1、无菌蒸馏水 ×1、胶带 ×1、手电筒 ×1、纱布 ×1、污物杯 ×1、吸氧记录单 ×1。

实施

1. 确认有效医嘱，评估患儿。
2. 向家长做好解释工作。
3. 将治疗车推至床尾，核对患儿身份；将治疗盘放于床头柜上。
4. 注射用水倒于换药碗内备用，检查患儿的鼻腔并询问有无外伤史，手持干棉签用注射用水湿润、清洁鼻腔，准备好胶带。
5. 检查并关闭氧气表的开关，持表将其安装在设备带上，待听到咔哒声后，向外轻拉，证实连接紧密。
6. 打开一次性使用吸氧管的包装，检查其密闭性，并将其安装至氧气表上。
7. 打开一次性使用吸氧管的小塞子，将连接管与氧气表相连，再接一次性改良鼻导管，调节好氧流量。
8. 确认改良鼻导管通畅，有气泡溢出。
9. 将鼻塞对准双侧鼻腔，然后妥善固定（两侧面颊、肩部）。
10. 用氧记录单和/或护理记录单上记录患儿床号、姓名、性别、用氧时间、氧流量，并签名。用氧记录单粘贴在一次性湿化瓶上。
11. 向家长解释用氧注意事项。
12. 停氧前评估患儿面色、呼吸情况；向家长做好解释；从远端到近端拔除鼻导管，用纱布包裹分离鼻导管；纱布擦净鼻面部的分泌物，妥善安置患儿。

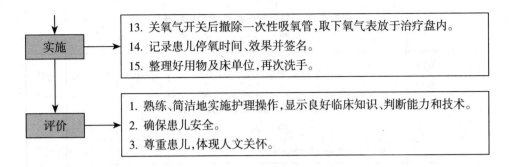

| 实施 | 13. 关氧气开关后撤除一次性吸氧管,取下氧气表放于治疗盘内。
14. 记录患儿停氧时间、效果并签名。
15. 整理好用物及床单位,再次洗手。 |

| 评价 | 1. 熟练、简洁地实施护理操作,显示良好临床知识、判断能力和技术。
2. 确保患儿安全。
3. 尊重患儿,体现人文关怀。 |

【注意事项】

1. 向家长解释用氧的目的,取得理解和配合。

2. 吸氧前检查吸氧管道的通畅性,妥善固定鼻导管,避免移位、脱落和堵塞。

3. 根据患儿病情调节吸氧流量。鼻导管一般用于轻中度缺氧,新生儿鼻导管给氧流量一般为 0.5~1.5L/min。

4. 吸氧过程中注意观察用氧的疗效,密切监测吸入氧浓度、患儿 PaO_2 及 SpO_2。一般供氧浓度以能维持 $PaO_2$50~80mmHg(早产儿 50~70mmHg),早产儿 $SpO_2$88%~93% 为宜。

5. 调节流量时需分离吸氧管后再调节,以免过大的流量冲击鼻黏膜造成患儿不适。

6. 告知家长吸氧注意事项,不可随意取下吸氧管和自行调节氧流量,保持吸氧管通畅;切勿吸烟或使用明火。

【并发症及处理】

1. 早产儿视网膜病和支气管肺发育不良　早产儿不恰当的用氧可引起。因此,需严格掌握早产儿用氧指征,选择合适吸氧方式,避免长时间、高浓度吸氧,避免氧分压波动过大,尤其避免氧疗> 15d、CPAP > 7d,吸氧浓度> 60% 等高危因素。患儿病情好转后,及时下调给氧浓度或者停止吸氧。用氧时密切监测 PaO_2 和 SpO_2,使 SpO_2 维持在 88%~93%、PaO_2 维持在 50~70mmHg。住院中进行氧疗的早产儿在生后 4~6 周或矫正胎龄 32~34 周必须行视网膜病变筛查,以早期发现、早期干预治疗。

2. 气道黏膜干燥　吸入的氧气必须湿化以防气道黏膜干燥受损,影响纤毛摆动。吸氧过程中注意观察湿化瓶内湿化水的位置,及时添加与更换湿化水。

3. 肺不张　未经湿化的氧气可使呼吸道分泌物黏稠不利于排出。因此,吸入的氧气需湿化,对于痰液黏稠者必要时可给予雾化吸入。

附表 5-21　鼻导管吸氧技术评分标准

科室：　　　　姓名：　　　　日期：　　　　考评者：　　　　总评分：

项目	项目总分	标准要求	标准分	实得分	备注
人员准备	5分	操作者准备：衣帽整洁，修剪指甲，洗手，戴口罩	3		
		患儿准备：安静、取舒适体位	2		
评估	5分	评估吸氧的原因；评估有无用氧禁忌证	2		
		评估用氧环境及用氧设备是否安全	1		
		评估患儿鼻腔是否通畅、有无外伤史、手术史，评估鼻黏膜和面颊皮肤是否完整	2		
物品准备	5分	治疗车上层：治疗盘、氧气表、一次性鼻导管、一次性换药碗、无菌蒸馏水、胶带、手电筒、纱布、污物杯、吸氧记录单	3		
		治疗车下层：医用垃圾桶、生活垃圾桶	1		
		放置合理、有序	1		
环境准备	5分	操作区域安全，温湿度适宜	5		
操作流程	70分	备齐物品，推车至床旁，核对患儿信息及医嘱有效性	3		
		洗手	3		
		向家长做好解释	5		
		治疗车推至患儿床头	3		
		关闭氧气表，将其安装在设备带上，听到咔哒声后表示安装到位	3		
		打开一次性使用吸氧管的包装，检查其密闭性，并将其安装在氧气表上	5		
		打开一次性吸氧管上的小塞子，将连接管与氧气表相连，再外接一次性改良鼻导管，并调节好氧流量	5		
		检查吸氧管是否通畅，用湿棉签清洁鼻腔	5		

续表

项目	项目总分	标准要求	标准分	实得分	备注
		插入鼻导管,妥善固定(两侧面颊部、肩部)	5		
		记录用氧时间及氧流量,并签名,用氧记录单粘贴于湿化瓶上。安置患儿于舒适体位	5		
		用氧完毕后,评估患儿有无缺氧情况,向患儿家长解释后拔管。拔管应从远端到近端,用纱布包裹分离鼻导管	5		
		擦净鼻面部,安置患儿	5		
		关氧气开关,撤除吸氧湿化瓶和管道,取下氧气表	3		
		记录停氧时间并签名	5		
		操作后查对,脱手套	5		
		整理用物,洗手,记录	5		
整体评价	10分	全面交代家长用氧注意事项	6		
		体现人文关怀,操作流畅,动作轻柔	4		

备注:计时从充气开始至记录结束。

A级(90~100分),B级(80~89分),C级(70~79分)

知识链接

鼻导管是一种低流量氧气输送系统,当需要低水平氧气补充时非常有用。与鼻导管流量比较而言,其吸入氧浓度取决于患儿的呼吸做功、呼吸幅度和分钟通气量,给易激惹患儿给氧时,须平衡好给氧和由于给氧可能引起小儿烦躁导致耗氧量增加两者之间的关系。

研究显示,不恰当的给氧方式、吸氧浓度及疗程都会对新生儿,尤其早产儿造成不良影响。头罩吸氧时低流量(1L/min)即可能对部分新生儿造成过高氧环境。暖箱内供氧在低流量下(1~3L/min)实际吸入氧浓度并未因氧流量的增加而出现显著性差异。

(徐红贞)

第十六节　新生儿吸痰护理规范

【概述】

新生儿吸痰是指利用负压原理经口腔、鼻腔或人工气道将呼吸道的分泌物或吸入物吸出,以有效清理呼吸道,保持呼吸道通畅,预防吸入性肺炎、肺不张、窒息等并发症的一种方法,也是采集痰液标本的一种手段。

【适应证】

1. 新生儿吸入羊水、奶汁、呕吐物等的急救。
2. 吞咽功能障碍、咳嗽无力、咳嗽反射迟钝或消失等患儿的呼吸道清理。
3. 食道闭锁、肺炎等患儿呼吸道分泌物多时。
4. 取痰液标本时。

【禁忌证】

单侧或双侧后鼻孔闭锁者应避免吸引闭锁处的鼻孔。

【操作流程】(口鼻腔)

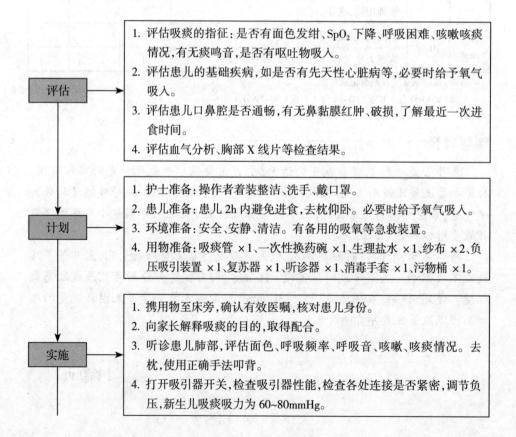

评估
1. 评估吸痰的指征:是否有面色发绀、SpO_2 下降、呼吸困难、咳嗽咳痰情况,有无痰鸣音,是否有呕吐物吸入。
2. 评估患儿的基础疾病,如是否有先天性心脏病等,必要时给予氧气吸入。
3. 评估患儿口鼻腔是否通畅,有无鼻黏膜红肿、破损,了解最近一次进食时间。
4. 评估血气分析、胸部 X 线片等检查结果。

计划
1. 护士准备:操作者着装整洁、洗手、戴口罩。
2. 患儿准备:患儿 2h 内避免进食,去枕仰卧。必要时给予氧气吸入。
3. 环境准备:安全、安静、清洁。有备用的吸氧等急救装置。
4. 用物准备:吸痰管 ×1、一次性换药碗 ×1、生理盐水 ×1、纱布 ×2、负压吸引装置 ×1、复苏器 ×1、听诊器 ×1、消毒手套 ×1、污物桶 ×1。

实施
1. 携用物至床旁,确认有效医嘱,核对患儿身份。
2. 向家长解释吸痰的目的,取得配合。
3. 听诊患儿肺部,评估面色、呼吸频率、呼吸音、咳嗽、咳痰情况。去枕,使用正确手法叩背。
4. 打开吸引器开关,检查吸引器性能,检查各处连接是否紧密,调节负压,新生儿吸痰吸力为 60~80mmHg。

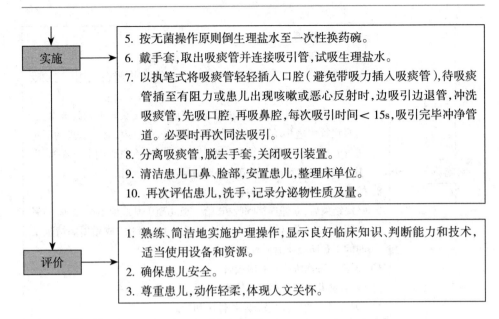

实施

5. 按无菌操作原则倒生理盐水至一次性换药碗。

6. 戴手套,取出吸痰管并连接吸引管,试吸生理盐水。

7. 以执笔式将吸痰管轻轻插入口腔(避免带吸力插入吸痰管),待吸痰管插至有阻力或患儿出现咳嗽或恶心反射时,边吸引边退管,冲洗吸痰管,先吸口腔,再吸鼻腔,每次吸引时间 < 15s,吸引完毕冲净管道。必要时再次同法吸引。

8. 分离吸痰管,脱去手套,关闭吸引装置。

9. 清洁患儿口鼻、脸部,安置患儿,整理床单位。

10. 再次评估患儿,洗手,记录分泌物性质及量。

评价

1. 熟练、简洁地实施护理操作,显示良好临床知识、判断能力和技术,适当使用设备和资源。

2. 确保患儿安全。

3. 尊重患儿,动作轻柔,体现人文关怀。

【操作流程】(气管内)

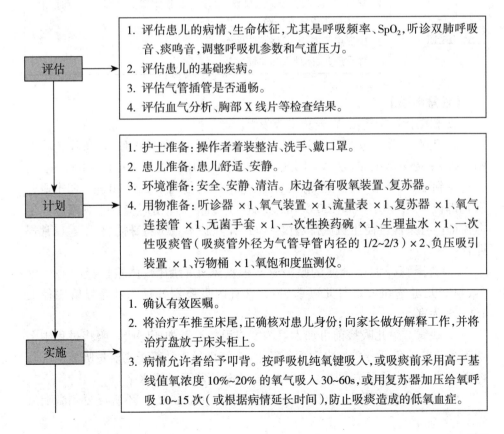

评估

1. 评估患儿的病情、生命体征,尤其是呼吸频率、SpO_2,听诊双肺呼吸音、痰鸣音,调整呼吸机参数和气道压力。

2. 评估患儿的基础疾病。

3. 评估气管插管是否通畅。

4. 评估血气分析、胸部 X 线片等检查结果。

计划

1. 护士准备:操作者着装整洁、洗手、戴口罩。

2. 患儿准备:患儿舒适、安静。

3. 环境准备:安全、安静、清洁。床边备有吸氧装置、复苏器。

4. 用物准备:听诊器 ×1、氧气装置 ×1、流量表 ×1、复苏器 ×1、氧气连接管 ×1、无菌手套 ×1、一次性换药碗 ×1、生理盐水 ×1、一次性吸痰管(吸痰管外径为气管导管内径的 1/2~2/3) ×2、负压吸引装置 ×1、污物桶 ×1、氧饱和度监测仪。

实施

1. 确认有效医嘱。

2. 将治疗车推至床尾,正确核对患儿身份;向家长做好解释工作,并将治疗盘放于床头柜上。

3. 病情允许者给予叩背。按呼吸机纯氧键吸入,或吸痰前采用高于基线值氧浓度 10%~20% 的氧气吸入 30~60s,或用复苏器加压给氧呼吸 10~15 次(或根据病情延长时间),防止吸痰造成的低氧血症。

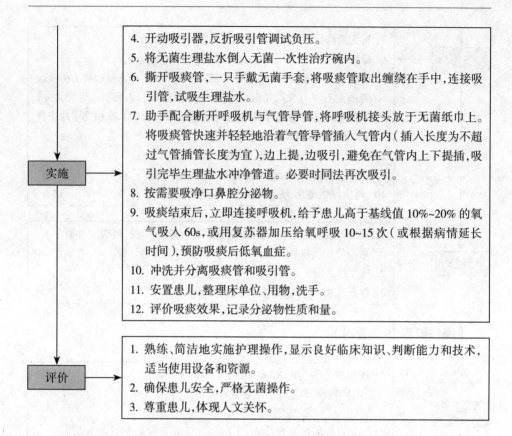

实施

4. 开动吸引器,反折吸引管调试负压。

5. 将无菌生理盐水倒入无菌一次性治疗碗内。

6. 撕开吸痰管,一只手戴无菌手套,将吸痰管取出缠绕在手中,连接吸引管,试吸生理盐水。

7. 助手配合断开呼吸机与气管导管,将呼吸机接头放于无菌纸巾上。将吸痰管快速并轻轻地沿着气管导管插入气管内(插入长度为不超过气管插管长度为宜),边上提,边吸引,避免在气管内上下提插,吸引完毕生理盐水冲净管道。必要时同法再次吸引。

8. 按需要吸净口鼻腔分泌物。

9. 吸痰结束后,立即连接呼吸机,给予患儿高于基线值 10%~20% 的氧气吸入 60s,或用复苏器加压给氧呼吸 10~15 次(或根据病情延长时间),预防吸痰后低氧血症。

10. 冲洗并分离吸痰管和吸引管。

11. 安置患儿,整理床单位、用物,洗手。

12. 评价吸痰效果,记录分泌物性质和量。

评价

1. 熟练、简洁地实施护理操作,显示良好临床知识、判断能力和技术,适当使用设备和资源。

2. 确保患儿安全,严格无菌操作。

3. 尊重患儿,体现人文关怀。

【注意事项】

1. 根据指征按需吸痰,避免常规吸引。

2. 正确叩背　患儿取侧卧位,保持呼吸道通畅,面对操作者,操作者将五指并拢,手指关节微屈,手掌呈凹式,腕关节用力,用指腹与大小鱼际由下至上,自边缘到中央,有节律的叩拍患儿背部,每次叩击抬高手 2.5~5.0cm。叩击避开双肾部位,叩击频率 100~120 次 /min,每次 1~2min。叩击时应注意观察患儿生命体征。有条件可使用机械排痰仪。早产儿除肺不张等特殊需要,不建议常规叩背。

3. 选择管径大小合适的吸痰管　根据患儿的胎龄、体重选择吸痰管型号,早产儿可选 6Fr,足月儿可选 8Fr。气管内吸痰管外径为气管导管内径的 1/2~2/3 为宜。

4. 缺氧　患儿吸痰前可加大氧浓度或用复苏器加压呼吸。吸痰过程中密切观察患儿面色、哭声,如出现面色发绀,应停止吸痰并给予高流量吸氧。气管内吸痰结束后给予高浓度吸氧至少 1min,再逐渐降至基线水平。

5. 新生儿吸痰吸力为 60~80mmHg,不超过 100mmHg。不宜反复刺激咽后壁,吸痰管不宜插入过深,吸引动作轻柔、敏捷。插入吸痰管时禁止带负压,每次吸引时间不超过 15s,吸引次数不超过 3 次,两次吸引之间应让患儿休息。

6. 气管内吸痰必须严格无菌操作。

7. 贮液瓶内吸出液应及时倾倒,水面不应超过 2/3,每天更换吸引瓶,一次性吸痰装置根据使用说明书更换贮液瓶,瓶内容物未超过 2/3 的建议 3d 更换一次。

【并发症及处理】

1. 低氧血症 吸引时负压过大,吸痰管过粗,吸引时间过长、过深;吸引时咳嗽增多,呼吸频率下降;吸引时中断给氧等原因可致低氧血症。患儿表现为烦,面色发绀,呼吸加快、加深,SpO_2 下降,心率增快等,立即停止吸痰,给予大流量氧气吸入或面罩吸氧,必要时复苏器加压给氧。

2. 呼吸道黏膜损伤 与新生儿呼吸道黏膜娇嫩、气道黏膜炎症充血、插入吸痰管时未根据解剖位置进入气道、吸引负压过大、吸痰管过硬过粗、动作不当、患儿剧烈挣扎等原因有关。表现为吸出血性分泌物,可用 0.45% 氯化钠溶液 0.1~0.2ml 湿化鼻腔再进行吸引,调节合适负压,插吸痰管时动作轻柔,遇到阻力应调整方向,不可强行插入,吸痰管避免插入过深。如吸出血性分泌物,安慰家长,做好解释,停止吸引,告知医生,评估出血量,监测生命体征,必要时请五官科会诊。

3. 心律失常 吸引时间过长可引起缺氧和二氧化碳潴留、吸痰管刺激咽喉部或吸痰管插入过深刺激气管隆突导致迷走神经反射、吸引时儿茶酚胺分泌过多等可致心律失常。表现为烦躁,面色苍白,听诊心律不规则或心搏骤停,心电图可确诊。一旦发生,立即停止吸引,给氧,心电监护,必要时进行胸外心脏按压,开放静脉通路,遵医嘱用药。

附表 5-22 新生儿口鼻腔吸痰评价标准

科室: 姓名: 日期: 考评者: 总评分:

项目	项目总分	标准要求	标准分	实得分	备注
人员准备	5分	操作者准备:着装整洁,修剪指甲,洗手	3		
		患儿准备:2h 内避免进食,安静、取舒适体位	2		
评估	5分	评估吸痰的指征:是否有面色发绀、SpO_2 下降、呼吸困难、咳嗽咳痰情况,有无痰鸣音,是否有呕吐物吸入;评估血气分析、胸部 X 线片等检查结果	2		
		评估患儿口鼻腔是否通畅,有无鼻黏膜红肿、破损;了解最近一次进食时间	2		

项目	项目总分	标准要求	标准分	实得分	备注
		评估患儿的基础疾病,如是否有先天性心脏病等,必要时给予氧气吸入	1		
物品准备	10分	治疗车上层: 吸痰管、一次性换药碗、生理盐水、纱布、负压吸引装置、复苏器、听诊器、消毒手套、污物桶	8		
		治疗车下层: 医用垃圾桶、生活垃圾桶	1		
		放置合理、有序	1		
环境准备	5分	操作区域安全,宽敞、明亮,温湿度适宜	5		
操作流程	65分	备齐物品,推车至床旁,核对患儿信息及医嘱有效性	5		
		洗手、戴口罩	5		
		向患儿家长解释,去枕	5		
		正确叩背,有条件可使用机械排痰仪	5		
		检查吸引器,开动吸引器,调节正确压力	5		
		将生理盐水倒入吸痰杯内,避免污染	5		
		戴手套,取出吸痰管,连接吸引器,右手持吸痰管,左手拇指控制吸引阀门,试吸生理盐水	10		
		吸痰管插入口鼻腔,边吸边退,动作轻柔。先吸口腔,再吸鼻腔。单次吸引时间 < 15s,每次吸引后用生理盐水冲净管道	10		
		分离并正确处理吸痰管	5		
		清洁患儿口鼻、脸部,妥善安置患儿,整理床单位,整理用物,洗手	5		
		评价吸痰效果,记录分泌物性质、量	5		
整体评价	10分	体现人文关怀,操作流畅,动作轻柔	10		

备注:A级(90~100分),B级(80~89分),C级(70~79分)

附表 5-23　新生儿气管内吸痰评价标准

科室：　　　　姓名：　　　　日期：　　　　考评者：　　　　总评分：

项目	项目总分	标准要求	标准分	实得分	备注
人员准备	5分	操作者准备：衣帽整洁，修剪指甲，洗手	3		
		患儿准备：安静、取舒适体位	2		
评估	5分	评估患儿的病情、生命体征，尤其是呼吸频率、SpO_2，听诊双肺呼吸音、痰鸣音，设置呼吸机参数和气道压力	2		
		评估患儿的基础疾病	1		
		评估血气分析、胸部 X 线片等检查结果	2		
物品准备	10分	治疗车上层：听诊器、氧气装置、流量表、复苏器、氧气连接管、无菌手套、一次性换药碗、生理盐水、一次性吸痰管（吸痰管外径为气管导管内径的1/2~2/3）、负压吸引装置、污物桶	8		
		治疗车下层：医用垃圾桶、生活垃圾桶	1		
		放置合理、有序	1		
环境准备	5分	操作区域安全，宽敞、明亮，温湿度适宜，最大程度的无菌	5		
操作流程	65分	备齐物品，推车至床旁，核对患儿信息及医嘱有效性	3		
		洗手、戴口罩	2		
		向患儿家长解释	2		
		病情允许者正确叩背，有条件可使用机械排痰仪	3		
		按呼吸机纯氧键吸入 1~2min 或用复苏器加压给氧呼吸 10~15 次	5		
		检查吸引器，开动吸引器，调节正确压力	5		
		将生理盐水倒入一次性换药碗内	5		
		戴手套，取出吸痰管，连接吸引器，右手持吸痰管，试吸水	10		

项目	项目总分	标准要求	标准分	实得分	备注
		助手配合断开呼吸机与气管导管,将呼吸机接头放在无菌治疗巾上。吸痰管快速并轻轻地沿着气管导管插入,边上提边吸引,避免在气管内上下提插。单次吸引时间<15s,每次吸引后用生理盐水冲净管道	10		
		吸痰结束后立即接呼吸机通气,给予患儿100%氧气2min或用复苏器加压给氧呼吸10~15次。必要时气管内吸痰结束再吸口鼻腔内的分泌物	5		
		分离吸引管,正确处理吸痰管	5		
		清洁患儿口鼻、脸部,安置患儿,整理床单位,整理用物,洗手	5		
		评价吸痰效果、记录分泌物性质、量	5		
整体评价	10分	体现人文关怀,操作流畅,动作轻柔	10		

备注:A级(90~100分),B级(80~89分),C级(70~79分)

知识链接

气道湿化不良可致痰液结痂,吸痰操作时间延长,增加患儿低氧血症的概率。临床常用的气道湿化方法有蒸汽加温加湿、雾化湿化法。应用呼吸机患儿应使用湿化器持续加温加湿吸入气体,不推荐在气管内吸痰前常规使用生理盐水滴注来稀释痰液。

气管内吸痰建议用测量法确定吸痰管插入深度,推荐浅吸引:吸痰管插入深度为气管插管和接头的长度。避免过深或过浅,插入过深可能会造成患儿缺氧不耐受,同时会反复刺激损伤气管隆突,过浅则不能很好地将痰液清理干净。

吸痰管回撤过程中持续负压吸引,不推荐吸痰管回撤过程中旋转吸痰管。

建议新生儿采用密闭式气管内吸痰,尤其是使用高浓度氧或呼气末正压通气(PEEP),或具有肺泡重新塌陷风险者。

吸引时不应将头部左右侧转,尤其早产儿。应保持正中位,以免颅内压增高。

(徐红贞)

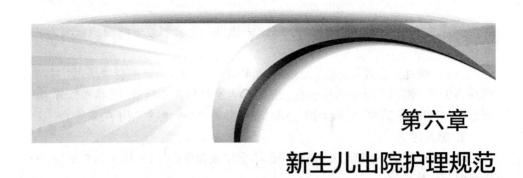

第六章
新生儿出院护理规范

　　有计划地、完善地实施出院计划是随访的重要条件,应由多团队合作从专业的角度形成并实施出院计划。发挥各医疗中心的优势,使家长早期纳入,根据家长的教育背景实施医学教育、增加参与机会,提升家长的自信心,给予患儿更好的家庭照护,减少再入院率。

　　此外,现代医疗可以延长生命,但是对于死亡的决定也必须慎重和深思熟虑,社会需要考虑延长生命的价值与其他价值之间的冲突,例如减轻疼痛、减少痛苦以及降低病残率等,所以人文关怀是此阶段重要的护理部分。

第一节　新生儿出院评估与指导

　　新生儿出院通常指经过住院期间的治疗和护理,患儿病情好转、稳定、痊愈,可以出院或仍需转院(科),或患儿家长不愿意接受医生的建议而选择自动离院,但无论是何种情况,护理人员均应对离院(科)患儿,进行一系列出院护理的工作。

　　新生儿出院护理的目的包括:①指导和协助患儿家长办理出院手续。②根据患儿病史提供的信息,核对患儿及家长的身份信息,对患儿家长进行出院指导,协助患儿及患儿家长尽快适应院外生活,并能遵照医嘱继续按时接受治疗或定期随访。③清洁、整理床单位。

　　新生儿在入院时就应该开始做出院评估,评估包括患儿自身情况、照护者及家庭的情况、健康需求的情况等,出院评估与指导应包括出院前和出院当日的评估与指导,有条件的医院可以在出院前一周邀请家长入病房陪伴患儿,学会如何照顾患儿。

　　(一)护理评估

　　1. 主要照顾者评估

　　(1)社会 - 心理评估:责任护士应根据病历系统中的相应模块进行评估,内容包括患儿主要照顾者的社会 - 心理评估和患儿主要照顾者的健康宣教需求评估。

（2）照顾能力自评：在患儿出院时，可以填写照顾者自评问卷评估患儿主要照顾者的照顾能力，问卷内容包括：出院后居家照护基本技能、喂养和营养、用药指导、症状体征观察、早期干预、急救、安全防范、特殊照顾、亲子关系等。

2. 患儿评估

（1）病情评估：评估患儿喂养情况、体重增长和生命体征，病情是否平稳，是否及时与医生沟通。

（2）体格检查：出院时，责任护士应详细检查患儿全身状况，全身体检时，患儿多为裸露状态，需注意保暖，参见本书第一章第二节"体格检查"。

（二）护理问题

1. 焦虑　与出院时家长缺乏相关的护理技能、疾病知识和心理准备有关。

2. 知识缺乏：家长缺失照护技能。

（三）护理措施

1. 相关人员准备

（1）护士准备：责任护士（1人）着装整洁、洗手。询问患儿家长是否愿意入科接受宣教，要求2名主要照顾者进入病房。入病房前，主要照顾者确保身体健康。

（2）患儿准备：患儿置于床单位上，心电监护仪处于连接状态。

2. 环境准备　布置合适的个体化宣教房间，配备流动水、电视机、沙发、现场宣教用物（泵奶器、沐浴用品、奶瓶及消毒锅、哺乳枕、示教婴儿等），以及病情监测和医疗用物（心电监护仪、氧源、负压吸引装置等）。1个房间可同时容纳1~2个家庭，用床帘隔开保护隐私。

3. 用物准备

（1）宣教资料：纸质版宣教资料或电子版视频等，便于家长掌握有关的护理知识、技能和护理要求。

（2）出院带药：遵医嘱拿取出院带药。

（3）文书类处理：执行出院医嘱，填写护理记录单，描述出院当天患儿情况。填写患儿出院健康宣教单。按要求整理病历，并保存留档。

4. 指导家长办理出院手续。

5. 核对

（1）查对医嘱，核对患儿身份，将患儿置于床单位上，拔除各类导管，注意按压止血。更换尿布，穿衣，保留一个手圈于患儿身上，解除另一个手圈粘贴于患儿衣服外。

（2）核对出院结账凭证。

（3）根据病史信息，核对家长身份，带领家长进入病区，督促执行手卫生，与家长核对患儿信息，确认无误后，解除患儿佩戴于身上的腕带。

6. 出院指导

（1）根据照顾者自评结果，患儿当时的生理需求以及照顾者的认知能力提供个体化针对性宣教，可使用现场指导、发放宣教材料和播放视频等宣传方式。

（2）所需宣教的技能包括：出院后居家照护基本技能、喂养和营养、用药指导、症状体征的观察、早期干预、急救、安全防范、特殊照顾、培养亲子关系等。

（3）听取照顾者反馈，最后由照顾者和护士共同评价效果，主要评价照顾患儿的能力有无提升，出院带药是否掌握等。

（4）整理患儿用物，归还患儿寄存物品。

7. 床单位处理　护理人员在患儿离院后进行床单位整理，撤去污被服。根据出院患儿疾病病种决定清洗、消毒方法。用消毒液擦拭床及床旁物品，床垫、床褥等用紫外线灯照射消毒或臭氧机消毒，也可以置于日光下暴晒。传染性疾病患儿离院后，按传染病终末消毒法进行处理。

8. 其他

（1）对于有特殊护理指导的患儿，如居家管饲喂养患儿、居家氧疗患儿、居家造瘘患儿等，应在出院前提供1~2次出科宣教。在患儿出院前，让家长再次进行自我评估，从而评估宣教的效果，对于不足之处进行优化和改进。

（2）护理人员应特别注意病情无明显好转、转院、自动离院的患儿家长并做好相应的护理。有针对性的安慰与鼓励。对自动出院的患儿应在出院医嘱上注明"自动出院"，并要求患儿家长签字确认。

（四）护理评价

1. 患儿出院时主要照顾者负面情绪是否减轻，主要照顾者照护技能和理论知识有无提升。

2. 护理人员能否熟练、简洁地实施护理操作，显示良好专科知识、判断能力和技术，能否适当使用设备和资源。能否确保患儿安全，根据护理标准正确且有效率地执行查对制度、无菌原则、消毒隔离制度。是否尊重患儿，体现人文关怀。

附表6-1　新生儿出院健康教育评价标准

科室：　　　　姓名：　　　　日期：　　　　考评者：　　　　总评分：

项目	项目总分	标准要求	标准分	实得分	备注
人员准备	3分	操作者准备：衣帽整洁，操作前严格按照七步洗手法进行手卫生消毒。询问患儿家长是否愿意入科接受宣教	2		

续表

项目	项目总分	标准要求	标准分	实得分	备注
		患儿准备:患儿置于床单位上,心电监护仪连接中	1		
评估	6分	评估患儿病情	2		
		评估主要照顾者照顾能力,入院护理记录单上是否有记录	2		
		评估患儿全身皮肤情况,皮肤褶皱处有无皮疹、糜烂等情况	2		
医疗文书处理	8分	根据出院医嘱停止相关治疗并处理各种医疗护理文件	2		
		在体温单相应出院日期和时间栏内填写出院时间	2		
		填写出院健康宣教单	4		
物品准备	4分	各类宣传资料	1		
		出院带药	3		
环境准备	4分	操作区域安全,明亮,温湿度适宜	4		
操作流程	60分	备齐用物,至患儿床旁	1		
		查对医嘱,核对患儿信息	2		
		洗手	2		
		将患儿置于床单位上,拔除各类导管,注意按压止血	4		
		更换尿布,穿衣,保留一个手圈于患儿身上,解除另一个手圈粘贴于患儿衣服外	4		
		核对出院结账凭证	2		
		根据病史信息,核对家长身份	4		
		与家长共同核对患儿信息,确认无误后解除患儿腕带	4		
		喂养指导:提倡母乳喂养,指导奶具的消毒及手卫生,告知家长患儿目前的奶量、喂养频次、最后一次喂奶时间、喂养时的注意事项	5		

续表

项目	项目总分	标准要求	标准分	实得分	备注
		居家护理指导:包括环境和用物的要求,皮肤护理要求,沐浴、按摩的注意事项等	5		
		用药指导:与医生一起对患儿家长进行药物宣教,确保家长掌握	5		
		特殊护理指导:如造瘘口护理,伤口的护理,管饲喂养的护理,出院前必须给家长做示教和回复示教,确保家长掌握该项操作	5		
		听取主要照顾者反馈	5		
		照顾者和护士共同评价效果	5		
		明确门诊随访时间,指导预防接种计划	3		
		操作后,再次核对	2		
		洗手,按要求整理病历	2		
床单位终末消毒	7分	整理床单位,撤去污被服	2		
		消毒水、清水擦拭小床,呈备用状态	2		
		传染性疾病患儿离院后,按传染病终末消毒法进行处理	3		
整体评价	8分	身份识别严谨,安全意识强	4		
		体现人文关怀,沟通有效	2		
		操作流畅,动作轻柔	2		

备注:A级(90~100分),B级(80~89分),C级(70~79分)

（胡晓静　刘　晴）

第二节　新生儿出院随访

新生儿和婴儿早期(3~4个月以前)是一个特殊的时期,既是神经系统的易损伤期,又是神经系统代偿与可塑性较强的时期。通过随访有助于早期发现体格发育或神经发育是否偏离正常儿童,及时早期干预,改善脑功能,促进脑发育,减轻伤残程度,降低人群的残障率。另外,通过随访也可回顾性进行流行病学调查以及前瞻性临床随机对照探索神经发育伤残的发生率、危险因素和发病机制。

（一）随访团队

设立新生儿随访中心，建立以新生儿专科医生为中心的神经内科、眼科、耳鼻喉科、内分泌科、药剂科、营养科、儿童保健、康复、护理等多科协作随访团队，并有社会工作者的参与和初级卫生保健的后续加入，在不同的随访阶段提供相应的支持，并保持一致性，为以家庭为单位照顾系统提供支持，提高高危儿生存质量。

（二）随访内容

1. 询问既往信息

（1）首次随访时应了解家庭基本信息、母亲孕产期情况、家族史、新生儿出生情况、患病情况及治疗经过，住院天数、出院时体重及出院时喂养情况等。

（2）每次随访时询问两次随访期间的喂养与饮食、体格生长和行为发育、睡眠、大小便、健康状况及日常生活安排等情况。如患疾病，应询问并记录诊治情况。

2. 全身体格检查

（1）首次随访：重点观察早产儿哭声、反应、皮肤、呼吸、吸吮、吞咽、腹部、四肢活动及对称性等。每个患儿基础疾病不同，随访的内容各有侧重，根据随访结果干预的措施亦不同，并结合患儿及家庭的具体情况在规范随访的基础上制订个体化的随访方案。

（2）体格发育：①体重低于标准体重时应分析是否处于合理范围，营养不良或疾病所致应对症治疗。身长显著异常可能与先天性骨骼发育异常（如软骨发育不全）或内分泌疾病（如垂体侏儒症、先天性甲状腺病）有关。②头围过大常见于脑积水，过小常见于小头畸形、大脑发育不全等情况。出生时头围增长的缓慢和后期缺乏追赶生长均可能提示存在脑损伤并预示神经发育预后不良。50%的小于胎龄的极低出生体重儿出生时头围低于正常，20%的适于胎龄的极低出生体重儿在新生儿期有头围生长迟缓。③胸围与小儿营养状况有密切关系。营养不良的患儿，胸围超过头围的时间往往延迟，需考虑营养不良的程度及胸廓、肺发育不良。

（三）神经发育评估

1. 新生儿行为神经测定（neonatal behavioral neurological assessment，NBNA）参见本书第一章第三节"新生儿护理评估"。

2. Amiel-Tison 神经学评估（Amiel-Tison neurologic assessment）该法是法国神经学家 Amiel-Tison 根据婴儿第一年中的肌张力变化建立的一种简单的神经运动功能检查方法，进行的简单的神经运动功能检查方法，可定期随访主动肌张力、被动肌张力、原始反射和姿势反应的动态变化，有助于早期发现运动落后、反射、肌张力和姿势异常。结合围产期病史及全面体格和智力检查，可早期做出脑瘫的预测。Amiel-Tison 目前已经简化成 20 个项目,包括:对红球反应,对人脸反应,对声音反应,非对称性紧张性颈反射(ATNR),持续手握持,拉坐姿势和头竖立,俯卧位,围巾征,内收肌角,腘窝角,足背屈角,独坐 ≥ 30s,手主动抓,翻身,主动爬,膝反射,侧面支撑反应,降落伞反应,立位悬垂反应,俯卧位悬垂反应。

3. 婴儿运动表现测试(test of infant motor performance, TIMP)重点针对具有高危因素的早产儿和脑损伤高危婴儿,对婴儿早期的姿势和运动进行评估以筛查出异常婴儿的一个工具。能够评估婴儿运动控制、姿势协调及功能活动相关的运动能力,预测将来婴儿运动发育情况,并可对干预效果进行评价,为早期发现、早期干预提供科学依据。

4. Alberta 婴儿运动量表(Alberta infant motor scale, AIMS) 对日趋增长的高危婴儿群体进行监测以早期发现粗大运动发育异常并给予尽早干预的需求。AIMS 具有如下特点和用途:①由于 AIMS 不仅评估运动技能是否获得,而且对每一项技能从负重、姿势及抗重力运动三方面特征进行分析和评估,从而可以尽早地识别出运动发育不成熟或运动模式异常的婴儿。②由于 AIMS 可以敏感地反映出正常婴儿在较短时间内所发生的运动发育微小变化,因此,它可用于精确地评估婴儿运动发育成熟水平以及干预治疗后的变化。③ AIMS 能够精确地展现运动技能在质量上的成熟改变,这正是干预希望体现的效果。这一点应不包括脑瘫的疗效评估,因其运动模式常难以恢复正常。④由于 AIMS 不仅关注运动技能的发育速度,它更具优势的是观察运动技能的缺失或异常的成分,因此,对干预方案的制订尤其是干预要点的选择提供了有价值的参考信息。AIMS 的这个特点对于缺乏经验的治疗师来说可能是非常有指导意义的。

5. Peabody 运动发育量表(Peabody developmental motor scales) 由美国发育评估与干预治疗专家编写,是一套优秀的婴幼儿运动发育评估量表。该量表由 6 个亚测验组成,包括反射、姿势、移动、实物操作、抓握和视觉运动整合等,共 249 项。测试结果最终以粗大运动、精细运动和总运动等的发育商来表示。作为一种专门的运动发育量表,其评测项目的选择、方法的可操作性和易用性、评分标准的明晰性等方面都有独到的优点。该量表不仅可用于运动发育迟缓评价,也适用于脑性瘫痪的运动功能评价,并可用于儿童运动康复的评定。

6. 年龄与发育进程问卷(ages & stages questionnaires, ASQ) 儿童发育筛查系统是最准确的与家长友好合作的筛查和尽早识别有潜在发育迟缓问题儿童的方法。可以帮助家庭教育咨询者、儿童照顾者和儿童保健专业人员迅速识别在社交或情绪方面存在风险的年幼儿童,并有助于分析这些儿童在早期干预方面的需求。并为开展长期、有效的发育监测提供了详细、实用的建议。年龄与发育进程问卷 - 第三版(ages & stages questionnaires, third edition, ASQ-3)可针对幼儿在沟通、粗大动作、精细动作、问题解决以及个人社交技能等方面的发育状况做筛查。年龄与发育进程问卷：社交 - 情绪（ages & stages questionnaires：social-emotional，ASQ：SE）则针对幼儿社会情感发展、心理健康水平做筛查。

7. 全身运动质量评估（general movements，GMs）　是 1990 年 Prechtl 提出的一种新的完全无创的评估方法，其原理是根据人类胎儿、新生儿和小婴儿有一种特征性的、与众不同的、自发的运动形式，表现为包括头部、躯干、上肢和下肢的复杂多变和优美流畅的全身的粗大运动。当神经系受损时 GMs 的质量可发生改变，是一种针对新生儿和小婴儿的新型的神经运动评估方法。GMs 是指整个身体所参与的运动，包括臂、腿、颈和躯干等部位以变化运动顺序的方式参与进来。在运动的强度、力量和速度方面都具有高低起伏的变化，运动的开始和结束都具有渐进性。沿四肢轴线的旋转和运动方向的轻微改变使整个运动流畅优美并产生一种复杂多变的印象。GMs 是最常出现和最复杂的一种自发性运动模式，最早出现于妊娠 9 周的胎儿，持续至出生后 5~6 个月。GMs 能够十分有效地评估年幼儿神经系统的功能，能敏感地提示特定的神经损伤。

8. 贝利婴幼儿发育量表（Bayley scales of infant development，BSID）　提出心理发育指数（MDI——用于反映认知功能）和精神运动发育指数（PDI——更注重运动功能），与盖塞尔发育量表（Gesell developmental schedules，GDS）一起作为诊断性测验。Bayley Ⅲ增设了认知、语言和运动领域的标准指数，语言分为理解和表达两个部分，运动包括精细运动与粗大运动两个部分。这五个部分分别有了标准分（均数 10，标准差 3），常模的最低分与最高分作了扩展，指数分范围达到 40~160，增加了社会 - 情感发育和适应性行为家长问卷，提高了孤独症的检出效率。BSID 耗时较少，比较实用，而 GDS 所需的物品较多、测试时间较长。

（四）健康教育

1. 呼吸问题　出生体重 < 1500g 的早产儿在第一年再次住院的可能性是足月婴儿的 4 倍，第一年住院最常见的是呼吸道感染的并发症，在出生后，肺暴露于容积创伤和气压创伤以及高氧环境，损害肺组织，减少肺血流量，由此导致的肺部疾病可能会蔓延到成年期。大约 23% 的极低出生体重儿和 40% 的超低出生体重儿（出生体重 < 1000g）发展为支气管肺发育不良（bronchopulmonary dysplasia，BPD）。典型的 BPD（指校正胎龄 36 周仍需要氧气）的呼吸道症状常持续数月，胸部下陷及哮鸣音可能持续一年，需做好家庭氧疗护理。患儿呼吸急促、呼吸困难、发绀、三凹征阳性均为氧疗指征。可用鼻导管、面罩、头罩吸氧。家庭氧疗中应保持气道通畅，保持颈部适度伸展，清理口鼻咽分泌物，改善肺部顺应性。

2. 合理喂养　根据每位出院新生儿的具体情况，指导喂养。提倡母乳喂养,促使新生儿达到纯母乳喂养 6 个月。6 个月后正确添加辅食,并且继续母乳喂养至 2 岁到 2 岁半。由于多种原因,极低出生体重儿的喂养和生长问题发生率很高。患有严重 BPD 的婴儿需要增加热量来增加体重。

(1)纠正贫血:早产儿和低出生体重儿提倡母乳喂养。纯母乳喂养者应从 2~4 周龄开始补铁,剂量 1~2mg/(kg·d)元素铁,直至 1 周岁。不能母乳喂养的婴儿应采用铁强化配方乳。足月儿尽量母乳喂养 4~6 个月;此后如继续纯母乳喂养,应及时添加富含铁的食物;必要时可按每日剂量 1mg/kg 元素铁补铁。未采用母乳喂养,应采用铁强化配方乳,并及时添加富含铁的食物。1 岁以内应尽量避免单纯牛乳喂养。鼓励进食蔬菜和水果,促进肠道铁吸收;尽量采用铁强化配方乳。当贫血存在时,每日补充元素铁 2~6mg/kg,餐间服用,2~3 次/d。应在 Hb 正常后继续补铁 2 个月,恢复机体贮存铁水平。必要时可同时补充其他维生素和微量元素,如叶酸和维生素 B_{12}。补铁 2 周后 Hb 量开始上升,4 周后 Hb ≥ 20g/L,应及时随访。

(2)预防佝偻病:根据我国佝偻病预防指南,出院后为预防佝偻病,0~6 个月和 6~12 个月婴儿钙的适宜摄入量分别为 200mg/d 和 260mg/d,12 月龄以上儿童,无论血清 25- 羟维生素 D 水平如何,钙摄入＜300mg/d 均增加佝偻病风险。我国目前建议 6 个月以下的健康婴儿不必额外补充钙剂,母乳及配方奶已能提供足够的钙;而对于 6 个月以上的健康婴儿同样可以从母乳和配方奶中获得足够的钙;早产及极低出生体重婴儿是钙缺乏的高危人群。推荐出生到 12 月龄的所有婴儿补充 400IU/d(10μg/d)维生素 D 以预防佝偻病,且不论其喂养模式。也就是所有的婴儿,不管是母乳喂养还是配方奶喂养,或者混合喂养,都应该补充维生素 D 400IU/d。

(3)口腔康复与护理:有部分婴儿有口腔运动发育的异常或延迟,可能与早期临床口腔刺激而产生口腔厌恶有关,他们通常需要口腔康复与护理给予支持。一些早产儿需要帮助从管饲喂养转向口服喂养,或随着年龄的增长通过不同的食物逐渐发育。口腔康复与护理将评估喂养困难的问题,并提供改善口服喂养和吞咽的建议,以使婴儿能够安全有效地进食。

3. 眼科随访　在视网膜脱离的情况下,患有严重 ROP 的婴儿出现严重视力丧失或失明的风险增加。严重 ROP 的风险在 ELBW 人群中最高,其中失明的发生率为 2%~9%。需密切随访早期经激光治疗的 ROP 婴儿,确保视网膜完全血管化。患儿在出院前需向家长再次强调 ROP 随访的重要性,并以书面形式告知,让家长完全知晓该病的不良预后。如需转院,必须明确所转医院是否有相应人员和设备可继续随访 ROP,如果不具备,建议患儿不转院,继续在原医院治疗和随访至视网膜完全血管化。ROP 第 1 次筛查时间为生后第 4 周或纠正胎龄 32 周,随访频度应根据第一次检查的结果,由眼科医生决定随访方案,坚持随访直至校正胎龄 44 周。

4. 听觉随访　NICU 的新生儿处于发生听力丢失的高度危险中,早期识别听力丢失的病因学有助于这些患儿的治疗和管理,因为正常的听力是语言学习的前提,严重听力障碍会使婴幼儿由于缺乏语言刺激和环境而无法进入语言的学习期,在语言发育最重要和关键的 2~3 岁内不能建立正常的语言学习,轻者导致语言和言语障碍、社会适应能力低下、注意力缺陷和学习困难等心理行为问题,重者导致聋哑。听力丢失的原因包括缺氧、高胆红素血症、感染和耳毒性药物的应用等。听力损害是新生儿常见的异常情况之一,特别是早产儿、高胆红素血症、孕母感染、窒息等亦是引起听力损伤的高危因素。巨细胞病毒感染是最常见的宫内感染,也是相对常见的听力丢失的原因,且可以是进行性的。早产增加了感音神经性和传导性听力损失的风险。大约 2%~11% 的极低出生体重儿会出现听力损害。

5. 听觉脑干反应　2000 年美国婴幼儿听力联合委员会(Joint Committee on Infant Hearing, JCIH)推荐耳声发射(otoacoustic emissions, OAE)与听觉脑干反应(auditory brain-stem response, ABR),即 OAE+ABR 作为新生儿听力普遍筛查的方案。目前在上海市所建立的新生儿听力普遍筛查模式正是基于这种方案,其基本流程包括生后住院期间 OAE 初次筛查(初筛)、生后 42d 的 OAE 第 2 次筛查(复筛)和生后 3 个月 ABR 诊断检查及其后的随访、干预。OAE 可以观察耳蜗外毛细胞的工作状态,检查时对患儿无损伤和不适,并可早期发现听力障碍。早产儿的听力筛查从胎龄 34 周开始,每一个早产儿都应进行听力测试。测试时要保证环境的安静,患儿在喂奶后熟睡、安静状态下进行,保持外耳道的清洁,以免干扰测试结果。对第 1 次筛查未通过者应在 1 个月后复查,仍不通过者 3 个月后再复查,如不通过则同时行脑干诱发电位(brainstem evoked potential, ABR)检查,ABR 检查未通过者需接受全面听力学评估,以确定听力损伤的性质和程度。确诊听力障碍者应即刻进行干预治疗,出生 6 个月内接受治疗效果明显优于 6 个月后。

6. 免疫接种　由于住院期间不进行免疫接种,指导出院后的新生儿应至当地的免疫接种门诊随访,及时接受科学正确的免疫接种。

(胡晓静　陆春梅)

第三节　新生儿安宁疗护

安宁疗护(hospice care)又称临终关怀、缓和医疗,是指在患儿处于疾病终末期、无法治愈的情况下,针对患儿临终全过程以及患儿家长开展的整体性、积极性的护理,旨在提升该段时期内患儿及其家长的生活质量。实施安宁疗护,可以使患儿临终痛苦得到减轻,使患儿享有充分的人格尊严,提升患儿临终前的身心舒适度。安宁疗护主要针对濒死者,包括对患儿及其家长进行生理、精神和经济方面的全方位服务,不以治愈疾病、延长生命为目的,而是通过缓解病痛来给患儿安慰,提高生命最后阶段的生存质量,让患儿有尊严地结束生命。

（一）新生儿临终关怀姑息治疗的指导原则

1. 关注家庭与患儿　所有照护应符合儿童和家庭的个人、文化、精神、价值、信仰需求,满足家庭应对死亡过程的准备。家庭及照护者有权了解疾病、可能的治疗方法和结果,同时尊重家庭的保密权利。临终关怀姑息治疗是由家庭与正式照顾者共同的决定,医疗护理团队应尊重家庭的选择。

2. 连续性护理　卫生保健人员应从患儿的疾病治疗、死亡至家庭失去患儿的整个过程向家庭照护者提供连续性的照护。

3. 交流有效的临终关怀和姑息护理　取决于姑息护理团队与家庭的沟通能力。护理人员尊重患儿家庭的交流语言,必要时通过翻译或口译服务来满足团队与家庭的沟通需要。

4. 需求可及性　临终关怀姑息护理应覆盖全天 24h,家庭可根据其所需要的资源选择合适的安宁缓和的医疗环境,并且医院为每一个丧亲家庭都配有一名照护者。

（二）终止维持生命的治疗或撤回生命支持的决定

在生命护理结束的过程中,卫生保健专业人员将与家长对维持之前的生命治疗或撤回生命支持展开讨论,并参与做出撤回生命支持的决定。医院所提供的交流场所应环境舒适、安静、私密,保护家庭的隐私,卫生保健人员应确保留有足够的时间让家人提出问题,表达意见、态度、感受,适当宣泄自己的情感。所有的决定都应最大程度的较少痛苦和缩短死亡的过程,确保患儿利益的最大化。

1. 英国皇家儿科和儿童健康学院关于停止或撤回维持生命护理的合理状态

（1）脑死亡。

（2）永久植物人。

（3）治疗不能减轻痛苦,只能延缓死亡。

（4）没有目的的情况,生存只会带来包括身体或精神上的损伤。

（5）逐渐恶化和不可逆转,进一步的治疗使家庭无法承受。

2. 高年资新生儿科医生客观评估、审核并确认患儿的诊断,判断其疾患是否属于基本或完全治疗无望（如Ⅳ级脑室内出血、不可逆的多器官功能衰竭、极难存活的极早早产儿、严重且不可逆的脑损伤、多发的严重先天畸形、罕见的遗传代谢疾病以及染色体疾病等）,并评估临终关怀是否恰当。

（三）护理措施

1. 以家庭为中心的临终照护支持

（1）保护家庭隐私：在私密环境向家长宣布坏消息。由医生向家长介绍患儿情况，纠正家长对孩子病情的误解，并征求家长的需求和疑问。向家长介绍目前患儿所接受的治疗和护理措施，让其了解患儿的现状、生存的可能性等。解释即将实施的临终护理利弊，以及患儿目前和即将得到的照顾等。

（2）评估家长的生理、心理状况，制订个体化护理：鼓励家长叙述内心的感受，使其充分宣泄自责、难过、悲伤等不良情绪，并为家长宣泄悲伤的情绪提供场所。适时对家长进行劝慰，尽量满足他们的愿望，如抱抱、看看或抚摸患儿，保留患儿的遗物，安排家长与患儿同室度过短暂的临别时光，允许家长照顾临终新生儿。

（3）维护尊严：给孩子穿衣服，避免拍摄宝宝裸体且全身覆盖着导管和电线的照片，家庭可以选择给婴儿穿上特别含义的衣服，如天使的礼服，医院社工部可以寻求组织为家庭免费提供。

（4）情感支持：提供点对点的支持，与丧亲导师配对获得情感支持。如医院没有有效的同伴支持项目，在征得家长同意的情况下，转介给由其重症监护室工作人员评估过的区域或支持组织，如社工部。

（5）制作纪念品：向家庭赠送与孩子住院相关的纪念品或照片，为他们提供记住孩子片段与场景的物品。医院可以通过专业摄影志愿组织向家庭免费提供摄影服务。

（6）社会支持：如果家庭将婴儿带回家等待死亡，卫生保健人员应在出院前向家庭提供照护知识和心理 - 社会支持，评估家庭照顾和处理婴儿的应对能力，帮助家庭做好出院准备。如包括有哪些支持系统，以及社区中是否有针对家庭和新生儿的姑息性和 / 或临终关怀。对于预期无法存活的婴儿，应制订在家庭参与下进行家庭死亡的计划，后期提供对父母的支持性联系，例如临终关怀护士上门帮助家庭实施安宁护理，或与支持性团体面对面及同社区的同行导师在线联系。

2. 对患儿的照护

（1）基础护理：由家长决定是否将临终患儿安置在新生儿监护病房，临终期间护士尽可能去除新生儿颜面上的胶布和身体上不必要的导线，保持皮肤清洁干燥。给予患儿舒适体位，注意保暖，注意减少噪声对患儿的刺激，进行各项护理操作时均应动作轻柔，轻声说话，尽可能为患儿营造一个安静的环境。

（2）疼痛管理：父母和卫生保健专业人员应根据儿童的最大利益作出决定。提供儿童临终关怀姑息治疗的卫生专业人员有一种伦理责任，即"积极追求舒适"，尽量减少儿童的不适、痛苦或疼痛。临终新生儿的疼痛主要来自于操作性疼痛和疾病本身引起的疼痛,征求家长的意愿,经家长同意后停用所有的有创护理操作,包括各种穿刺和插管,对于垂死的新生儿可以给予吗啡减少疼痛、呼吸困难和焦虑。允许家长对患儿身体进行轻柔抚触。在拔除气管插管后或伴随自然死亡前,呼吸道分泌物的堆积会出现喉鸣喘息声,可以通过清除气道分泌物,或遵医嘱使用抗胆碱能药物,减少腺体分泌,缓解气道喘息声,增加患儿的舒适度。

（3）重症监护:依据美国儿科学会(American Academy of Pediatrics)的指导方针,以患儿获得最大受益作为指导标准,因此卫生保健人员在与家长讨论是否开始或继续对于患儿的监护和救治,对可能无法存活的婴儿进行救治前都应确保给予患儿连续性生命体征监测。

（4）密切观察病情变化:随时进行评估或实施有针对性的处理,如患儿出现烦躁,遵医嘱给予镇静或镇痛药。对患儿的病情发展情况和各项处理均详细记录,整个过程保证患儿得到持续性的护理。医护人员在与家长讨论停止生命支持时,征求患儿尸体的处理方式,尊重家长的文化和宗教信仰,尽可能地给家庭提供方便和帮助。

3. 医务人员的教育与支持

（1）培训:卫生保健工作人员与承受极端压力的家庭沟通是一项极其困难的工作,为让护士和医生都做好与临终患儿家人谈话的准备,进而开展有效而合适的谈话,医院应给特殊岗位的卫生保健人员开设临终照护教育培训。

（2）支持:重症监护室的姑息治疗工作压力很大,护理人员会存在继发性创伤应激综合征和／或创伤后应激障碍的风险。参与临终照顾的工作人员应有机会倾诉并获得同伴或同事间的支持,当照顾护士或医生得到更多情感上的支持,他们会将这份关怀转移至患儿家庭。工作中遇及需特殊照顾的工作人员,也可将其转介专职辅导员给予帮助。

（胡晓静　李丽玲）

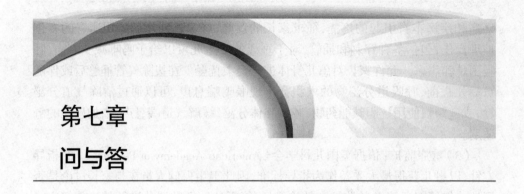

第七章

问与答

新生儿疾病种类繁多,不论是护理技术或是人文关怀均有其特殊性,作为新生儿科护士必须具备扎实的理论基础及娴熟的操作技能。为了促进新生儿科护士更好地掌握相关知识,本章特对新生儿护理的重点及难点进行回顾,通过问与答的形式进行归纳总结。

1. 入院和出院时如何执行患儿身份识别?

(1)入院:责任护士核对患儿家长身份及入院证。与送患儿入科的护士及患儿家长共同核对腕带信息(包括住院号、姓名、性别、二维码),每个患儿佩戴两根腕带,分别佩戴于患儿不同肢体。家长签字并按手印确认。留取家长身份证信息。

(2)出院:责任护士核对患儿家长身份及出院证明、出院结账单等,非直系亲属者,应查看正式的授权委托书。与患儿家长共同核对患儿腕带信息(包括住院号、姓名、性别等),家长签字并按手印确认。

2. 转运过程中发生脱管应如何处理?

(1)以预防为主。如需机械通气,推荐使用 T- 组合复苏器或转运呼吸机。转运前检查人工气道,必要时进行加固。酌情对患儿予以镇静剂。转运途中用软枕置于患儿头部两侧固定以防止头部随车颠簸而左右摆动。

(2)一旦发生脱管立即用简易呼吸器辅助呼吸,并评估是否需立即再行插管,配合医生做好后续处置。

3. 转运过程中发生意外状况(如交通事故、自然灾害等)应如何处理?

(1)采用救护车转运,RNTN 服务半径一般以 200~400km 为宜,除确认患儿病情许可且必须转运外,超出此范围应选用其他更高速的交通工具。转运途径应逐步拓展为陆路、航空和水路结合的立体型交通网。

(2)意外状况发生时妥善处置转运车辆,在保障患儿病情稳定的同时通知NICU,以便做好各方面的抢救与会诊准备。

4. 新生儿复苏行气管插管应如何做好护理配合?

用物准备齐全,放于辐射台附近便于取用;协助医生将患儿置于"鼻吸气"位;清理患儿呼吸道;协助医生评估气管插管是否成功,固定气管插管并继续进行正压通气。

5. 气管内注入凝血酶等止血药有哪些注意事项?

(1)应于清除气管分泌物后滴入止血药,复苏囊加压给氧30s促使药物弥散,若出血未止可重复使用。

(2)调整呼吸机参数:常频呼吸机使用后无改善需改用高频通气。根据血气分析及临床表现调整平均动脉压(mean arterial pressure, MAP),PaO_2稳定在50mmHg以上时逐渐降低呼吸参数。

(3)使用止血药后不宜频繁吸痰。

(4)气管插管内不见血性分泌物、肺部啰音消失、X线摄片肺部情况好转,可逐渐撤离呼吸机过渡到CPAP。

6. 使用无创及有创呼吸机时如何摆放患儿体位?

(1)无创呼吸机患儿体位摆放:侧卧位,垫小毛巾卷抬高头部;仰卧位,肩下垫毛巾卷使颈部轻微拉伸。颈部过度拉伸或过度屈曲时会导致气管直径变小,影响通气效果。

(2)有创呼吸机患儿体位摆放:根据患儿病情选择合适体位,勿牵拉呼吸机管道以免气管插管移位或脱管。侧卧位时头偏向一侧,有利于呼吸道分泌物排出。为预防呼吸机相关性肺炎,应给予左侧卧位并将床头抬高30°左右。

7. 常频机械通气和高频机械通气在护理中如何观察有无人机对抗?

(1)患儿表现为烦躁不安、躁动,有明显气促及血氧饱和度下降等缺氧表现,严重者可出现低血压和心律失常。

(2)有不能解释的呼吸机气道高压或低压报警,潮气量不稳、忽大忽小,气道压力指针摆动不定,呼出CO_2监测波形不稳定、有切迹,可出现冰山样改变。

8. 应如何做好呼吸管路护理,以预防呼吸机相关性肺炎?

(1)呼吸机管路一般7d更换1次,如有污染应及时更换。

(2)呼吸机管路积水杯应置于整个环路的最低点。至少每4h应倾倒1次,更换患儿体位前也应倾倒呼吸机管路冷凝水。

(3)呼吸机管路应低于患儿的气管插管位置,防止冷凝水倒流。

(4)一人一用,有条件者应用一次性管路。

9. 如何识别和警惕胆红素脑病的早期表现?

(1)出生后1周内的新生儿,有重度高胆红素血症,存在早产、溶血病、缺氧、酸中毒、感染等高危因素,在黄疸高峰期出现神经系统异常表现时应考虑胆红素脑病。

（2）注意皮肤黏膜、巩膜颜色，观察黄疸出现时间、进展及伴随症状。

（3）观察有无拒食、嗜睡、肌张力减退等胆红素脑病的早期表现。

10. 为什么母亲 O 型血、婴儿 A 或 B 型血容易发生溶血？

ABO 溶血病主要见于母亲 O 型而胎儿 A 或 B 型。因为 A 或 B 型母亲的天然抗 A 或抗 B 抗体主要为不能通过胎盘的 IgM 抗体，而存在于 O 型母亲中的同种抗体以 IgG 为主。不完全抗体 IgG 进入胎盘血循环与红细胞的相应抗原结合（致敏红细胞）引起溶血。

11. 如何识别新生儿母乳性黄疸？

（1）对出生 3d 后的新生儿黄疸监测血清胆红素，若超过 205.2~256.5μmol/L（12~15mg/dl）可试停母乳，改喂配方乳 3~5d，若黄疸消退、胆红素降至原来水平的 50% 以上，可考虑母乳性黄疸。

（2）母乳喂养新生儿出现的黄疸以足月儿多见，未结合胆红素升高为主，患儿一般状况良好、生长发育正常、肝脏无异常增大、肝功能正常。

12. 黄疸患儿光疗出现重度皮疹应如何处理？

（1）对于光疗期间出现严重皮疹的患儿，应及时通知医生暂停光疗。

（2）严格无菌操作，防止交叉感染，医护人员接触患儿前后应洗手。

（3）保持患儿皮肤清洁，及时修剪指甲，防止因皮肤抓伤引起感染。

（4）保持患儿床单位整洁，每天更换床单被褥。

13. 新生儿呼吸窘迫综合征患儿使用 PS 前、中、后有哪些注意事项？

（1）PS 用药前：查动脉血气分析，拍摄胸部 X 线片；心电监护；患儿暂禁食以防呕吐窒息；准备抢救物品及器械。给药前吸净气道分泌物；确保气管插管位置正确；充分混匀药品并预热至 37℃左右。

（2）PS 用药中：严格遵守无菌操作；保证患儿平卧位；简易呼吸器辅助呼吸，维持 SpO$_2$ 在 90% 以上；监测心率、呼吸、血气变化，保持生命体征相对稳定。

（3）PS 用药后：用药后 6h 勿翻身叩背、吸痰；床头设醒目标志，严格交接班；及时调整呼吸机模式和参数，及时监测血气分析；观察血压、心率、SpO$_2$、肺部体征，防止低血压、肺出血、动脉导管开放及颅内出血等并发症。

14. 胎粪吸入患儿气管吸引时若胎粪黏稠应如何处理？

通过气管插管内注入 37℃无菌生理盐水 0.5~1ml，变换体位，吸引器吸出冲洗液。

15. 如何早期识别新生儿肺出血？

早产、窒息、低体重、低体温、硬肿、感染是新生儿肺出血的高危因素。对于有严重原发病高危因素的新生儿，若出现反应差、面色苍灰、体温不升、发绀、呼吸困难、呼吸改变、肺部啰音、血性痰液、酸中毒等情况应警惕肺出血的发生。

16. 如何早期识别支气管肺发育不良？如何预防？

（1）支气管肺发育不良主要见于早产儿，尤其胎龄＜28周、出生体重＜1000g者。早期症状与原发疾病难以区别。通常出生时无症状或较轻，仅需低浓度氧或无需用氧，随着日龄增加症状渐加重，出现进行性呼吸困难、发绀、三凹征、肺部啰音、呼吸功能不全症状和体征及氧依赖。

（2）预防：预防早产；产前应用糖皮质激素；无创呼吸支持；肺保护性通气策略；维持适宜的血氧饱和度，《2016欧洲呼吸窘迫综合征管理指南》推荐早产儿氧疗 SpO_2 维持在90%~94%为宜；预防医源性感染、PS治疗、限制液体、关闭有症状性动脉导管等对于预防BPD也有一定效果。

17. 如何监测持续肺动脉高压患儿的肺动脉压力？

心导管检查可直接测量肺动脉压，但其为创伤性检查，故不适用于危重新生儿。超声多普勒检查作为新生儿肺动脉高压诊断和评估的主要手段，可排除先天性心脏病的存在，证实卵圆孔或动脉导管水平的右向左分流，提供肺动脉高压程度的定性和定量诊断证据，并可进行一系列血流动力学评估。

18. 如何鉴别新生儿呼吸暂停与周期性呼吸？

如20s内有3个≥3s的规则间歇呼吸停顿，但不伴有心动过缓及皮肤颜色改变，称为周期性呼吸。如呼吸停止时间＞20s，伴有心率减慢＜100次/min或出现青紫、血氧饱和度降低和肌张力低下，称为呼吸暂停。

19. 如何鉴别生理性青紫与病理性青紫？

生理性青紫为暂时性，随时间推移青紫消失，无器质性病变表现；若青紫仅限于四肢末端、耳轮、鼻尖等体温较低部位，经保暖及改善微循环后青紫消失，属于外周性青紫；如全身皮肤、眼结膜、口腔黏膜、舌的广泛青紫，经保暖及改善局部循环后不消退则为病理性青紫。

20. 动脉导管未闭患儿为什么要限制入量？

动脉导管未闭患儿的主动脉血持续流向肺动脉，形成自左向右的分流，肺循环血量增加，左心容量负荷增加，导致左心室肥大甚至左心衰竭，同时肺循环血量增加可致使肺动脉压力增加，引起肺小动脉痉挛管壁增加纤维化，继而导致右心阻力负荷加重、右心室肥大甚至右心衰竭。故PDA治疗过程中限制液体量，过多液体摄入会增加容量负荷，增加早产儿PDA发生风险，加重如前所述的PDA病理改变过程，发生肺充血、心力衰竭等。

21. 为什么新生儿复杂性先天性心脏病TGA禁止高浓度吸氧？

完全性大动脉转位（TGA）患儿的心房与心室连接一致，心室与动脉连接不一致，主动脉发自右心室，肺动脉发自左心室，主动脉接受的是体循环的静脉血，肺动脉接受的是肺静脉的动脉血，因此TGA常合并室间隔缺损、房间隔缺损、动脉导管未闭，通过这些通道，部分氧合血可从肺循环进入体循环，未氧合的血从体循环进入肺循环,方可维持生命,有的患儿只有动脉导管未闭一种畸形,高浓度吸氧易使动脉导管管壁肌肉收缩导致闭合,氧合血无通道分流至体循环,导致患儿缺氧死亡。

22. 哪些表现提示组织及器官灌溉不足?

皮肤颜色苍白或出现花纹;肢端发凉、肢端与肛门的温度差 > 1℃;皮肤毛细血管再充盈时间延长;脉搏细速、股动脉搏动减弱甚至摸不到;血压进行性下降,尿量减少。

23. 不同性质呕吐物(如胆汁、胎粪、咖啡样)所代表的含义是什么?

(1)清淡或半透明黏液:可能为胃、食管内容物。

(2)呕吐物含胃酸和乳凝块:考虑为胃、食管梗阻性疾病,如胃扭转、幽门梗阻等。

(3)呕吐物含胆汁:一般轻度呕吐不含胆汁,呕吐量大且含胆汁时,提示梗阻在十二指肠壶腹部以下。

(4)呕吐物含粪渣:提示低位肠梗阻,结合腹部体征考虑是否为麻痹性肠梗阻或胎粪性腹膜炎。

(5)呕吐物为咖啡样液体或呕血:多为消化道出血,可见于新生儿咽下综合征、全身出血性疾病、严重的感染性疾病或罕见的先天性胃壁肌层缺损等。

24. 为什么早产儿喂奶后宜采取头高脚低左侧卧位?

早产儿食管下括约肌发育不良,胃呈水平位,容易发生胃食管反流,需 2~3 个月胃食管功能才能发育成熟,建立有效的反流屏障。喂奶后采取头高脚低左侧卧位可以减少胃食管反流的发生,其原因可能是胃内容物由于重力作用排空加快,胃内压降低,此时胃食管连接处位于胃的最上方,抵抗了反流,同时促进食管的酸清除功能。

25. 如何早期识别新生儿坏死性小肠结肠炎?

(1)密切观察病情变化:观察患儿精神、面色、体温、呼吸、血压、脉搏等生命体征变化,注意是否有烦躁不安、心率减慢、呼吸暂停等现象。

(2)腹胀:腹胀和肠鸣音减弱是 NEC 较早出现的症状,随时观察腹胀和肠鸣音次数的变化。每天定时测量患儿的腹围并详细记录。

(3)大便性状:NEC 的患儿大便开始时为水样便,每天 5~6 次至 10 余次不等,1~2d 后为血样便,可为鲜血、果酱样或黑便。有些病例可无腹泻和肉眼血便,仅有大便隐血阳性。

(4)呕吐物:患儿常出现呕吐,呕吐物可呈咖啡样或带胆汁。部分患儿无呕吐,但胃内可抽出含咖啡或胆汁样胃内容物。

26. 新生儿尿量的正常值是多少?

新生儿出生后 1~4h 尿量从 0.5~3.6ml/(kg·h)减少至 2.4ml/(kg·h),此后

维持在平均 3ml/（kg·h）左右。出生 72h 后每天排尿 15~20 次,每次排尿平均为 5.4ml/kg。出生后 4 周时,每日排尿量 50~100ml/kg,尿量少于 1.0ml/（kg·h）为少尿,少于 0.5ml/（kg·h）为无尿。

27. 苯丙酮尿症的饮食管理有哪些重点?

重点强调饮食控制,尽早开始,重在坚持,终身治疗对患儿更有益。制订科学的饮食计划,既要限制饮食中苯丙氨酸摄入量,又要给予足量的生长发育所需要的营养物质,血中苯丙氨酸维持在 0.24~0.6mmol/L。在低苯丙氨酸食品喂养的基础上辅以母乳及牛奶。补充其他必需氨基酸、维生素、矿物质及微量元素,保证营养物质均衡摄入。注意监测患儿的生长发育、营养状况、血中苯丙氨酸水平及副作用。

28. 新生儿梅毒应如何做好消毒隔离?

将梅毒患儿单间隔离,或与其他梅毒患儿同处一室,床头张贴接触隔离标志。提供专用治疗与护理用物并明确标识。尽可能使用一次性医疗器械和用具。所有垃圾包括生活垃圾及弃用的物品包装均视为医疗废物。患儿用过的衣服、被服、奶具等须高压灭菌,一次性用物集中放置焚烧处理。医护人员接触患儿应做好职业防护,提高自我保护意识。

29. 先天梅毒患儿使用青霉素有哪些注意事项?

治疗越早效果越好,治疗必须全程、足量、规律,治疗后定期随访。如无青霉素可选头孢曲松,青霉素过敏者可用红霉素。脑脊液正常者可选用苄星青霉素 G,脑脊液异常者可用水剂青霉素 G 或普鲁卡因青霉素 G,疗程为连续两周。治疗期间遗漏治疗 1d 或超过 1d,则从再次治疗开始时间起重新计算治疗疗程。如无条件检查脑脊液者可按脑脊液异常者治疗。治疗过程中观察有无红疹、皮炎等皮肤过敏反应现象,注意与梅毒疹相鉴别。

30. 遗传性葡萄糖 -6- 磷酸脱氢酶缺乏症患儿有哪些健康教育重点?

忌食蚕豆及其制品;衣服保管时勿放樟脑丸;禁用黄连、硝基呋喃类药物,以免诱发溶血;避免感染。

31. 对于半乳糖血症患儿应限制哪些食物?

采取非奶类饮食或无乳糖配方奶,终身饮食中不含乳糖,可给予大豆制品。

32. 新生儿脐部慢性肉芽肿应如何处理?

可用硝酸银棒或 10% 硝酸银溶液涂擦,大肉芽肿可用电灼、激光治疗或手术切除。

33. 如何尽可能暴露长在颈部、腋下、腹股沟等皮肤褶皱处的脓疱疮?

可将患儿置于新生儿辐射台上照射或暖箱中;调节适宜室温,裸露局部皮肤;局部皮肤予以吹氧,保持干燥;必要时予适当约束或在手臂与躯干之间、两腿之间放上隔离物,尽可能暴露长在颈部、腋下、腹股沟等皮肤褶皱处的脓疱疮。

34. 造口袋的护理及更换方法有哪些?

造口袋更换口诀:一揭二擦三检查,四量五剪待干燥,六撒七抹八上膏,九贴十封快捂牢。一揭:协助患儿取舒适卧位,由上向下撕离已用的造口底盘。二擦:用温水毛巾或湿巾清洁造口及周围皮肤。三检查:仔细观察造口情况及造口周围皮肤情况。四量:使用专用造口测量尺测量造口大小、形状。五剪:用专用弯剪修剪造口底盘,并详细告知裁剪要点。待干燥:等待周围皮肤清洁后自然干燥。六撒:涂撒造口护肤粉,并清除造口周围多余的护肤粉。七抹:根据情况合理使用皮肤保护膜。八上膏:造口周围涂上一圈防漏膏。九贴:撕去底盘粘贴面上保护纸,按照造口位置由下而上将造口底盘贴上。十封:两件式造口袋需先装上造口袋,再用封口条封好造口袋出口,一件式造口袋需直接用封口条封好造口袋出口。快捂牢:嘱患儿家长立即将手以空心握拳状按压底盘 5~10min。

35. 如何识别新生儿气胸的早期表现?

部分患儿持续呼吸困难,给氧不能缓解,或突然出现呼吸困难、呻吟、烦躁不安。部分患儿无明显症状,仅表现为呼吸急促,有不同程度的呼吸困难和发绀,胸廓隆起,肋间隙饱满,叩诊呈过清音,听诊呼吸音减弱或消失。极少数患儿无任何呼吸道症状,仅在胸片检查时发现。X 线检查是诊断气胸最可靠的方法。可采用冷光源在暗室内进行胸部照射予以早期识别。

36. 胸腔闭式引流管不慎拔出应如何处理?

若引流管从胸腔滑脱,立即用手捏闭伤口处皮肤,消毒后用敷贴封闭伤口,协助医生进一步处理。如引流管连接处脱落或引流瓶损坏,立即双钳夹闭胸壁导管,按无菌操作更换整个装置。

37. 新生儿脐膨出有哪些局部保湿方法?

使用无菌敷料或温热等渗盐水纱布覆盖膨出物,同时在敷料外覆盖保鲜膜,顶端悬挂,防止膨出物破裂及污染,注意观察血运状况。有肠管脱出者包裹时应将肠管提离腹壁,注意防止肠管扭曲和绞窄。

38. 如何精确配制口服药?

新生儿可服用的剂型有溶液剂、颗粒剂、糖浆剂、混悬剂、泡腾片、散剂、滴剂等液体制剂或溶解于液体中服用的制剂。当需要服用某些片剂时,可以碾磨成粉末后加入温开水中服用。液体类型药物可通过量杯或滴管测量药量。使用量杯读取剂量时,视线应与液面最凹陷处保持水平。尽量选用有儿童专用剂型的药物,以免给药剂量不精准。口服药物剂量小于 5ml,可将液体状药物或溶解成悬浮液的药物放入奶嘴中让患儿吸吮,必要时可修剪奶嘴出水孔,使之变大易于药物通过。

39. 新生儿沐浴有哪些重点注意事项?

沐浴频次根据患儿情况而定,建议早产儿每周沐浴 2~3 次(小早产儿擦浴为宜),足月新生儿夏天可每日沐浴,冬天可适当减少沐浴频次。避免喂奶前后1h内沐浴。沐浴前注意监测体温,体温不稳定者不宜沐浴。注意保暖,调节室温 26~28℃,水温 38~40℃,沐浴时间不宜超过 5min。沐浴时注意不污染脐带,避免眼、耳、口、鼻进水。操作途中不得离开患儿以防跌伤。患儿洗浴物品一人一用一消毒,防止交叉感染。

40. 如何判断患儿是否属于感染性发热?

首先应明确发热原因,排除环境因素及脱水等引起的发热。确定感染性还是非感染性发热,一般根据热度、发热持续时间、热型、中毒症状及常规辅助检查可初步鉴别。

41. 哪些情况需复测新生儿体重?

当新生儿体重与前一天比较,每天减轻或增长超过 10%~15% 时需复测体重。怀疑体重秤有误差时需重新校准或更换体重秤复测体重。

42. 新生儿光疗有哪些注意事项?

(1)光疗前:清洁患儿全身皮肤,禁止涂抹粉剂和油剂;眼罩保护双眼,尿布保护会阴,尽量裸露皮肤;检查灯管是否清洁。

(2)光疗中:密切监测胆红素,胆红素水平越高监测间隔时间越短;观察生命体征、皮肤颜色及光疗副作用(发热、腹泻、皮疹、青铜症等);及时补充水分,准确记录出入量;长时间光疗者需遵医嘱补充维生素 B_2。

(3)光疗后:观察皮肤黄疸情况,检查有无皮肤损伤。

43. 如何妥善固定留置针?

留置针固定方法应不影响对穿刺部位的评估和监测,不影响血液循环或药物治疗。可使用记录胶带,采用高举平台法固定留置针延长管。勿使用自粘绷带及卷绷带固定,以免影响对穿刺点的观察及影响血液循环或输液速度。可选择不影响观察的保护装置,如透明塑料罩、连指手套等进行固定。留置期间应避免贴膜潮湿、卷边等致导管移动。

44. 脐静脉置管时如何活结结扎脐带?

在脐带根部系一根丝线,打个活结,出血时可拉紧止血。

45. 为什么脐动脉插管进入腹壁后与水平面呈 45° 旋转推进而脐静脉插管呈 60° 向头侧推进?

这是由脐动静脉的解剖走向所决定,脐动脉进腹壁后折向下行,脐静脉从脐部偏右向头侧上行。

46. 脐静脉置管时如何区分脐动静脉?

用无菌剪在距脐根部 1~1.5cm 处剪断脐带后,可在脐残端横断面见 2 个脐动脉和 1 个脐静脉的开口。脐动脉大概位于切面的"4点钟"和"8点钟"处,白色圆形,腔小、壁厚。脐静脉大概位于切面的"12点钟"处,扁形,腔大、壁薄。

脐静脉较粗,开口塌陷。

47. 如何选择正确的 PICC 穿刺位置?

优先选择上肢静脉血管,如不适合穿刺再选择下肢静脉,既往有锁骨骨折及臂丛神经麻痹的一侧手臂不选。上肢静脉中,首选贵要静脉,次选肘正中静脉,因导管容易异位进入腋静脉或颈静脉,头静脉被作为第三选择。下肢常选择大隐静脉进行穿刺,内踝、腘窝、股静脉均可作为穿刺点。当肘部血管显露不佳或血管过细时可选择经腋静脉置入 PICC。腋静脉解剖位置相对固定,新生儿尤其是早产儿腋静脉在腋窝底部外侧壁中央 0.5cm,是穿刺最佳位置。

48. 如何做好 PICC 维护?

(1)导管功能评估:①置管后第 1 个 24h 重点观察有无渗血渗液等,注意穿刺静脉走行有无红肿、条索感、发热等感染症状。②每日测量导管外露长度,测量左右臂围,对比并记录。③每次输液前观察导管回血情况,观察输液速度,冲、封管是否困难。

(2)冲管和封管:掌握冲管的正确时机(输液前后、输注两种药物之间、输注血液制品后),运用正确的冲封管技术(脉冲式冲管、正压封管)。严禁使用 10ml 以下注射器进行推注。不可暴力冲管,避免导管断裂。1.9Fr 导管禁止采血和输血,以防堵管和形成微血栓。

(3)更换敷料和接头:置管 24h 内更换敷贴,以后每周更换 1~2 次。污染、潮湿、松动时及时更换。固定圆盘,无张力贴敷贴,外露导管 S 型固定。每 5~7d 更换 1 次接头,任何情况下接头与导管断开后应更换接头,若输注血液制品后或接头内有血渍应更换接头。

(4)导管拔除:轻轻地缓慢拔出导管,双人核对导管长度,无菌纱布覆盖穿刺点。遇拔管有阻力可停止或等待 20~30min 再次拔管,如仍有阻力可咨询医生处理导管。

49. 动脉置管的目的是什么? 如何校正?

(1)动脉置管可用于监测动脉血压、采集血气标本或做某些治疗。其中最主要的目的是监测动脉血压。

(2)校正:旋转三通旋钮,关闭动脉通道,使传感器压力通道和大气相通,按监护仪上校零键,当屏幕上出现"校零成功"时表示零点校正完毕,旋回三通旋钮,监护仪上出现压力曲线和数字表示校零成功。

50. 可以在动脉置管处抽血吗?

通常不能在动脉置管处抽血,预防堵管及感染的发生,并保证测压的准确性。

51. 新生儿亚低温治疗如何做好体温管理?

(1)亚低温治疗目标温度为 33.5~34.5℃,可接受温度为 33~34.5℃,降温期间每 0.5~1h 记录 1 次直肠温度,2~4h 达到目标温度。

（2）维持治疗阶段,每小时记录 1 次直肠温度。

（3）复温期间每小时记录 1 次直肠温度,直至温度升至 36.5℃,复温不能过快,一般复温时间 6~12h,体温上升 ≤ 0.5℃ /h。

（4）如果亚低温期间出现并发症及不良反应,应考虑终止亚低温治疗,此时应按照复温流程进行复温,切忌快速复温。

52. 气管导管内吸痰有哪些注意事项?

（1）按需吸引,而非按时吸引。

（2）吸引过程影响氧合状况时建议提高 PEEP 和预给氧（提高原吸氧浓度的 10%）。吸痰后给予吸氧以便恢复患儿体内的氧储备。

（3）建议使用密闭式吸引。

（4）吸痰管管径为气管内导管内径的 50%~66%,不超过 70%。

（5）每次吸痰时间小于 10s。

（6）吸引负压不超过 100mmHg。

（7）建议浅吸引代替深吸引,通常为人工气道长度 + 辅助装置的长度。

（8）不建议吸引前例行气道内滴注生理盐水。

53. 留置胃管有哪些注意事项?

（1）置管前清洁口腔,置管时佩戴无菌手套,避免将细菌带入胃肠道。

（2）留置胃管时动作轻柔,避免损伤食管黏膜。插入胃管至咽喉部时用左手托起患儿头部,使下颌靠近胸骨柄以利于插管。

（3）注意观察患儿面色、呼吸、有无发绀等,如果误入气管应立即拔出胃管,休息片刻待患儿情况好转重插。

（4）至少采用两种方法确认胃管在胃内,妥善固定并做好标记。

54. 新生儿洗胃有哪些注意事项?

（1）洗胃前:评估患儿有无洗胃禁忌证、观察生命体征等。患儿取左侧卧位,胃管插入长度为前额发际至脐部。

（2）洗胃中:观察吸出液的性状及患儿反应。严格控制洗胃的速度,注意洗胃液温度、用量和出入量平衡。每次洗胃须证实胃管在胃内方可洗胃。

（3）洗胃后:患儿右侧卧位,减少呕吐发生。

55. 换血过程中有哪些观察要点?

严密观察病情变化,动态监测胆红素值、血钙、血糖、血钾等。观察进出平衡情况,输入血量与输出血量是否同步,有无血管痉挛。

56. 换血后有哪些观察要点?

监测血常规、血气分析、电解质、血糖等;继续蓝光照射并监测血清胆红素;观察有无出血倾向,必要时用止血药;脐静脉换血后禁食 3~4h,以后根据患儿情况开始喂养,观察有无肠梗阻、出血、坏死性小肠结肠炎。

57. 输血治疗有哪些注意事项?

(1)严格查对医嘱及输血治疗同意书中医生、家长的签字及时间;严格检查血液质量,落实三查八对。

(2)取回血液按要求尽快输注;输血前将血液轻轻摇匀,避免剧烈震荡;输注不同血制品的顺序:冷沉淀＞血小板＞新鲜冰冻血浆＞冰冻血浆＞红细胞。连续输用不同供血者的血液时需用生理盐水冲洗输血器。血液内不能加入其他药物。使用输液泵或注射泵控制输血速度。不建议 3Fr 及以下 PICC 导管用于输注血液,以免堵管。

(3)输血前、开始输血后 15min、输血结束 15min 均需测量生命体征。严密观察穿刺局部及输血速度、体液平衡情况、患儿有无不适和输血反应。

58. 如何识别输血反应?

(1)非感染性反应

1)非溶血性发热反应:常见于输血中或输血结束后 4h 内,多发生在输血开始后 15min 到 1h 内或输血终末期。可出现体温升高,比基础体温升高 1℃以上,可达 38~41℃,伴有寒战、呕吐、荨麻疹,无法用原发病、溶血与细菌污染等解释。

2)过敏反应:新生儿比较少见,多见于过敏体质或 IgA 缺乏者。表现为患儿在输血中或输血后出现哭闹、烦躁、荨麻疹,严重者可出现呼吸困难、发绀等支气管痉挛、血管神经性水肿、喉头水肿的表现,甚至出现血压下降、过敏性休克、昏迷、死亡。一般输血较久后才出现,越早出现症状则越严重。

3)急性溶血性输血反应:主要为 ABO 血型不合所致,发生较早较快,常发生于输血初期,输入 10~15ml 即出现发热等症状。轻症与发热反应难以区别,重症者有急性肾衰竭、DIC、血压下降、青紫、休克、甚至死亡。临床表现为输入十几毫升血液后患儿出现烦躁、寒战、高热、呼吸困难、心率增快、血压下降、黄疸、血红蛋白尿、异常出血、休克等,麻醉中的手术患儿唯一的早期征象是伤口渗血和低血压,严重者可致死亡。

4)循环负荷过重:由于输血速度过快和 / 或输血量过大,或患儿潜在心肺疾病不能有效接受血液输注容量等所致急性心功能衰竭。患儿出现烦躁、哭声低、心率增快、超过 160 次 /min、呼吸急促、三凹征、肝脏短时间内进行性增大、出汗、尿少、听诊肺部闻及湿啰音或水泡音等。

(2)输血传播性疾病:输血可传播乙型及丙型肝炎、艾滋病、梅毒、巨细胞病毒、单纯疱疹病毒、EB 病毒和疟疾等。输血后出现相应病原体感染的症状,如新生儿肝炎等,表现为病理性黄疸、谷丙转氨酶升高、食欲差、皮疹、凝血功能障碍等,实验室检查出现相应的异常。

59. 早产儿和足月儿吸氧指征有哪些?

（1）足月儿吸氧指征:有呼吸窘迫的表现,吸入空气时 $PaO_2 < 50mmHg$ 或 $TcSO_2 < 85\%$。

（2）早产儿吸氧指征:有呼吸窘迫的表现,吸入空气时 $PaO_2 < 50mmHg$ 或 $TcSO_2 < 85\%$。

治疗目标是维持 PaO_2 为 50~80mmHg 或 $TcSO_2$ 为 90%~95%。

60. 如何指导家长观察出院后患儿情况?

（1）皮肤:有无黄疸、皮疹、破损等,脐部有无渗血、渗液、发红等。

（2）喂养:吸吮力、奶量,有无呛咳,呕吐、腹胀、大小便性状等。

（3）精神反应:哭声、反应、四肢活动情况。

（4）观察生命体征。

（5）生长发育:定期随访。

61. 新生儿临终关怀的重点内容是什么?

（1）促进患儿舒适,做好疼痛管理及症状管理。

（2）帮助父母为患儿实施临终关怀护理。

（3）社工介入提供家庭支持,帮助家长做好患儿生命末期的决策。

（彭文涛 李虹玉）

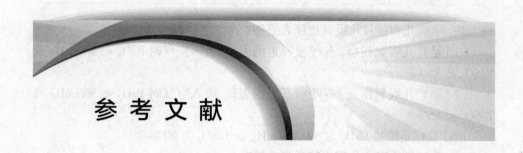

参 考 文 献

1. 中国医师协会新生儿科医师分会. 新生儿转运工作指南 (2017 版) [J]. 中国实用儿科临床杂志, 2017, 32 (20): 1543-1546.

2. 杨敏, 劳海燕, 曾英彤. 肠内营养临床药学共识. 第 2 版 [J]. 今日药学, 2017, 27 (06): 361-371.

3. 张玉侠. 实用新生儿护理学 [M]. 北京: 人民卫生出版社, 2015.

4. 苏绍玉, 胡艳玲. 新生儿临床护理精粹 [M]. 北京: 人民卫生出版社, 2017.

5. 吴本清. 新生儿危重症监护诊疗与护理 [M]. 北京: 人民卫生出版社, 2011.

6. 邵肖梅, 叶鸿瑁, 丘小汕. 实用新生儿学 [M]. 第 4 版. 北京: 人民卫生出版社, 2011.

7. 郑珊. 实用新生儿外科学 [M]. 北京: 人民卫生出版社, 2013.

8. 杨杰, 陈超. 新生儿保健学 [M]. 北京: 人民卫生出版社, 2017.

9. 桂永浩. 新生儿疾病诊疗规范 [M]. 北京: 人民卫生出版社, 2016.

10. 王维林, 孙宁. 新生儿外科疾病诊疗规范 [M]. 北京: 人民卫生出版社, 2017.

11. 崔焱, 仰曙芬. 儿科护理学 [M]. 第 6 版. 北京: 人民卫生出版社, 2017.

12. 陈艳妮, 肖农. 新生儿重症监护病房神经行为发育评估方法专家指导意见 [J]. 中国实用儿科杂志. 2017, 32 (11): 801-806.

13. 中华医学会儿科学分会儿童保健学组, 中华医学会围产医学分会, 中国营养学会妇幼营养分会, 等. 母乳喂养促进策略指南 (2018 版) [J]. 中华儿科杂志, 2018, 56 (4): 261-266.

14. 李杨, 彭文涛, 张欣. 实用早产儿护理学 [M]. 北京: 人民卫生出版社, 2015.

15. 中华医学会血液学分会红细胞疾病 (贫血) 学组. 铁缺乏症和缺铁性贫血诊治和预防多学科专家共识 [J]. 中华医学杂志, 2018, 98 (28): 2233-2237.

16. 周文浩, 程国强. 早产儿临床管理实践 [M]. 北京: 人民卫生出版社, 2016.

17. 中华人民共和国卫生部, 中国人民解放军总后勤部卫生部. 临床护理实践指南 [M]. 北京: 人民军医出版社, 2011.

18. 胡亚美, 江载芳, 诸福棠. 实用儿科学 [M]. 第 8 版. 北京: 人民卫生出版社, 2014.

19. 石绍南, 谢立华. 新生儿专科护理 [M]. 长沙: 湖南科学技术出版社, 2016.

20. 魏克伦, 吴捷, 宫红梅. 小儿营养与消化系统常见疾病诊治手册 [M]. 北京: 科学出版社, 2018.

21. David G. Sweet, Virgilio Carnielli, Gorm Greisen, 等. 欧洲新生儿呼吸窘迫综合征防治共识指南（2016版）[J]. 中华儿科杂志, 2017, 55（3）: 169-176.

22. 中华医学会儿科学会分会新生儿学组,《中华儿科杂志》编辑委员会. 新生儿高胆红素血症诊断和治疗专家共识 [J]. 中华儿科杂志, 2014, 52（10）: 745-748.

23. 中国新生儿复苏项目专家组. 中国新生儿复苏指南（2016年北京修订）[J]. 中华围产医学杂志, 2016, 19（7）: 481-486.

24. 范玲, 崔文香. 儿童护理学 [M]. 第3版. 北京: 人民卫生出版社, 2017.

25. 费秀珍, 王立新. 新生儿护理技术 [M]. 北京: 人民军医出版社, 2010.

26. 丁炎明, 张大华. 北京大学第一医院儿科护理工作指南 [M]. 北京: 人民卫生出版社, 2017.

27. 倪鑫. 儿科临床操作手册 [M]. 北京: 人民卫生出版社, 2016.

28. 王卫平. 儿科学 [M]. 第8版. 北京: 人民卫生出版社, 2013.

29. 褚福棠. 实用儿科学 [M]. 北京: 人民卫生出版社, 2015.

30. 郑显兰. 儿科危重症护理学 [M]. 北京: 人民卫生出版社, 2015.

31. 吴欣娟. 临床护理技术操作并发症与应急处理 [M]. 北京: 人民卫生出版社, 2011.

32. Richard A. Polin Mervin C. Yoder. 新生儿案例实践 [M]. 第6版. 北京: 人民卫生出版社, 2011.

33. 郑珊. 实用新生儿外科学 [M]. 北京: 人民卫生出版社, 2013.

34. 申昆玲, 黄国英. 儿科学 [M]. 北京: 人民卫生出版社, 2016.

35. 王卫平, 申锟, 常立文. 儿科学 [M]. 第9版. 北京: 人民卫生出版社, 2018.

36. 杜立中. 新生儿高胆红素血症 [M]. 北京: 人民卫生出版社, 2015.

37. 张琳琪, 王天有. 实用儿科护理学 [M]. 北京: 人民卫生出版社, 2018.

38. 中华人民共和国卫生部, 中国国家标准化管理委员会. 全血及成分血质量要求（GB18469—2012）[Z]. 2012-05-11.

39. 中华人民共和国国家卫生计生委员会. 静脉治疗护理操作规范（WS/T 433—2013）[Z]. 2013-11-14.

40. 中华人民共和国国家卫生健康委员会. 内科输血（WS/T 622—2018）[Z]. 2018-09-26.

41. Hollinger LE, Harting MT, Lally KP. Long-term follow-up of congenital diaphragmatic hernia. Semin Pediatr Surg, 2017, 26（3）: 178-184. DOI: 10. 1053q. sempedsurg. 2017. 04. 007.

42. Infusion Nursing Society. Infusion Therapy Standards of Practice. 2016-02-01.

43. Lizarondo L. Discharge of pre-term infants: facilitating family's readiness for discharge. evidence summary[EB/OL].（2015-07-08）[2016-01-04]. http://connect.jbiconnectplus.org/search.aspx.

44. Hansen, Anne R, Eichenwald, et al. Follow-up Care of Very Preterm and Very Low Birth Weight Infants, in Cloherty and Stark's Manual of Neonatal Care[M]. Lippincott Williams & Wilkins, 2016: 193-201.

45. Hardy C, Senese J, Fucile S. Rehabilitation of Infant Oral Feeding Difficulties: A Survey of Occupational Therapists Practice Approaches. Occupational Therapy In Health Care, 2018, 32 (1): 14-27.

46. Koravangattu Sankaran, Erin Hedin, Heather Hodgson-Viden. Neonatal end of life care in a tertiary care centre in Canada: a brief report[J]. CJCP, 2016, 18(5): 379-385.

47. Kenner C, Press J, Ryan D. Recommendations for palliative and bereavement care in the NICU: a family-centered integrative approach[J]. J Perinatol, 2015, 35(1): S19-23.

48. Bellini S. Postresuscitation care and pretransport stabilization of newborns using the principles of STABLE transport[J]. Nurs Womens Health. 2015, 19(6): 533-536.

49. Committee on fetus and newborn and section on anesthesiology and pain medicine. Prevention And Management of Procedural Pain in the Neonate: An Update[J]. Pediatrics, 2016, 137(2): e20154271.

50. Hei MY, Gao XY, Gao XR, et al. Is family integrated care in neonatal intensive care units feasible and good for preterm infants in China: study protocol for a cluster randomized controlled trial[J]. Trials, 2016, 17: 22.

51. Patel N, Ballantyne A, Bowker G, et al. Family Integrated Care: changing the culture in the neonatal unit[J]. Arch Dis Child, 2018, 103(5): 415-419.

52. O'Brien. K, Bracht M, Robson. K, et al. Evaluation of the Family Integrated Care model of neonatal intensive care: a cluster randomized controlled trial in Canada and Australia[J]. BMC Pediatrics, 2015, 15: 210.

53. Dutta S, Singh B, Chessell L, et al. Guidelines for feeding very low birth weight infants[J]. Nutrients, 2015, 7(1): 423-442.

54. Walker GD, Woody M, Orrin E, et al. Epidermolysis Bullosa with Pyloric Atresia and Significant Urologic Involvement. [J] Pediatr Dermatol, 2017, 34(1): e61-e64.

55. Boyle RJ, Tang ML, Chiang WC, etal. Prebiotic-supplemented partially hydrolysed cow's milk formula for the prevention of eczema in high-risk infants: a randomized controlled trial. [J] Allergy, 2016, 71(5): 701-710.

56. Cizmeci MN, Kanburoglu MK, Akelma AZ, et al. An abrupt increment in the respiratory rate is a sign of neonatal pneumothorax. [J] J Matern Fetal Neonatal Med, 2015, 28(5): 583-587.

57. Matsuura R, Ueno T, Tazuke Y, et al. Magnetic compression anastomosis for postoperative biliary atresia. [J] Pediatr Int, 2017, 59(6): 737-739. DOI: 10.1111/ped.13295.

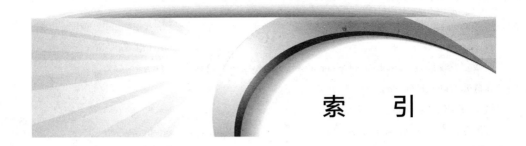

索　引

索　引

Q

S

T

W

X

索 引

28检